Clinical Cases in Critical Care

Alice Myers and Theophilus Samuels

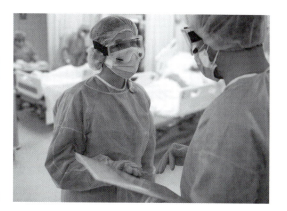

症例から学ぶ！
集中治療の24レッスン

訳　太田啓介

克誠堂出版

First published in English under the title
Clinical Cases in Critical Care
by Alice Myers and Theophilus Samuels
Copyright© 2023 John Wiley & Sons Ltd
All Rights Reserved. Authorised translation from the English language edition published by John Wiley & Sons Limited. Responsibility for the accuracy of the translation rests solely with KOKUSEIDO, CO., LTD. and is not the responsibility of John Wiley & Sons Limited. No part of this book may be reproduced in any form without the written permission of the original copyright holder, John Wiley & Sons Limited.
Japanese translation rights arranged with John Wiley & Sons, Limited through Japan UNI Agency, Inc., Tokyo

訳者序文

　世の中には，集中治療における，いわゆるマニュアル本や最新のエビデンスをまとめた書籍など，良書が溢れています．さらにインターネットにアクセスできないところを探すほうが難しい現代では，最新の論文もすぐに手に入り，知識の up date にはさほど苦労しない環境になってきたように感じます．

　それら書籍やレビュー論文では，By system に基づく全身管理の基礎や，疾患／病態別の管理がまとめられているものの，実臨床ではすでに患者のバイタルサインを含めた全身状態や原因疾患が判明していることばかりではなく，それらの知識は，目の前の患者のバイタルサインや重症度，原疾患の評価などが行われた後，または同時並行的に必要となるものであります．その上で，実際のタイムコースに沿った診療の流れや思考というものも存在しますし，施設・地域によって経験できる症例にも差異があることと思います．

　そんな懸念に対し，症例ベースで集中治療を学ぶことができれば，マニュアル本的知識が有機的に繋がり，より実践的な対応をとる手助けになるのではないかと考えておりました．そして少し調べてみると，集中治療領域では症例を通して学べる書籍が不足しているように感じていました．

　そんなある日，本書原著の翻訳出版の機会をいただきました．英国の書籍であり，保険制度含めて様々な点で本邦との違いはありますが，英国での実情を多少なり垣間見ることの面白さがありますし，それを知ることは知識の深みにも繋がると感じます．また逆に疾患群や思考過程／その対応など，英国と本邦とで差異のないところも多くあり，日常診療に大変参考になることと思います．

　そのような経緯から，ぜひとも集中治療に携わる全医療者に読んでいただきたいと考えています．もちろん海外留学をされた方はさらに比較対象が増えることになりますので，ぜひ手に取っていただけると幸いです．

　私は海外へ臨床留学をしたことがないですし，そして今後もする予定も今のところありませんが(笑)，本書を通し英国へ留学した気持ちで，各症例から改めて集中治療を学んでいただけたらと思います．

　「集中治療のエッセンス」に引き続き，出版にあたって多大なご幸甚をいただきました，本書ご担当金丸秀昭様はじめ，克誠堂出版の皆様にはこの場を借りて厚く御礼申し上げます．

2025 年　春
静岡市立静岡病院救急科
太田啓介

For Alex
1978 - 2018

目 次 Contents

訳者序文 ·· iii
序文　Foreword and How to Use This Book ·· ix
著者一覧　Author Information ·· x
謝辞　Acknowledgements ··· xi
略語一覧　List of Abbreviations ·· xiii

Part I　Introduction

Section 1　クリティカルケア概論 ·· 2
　　　　　　A Brief Introduction to Critical Care

Section 2　重症で状態が不安定な患者への挿管 ·· 11
　　　　　　Intubation of the Critically Unwell Patient

Part II　The Cases

Case 1　昇圧薬の必要量が増している患者 ·· 20
　　　　　The Patient with Rising Vasopressor Requirements

Case 2　呼吸困難の患者 I ·· 30
　　　　　The Patient with Respiratory Distress I

Case 3　呼吸困難の患者 II ··· 40
　　　　　The Patient with Respiratory Distress II

Case 4　腹痛と嘔吐を伴う患者 ·· 50
　　　　　The Patient with Abdominal Pain and Vomiting

Case 5　交通事故に巻き込まれた患者 ·· 60
　　　　　The Patient Involved in a Road Traffic Collision

Case 6　高熱の患者 ·· 69
　　　　　The Patient with a Raised Temperature

Case 7　吐血の患者 ·· 80
　　　　　The Patient with Haematemesis

Case 8　換気困難の患者 ·· 88
　　　　　The Patient Who Is Difficult to Ventilate

Case 9　胸痛の患者 ·· 100
　　　　　The Patient with Chest Pain

Case 10　院外心停止の患者 ··· 110
　　　　　The Out-of-Hospital Cardiac Arrest Patient

Case 11	低ナトリウム血症の患者 The Patient with Hyponatraemia	117
Case 12	てんかん重積の患者 The Patient in Status Epilepticus	131
Case 13	低血圧の患者 The Patient Who is Hypotensive	140
Case 14	気管挿管後に状態悪化した患者 The Patient Who Deteriorates Post Intubation	150
Case 15	意識障害の患者 The Patient with Reduced Consciousness	158
Case 16	脳卒中の患者 The Patient Who had A Stroke	170
Case 17	胸痛と発疹のある患者 The Patient with Chest Pain and a Rash	182
Case 18	卒倒した若年患者 The Young Patient Who Collapses	192
Case 19	薬物過剰摂取の患者 The Patient Who has Taken an Overdose	204
Case 20	体調不良の産科患者 The Unwell Obstetric Patient	218
Case 21	心血管系ICUの患者 The Patient in Cardiac ICU	228
Case 22	住宅火災の患者 The Patient Who was in A House Fire	242
Case 23	血小板数低値の患者 The Patient with Low Platelets	253
Case 24	COVID-19の患者 The Patient with COVID-19	265

Part III Test Yourself

各選択肢（A～E）の正誤を選ぶ問題 Multiple Choice Questions	278
各選択肢（A～E）から最も正しいものを選ぶ問題 Single Best Answer Questions	283
解答　Answers	288

訳者追加表	302
索引　Index	306

序文　Foreword

　本書の執筆にあたり，絶え間ない支援と励ましを与えてくれた家族に深く感謝したい．
　Alice からは Gordon とおばの Margaret に，Theophilus からは Kat，Joshua，Electra に感謝を伝えたい．

How to Use This Book（本書の使い方）

　本書はクリティカルケアの網羅的な教科書ではない．本書の目的は，集中治療医学（intensive care medicine：ICM）の中核となる知識の大部分を実践的な方法でカバーし，ICU での日常業務に関連した科学的知識を維持することである．導入部分では，クリティカルケアの概要を説明し，試験でよく出題される内容も含まれている．

　本書のメインは臨床症例である．実臨床の予測困難性を鑑みて，症例をランダムに並べて，興味を引くよう工夫している．各症例は，著者らが実際に担当したさまざまな症例を統合した架空のエピソードをベースにしている．各症例の展開に合わせて，関連する質問と解答をとおし，できるだけ多くの核となるトピックを探ってほしい．質問に答えながら進めることで，自習の継続にも役立つだろう．症例は正確で間違いがないように最善を尽くしているが，間違いがあれば，気兼ねなく知らせてほしい．

　質問に対する解答の多くは，試験で求められるレベルよりもさらに細かく，個々の症例は一般的な口頭試問よりも長くなっている．口頭試問の練習をするのであれば，5〜6 問程度の症例の一部分を拾って詳細を掘り下げていくか，より長い部分を取り上げて主要な内容を箇条書きで解答することをお勧めする．

　本書の最後には，自分自身をテストするセクションがある．これらの質問に対する答えの一部は症例のなかにあるが，そうでない場合でもその答え自体が知識をさらに広げるための新しい材料になるだろう．

　本書が，復習や新しいトピックの学習，試験準備に役立つ魅力的なツールであることを，私たちは願っている．

著者一覧　Author Information

Dr Alice Myers MBBS BA (Hons) MRCP FRCA EDIC FFICM
Consultant in Intensive Care Medicine and Anaesthesia
Surrey and Sussex Healthcare NHS Trust
Department of Intensive Care Medicine
East Surrey Hospital
Canada Avenue
Redhill
Surrey RH1 5RH
alicemyers@nhs.net

Dr Theophilus Samuels MBBS, BSc (Hons), FRCA, FFICM, Cert Maths (Open), Dip Maths (Open), Dip Stats (Open), BA (Hons) Math Stat (Open), AMIMA, GradStat
Level 2 British Society of Echocardiography TTE accredited
Consultant in Intensive Care Medicine and Anaesthesia
Surrey and Sussex Healthcare NHS Trust
Department of Intensive Care Medicine
East Surrey Hospital
Canada Avenue
Redhill
Surrey RH1 5RH
theophilus.samuels1@nhs.net

謝辞　Acknowledgements

執筆中の症例に目をとおし，コメントを寄せてくれた友人や同僚に大いなる感謝を伝える．

Nawaf Al-Subaie MD (Res) FRCA EDIC FICM
   Consultant in Anaesthesia and Intensive Care Medicine

Giada Azzopardi BSc MBBS MRCP
   ST4 Renal Medicine and Intensive Care Medicine

Gordon Bird MBBS BSc (Hons) MRCP FRCA EDIC FFICM
   Consultant in Anaesthesia and Intensive Care Medicine

Joshua Burns MBBS BSc
   Clinical Fellow in Critical Care

George Chater MB BChir MRCP (UK)
   ST3 Anaesthetics

Muhammadawais Cheema MBBS
   Clinical Fellow in Intensive Care Medicine and Critical Care Echocardiography

Terry Collingwood MBBS BSc (Hons) MRCP FFICM DipIMC
   Consultant in Intensive Care Medicine

Catherine Collins RD FBDA
   Critical Care Dietitian

Jamie Conti BSc MBBS MRCP
   ST4 Intensive Care Medicine

Nicholas Courtenay-Evans MBBChir MA (Cantab) FRCA PGDip
   Consultant Anaesthetist

Paul Crowest BMBS BSc FRCA FFICM
   Consultant in Anaesthesia and Intensive Care Medicine

Alexa Curtis MBBS BSc (Hons) MRCP FRCA FFICM
   ST8 Anaesthetics and Intensive Care Medicine

Jordan Durrant MBBS FRCS (Urol)
   Consultant Urologist

Gareth Ennew BSc (Hons) MBBS FRCEM FFICM
   Consultant in Emergency Medicine and Intensive Care Medicine

Lynn Evans BSc MBBS MRCP FFICM PG Cert Med Ed
   Consultant in Acute Medicine and Intensive Care Medicine

Professor Lui Forni MB PhD
   Consultant in Renal Medicine and Intensive Care Medicine

Rebecca Gray MBBS FFICM FRCP MSc
   Consultant in Acute Medicine and Intensive Care Medicine

Guy Hickson MBBS BSc FRCR
   Consultant Interventional Radiologist

Luke Hodgson MD MSc MRCP EDIC FFICM BSc
   Consultant in Respiratory Medicine and Intensive Care Medicine

Fiona Jones PGDip RGN
   Hepatology Clinical Nurse Specialist

Fiona J Lamb MBBS FRCA FFICM
   Consultant in Anaesthesia and Intensive Care Medicine

Nick Lees FRCA EDIC FFICM
   Consultant in Anaesthesia and Intensive Care Medicine

Donald Leith MRCP MBBS iBSc (Hons)
    Clinical Research Fellow in Acute Medicine
Finnian D Lesser MBChB MRCP
    Acute Medicine and Intensive Care
    Registrar
Robert Loveless MBChB FRCA FFICM
    ST6 Anaesthetics and Intensive Care
    Medicine
Jennifer Macallan BSc MBBS FRCA
    ST5 Anaesthetics
Claire Mearns MBChB FRCA FFICM
    Consultant in Anaesthesia and Intensive
    Care Medicine
Patrick Morgan MBChB FRCA FFICM
    Consultant in Anaesthesia and Intensive
    Care Medicine
Aikaterini Papadopoulou MBBS FRCA FCAI
    PGDip Cert Maths (Open)
    ST7 Anaesthetics
Elizabeth Potter BSc (Hons) MRCP FRCA
    FFICM
    Consultant in Anaesthesia and Intensive
    Care Medicine
Nicola Raeside MBBS BSc (Hons) DipABRSM
    CT1 Anaesthetics

Sameer Ranjan MBBS FCARCSI EDIC
    Consultant in Anaesthesia and Intensive
    Care Medicine
Alana Rochester MBChB BSc MRCP
    IMT3 Registrar in General Medicine
Mark Salmon MBBS FRCA DipIMC
    Consultant Anaesthetist
Thomas Sanderson MBBS MmedEd
    Clinical Fellow in Intensive Care Medicine
    and Critical Care Echocardiography
Eleanor de Sausmarez BMBS BmedSci (Hons)
    MSc MRCEM FRCA
    ST4 Anaesthetics and Intensive Care
    Medicine
Matthew Sinnott MB ChB (Hons) BSc (Hons)
    FRCA
    ST6 Anaesthetics
Amybel Belladonna Taylor BSc MBChB
    IMT3 in General Medicine
Patrick Thorburn MBChB BSc(Hons) PGDip
    FRCA FFICM
    Consultant in Anaesthesia and Intensive
    Care Medicine
Andrew Williams BMBS MRCP MRCA
    ST3 Anaesthetic Trainee

略語一覧　List of Abbreviations

略語	英語フルスペル	日本語
ABG	arterial blood gas	動脈血ガス
ACT	activated clotting time	活性化凝固時間
AF	atrial fibrillation	心房細動
AKI	acute kidney injury	急性腎障害
APACHE	acute physiology and chronic health evaluation	
ARDS	acute respiratory distress syndrome	急性呼吸窮迫症候群
ALTS	advanced trauma life support	
ATP	adenosine triphosphate	アデノシン三リン酸
BP/SBP/NBP/IBP	blood pressure/systolic blood pressure/non-invasive blood pressure/invasive blood pressure	血圧/収縮期血圧/非侵襲的血圧測定/侵襲的血圧測定
bpm	beats per minute	回/分（心拍数）
BSA	body surface area	体表面積
CABG	coronary artery bypass graft	冠動脈バイパス術
CAP	community acquired pneumonia	市中肺炎
CD4	cluster of differentiation 4	
CMV	cytomegalovirus	サイトメガロウイルス
CNS	central nervous system	中枢神経系
COPD	chronic obstructive pulmonary disease	慢性閉塞性肺疾患
CPB	cardiopulmonary bypass	心肺バイパス／人工心肺
CPR	cardiopulmonary resuscitation	心肺蘇生
CRP	C-reactive protein	C反応性蛋白
CSA	cross-sectional area	断面積
CSF	cerebrospinal fluid	脳脊髄液
CT	computed tomography	
CTA	computed tomography angiography	CT血管造影法
CTPA	computed tomography pulmonary angiography	CT肺血管造影法
CVC	central venous catheter	中心静脈カテーテル
DC	direct current	直流除細動器
DIC	disseminated intravascular coagulation	播種性血管内凝固症候群
DKA	diabetic ketoacidosis	糖尿病性ケトアシドーシス

DNACPR	do not attempt cardiopulmonary resuscitation	心肺蘇生を実施しない（訳者注：いわゆる DNAR）
EBV	Epstein–Barr virus	Epstein-Barr ウイルス
ECMO	extracorporeal membrane oxygenation	体外式膜型人工肺
ED	emergency department	救急部門
ERCP/MRCP	endoscopic retrograde cholangiopancreatography/magnetic retrograde cholangiopancreatography	内視鏡的逆行性胆管膵管造影／MR 胆管膵管撮影
ETT	endotracheal tube	気管チューブ
FBC	full blood count	全血球数
FEV1	forced expiratory volume in 1 second	１秒間努力呼気容量（訳者注：いわゆる１秒量）
FRC	functional residual capacity	機能的残気量
FVC	forced vital capacity	努力性肺活量
GABA	gamma-aminobutyric acid	γ-アミノ酪酸
GBS	Guillain–Barré syndrome	Guillain-Barré 症候群
GCS	Glasgow Coma Scale	
HFNC/HFNO	high-flow nasal cannulae/oxygen	鼻カニューレ
HIV	human immunodeficiency virus	ヒト免疫不全ウイルス
HR	heart rate	心拍数
IABP	intra-aortic balloon pump	大動脈内バルーンパンピング
IBW	ideal body weight	理想体重
ICP	intracranial pressure	頭蓋内圧
INR	international normalised ratio	国際標準比
IV	intravenous	静脈内の
LOS	length of stay	滞在期間
LV	left ventricle	左心室
LVOT	left ventricular outflow tract	左室流出路
MDT	multidisciplinary team	多職種チーム
MRA	magnetic resonance angiography	MR 血管造影法
MRI	magnetic resonance imaging	
NG	nasogastric	経鼻胃管
NIV	non-invasive ventilation	非侵襲的人工呼吸
PEEP	positive end-expiratory pressure	呼気終末持続陽圧
PLAPS	posterolateral alveolar and/or pleural syndrome	後外側肺胞/胸膜症候群
Plat	platelets	血小板
RCUK	Resuscitation Council UK	英国蘇生協議会

ReSPECT	recommended summary plan for emergency care and treatment	（訳者注：緊急治療の際に推奨されるプランの概要）
ROSC	return of spontaneous circulation	心拍再開
RR	respiratory rate	呼吸数
RV	right ventricle	右心室
SBT	spontaneous breathing trial	自発呼吸テスト
SOFA	sequential organ failure assessment	
SVV	stroke volume variation	１回拍出量変化
TEG	thromboelastography	トロンボエラストグラフィ
TOE	transoesophageal echocardiography	経食道心臓超音波検査
TTE	transthoracic echocardiography	経胸壁心臓超音波検査
U & E	urea and electrolytes	尿素と電解質
US	ultrasound	超音波
VTI	velocity time integral	速度-時間積分
WBC	white blood count	白血球数
WHO	World Health Organization	世界保健機関

（＊訳者注：paracetamol パラセタモール：アセトアミノフェンのこと）

part I

Introduction

Part I　Introduction

1　クリティカルケア概論

A Brief Introduction to Critical Care

クリティカルケアの立ち位置

　クリティカルケアは特殊な医療形態であり，通常は病院内の部署（集中治療室やICUと呼ばれることが多い）で，可逆的な病気を治療しながら，患者の臓器サポートや侵襲的なモニタリングを行うことができる．ICUで働くことは，やりがいのあることであると同時に，チャレンジングなことでもある．このセクションの目的は，クリティカルケアで何ができ，何ができないのか，また病院内でのクリティカルケアの位置づけについて簡単に知ってもらうことである．

　救命の可能性は高くとも，クリティカルケアで行われる処置の多くは身体的な負担が大きく，患者とその家族の双方に不快感や心理的苦痛を与える可能性がある．加えて，クリティカルケアは（人や物などの）リソースが不足しており，利用可能な範囲が限られ，提供するのにもコストがかかる．そのため，入院（入室）の可否を決定する際に，患者の状態の「可逆性」が重要な懸念事項となり，リスク／ベネフィットの評価は常に適切に行う．リスクとは，臓器サポートを行うことで患者に与えうる危害の程度であり，ベネフィットとは，患者を急性疾患から回復させ，許容できる生活の質に戻せるかどうかの可能性である．

　本書では，「クリティカルケア」「集中治療」「ICU」という用語をしばしば同じ意味で使用する．病院によって領域間の実際的な区別はあるが，本書では特に断りのない限り，HDU〔訳者注：high-dependency unitの略．本邦でのHCU（high care unit）に準じるものと考える〕やレベル2（後述）のケアはクリティカルケアに含まれるものとする．

　医学的知識は時代とともに進歩するものである．20年前には末期症状であったものが，今では可逆的と考えられることもあるため，患者の選択について議論する際には慎重にならざるを得ない．高齢であることや癌であることだけを理由に入院（入室）を拒否することは通常許されない．患者の状態が悪化した場合に，より侵襲的で最終的に無益な治療へと進まないようにするため，"治療強化プラン"を立てた上で，侵襲度の低い治療で重症患者をケアしようと考えることもあるだろう．例えば，尿路感染症による敗血症と低血圧を伴うフレイルの85歳の患者に対し，昇圧薬と抗菌薬の使用はよい選択肢かもしれないが，重症肺炎球菌性敗血症に続発する多臓器不全の状況では，挿管と人工呼吸は有益ではないかもしれない．

　英国では重症患者の約15〜20％が退院前に死亡する．ICUでの死亡率は通常，高リスクの予定術後患者に比べ，急性の内科病態の患者で高い．患者の死期を認識することは重要なスキルであるが，治療の努力が無駄であることを見極めるのは必ずしも容易ではないし，可能でもない．患者が人生の終末期にあることを適時に認識し，繊細で率直なコミュニケーションをとることで，介護者はケアの焦点を変え，積極的な蘇生から，快適さ，尊厳，家族との時間を優先するよう考えることができる．

　COVID-19のパンデミック（本書の執筆中に発生した！）によって，クリティカルケアが世間の注目を集めることになった．パンデミックは，世界中のICUで働くすべての人にとって困難な時期であった．課題は山積していた：

表　ケアレベル

レベル	定義
0	急性期病院での通常の病棟ケアでニーズを満たすことができる
1	患者が悪化する危険性がある ICU やクリティカルケアアウトリーチ・サービスからのサポートを追加することで，急性期病棟のケアで，ニーズを満たすことができる
2	より詳細な観察やサポートが必要 例：単一臓器不全，大手術を受けた患者，レベル 3 から「ステップダウン」した患者など
3	高度な人工呼吸のみが必要な場合や，2 つ以上の臓器不全に陥っている場合

■学術面
- 慣れない病気とその管理について，可能な限り迅速に学ぶこと．

■肉体面
- 動きやコミュニケーションなどが制限される個人防護具を着用しながら，圧倒的な数の患者をケアすること．
- 腹臥位を頻繁に行うため，ベッドサイドでの直接ケアの必要性が高まったこと．
- 多くの医療従事者の労働時間が増加したこと．

■心理面
- 患者家族が隔離のために患者と一緒にすごすことができない状況で，この恐ろしい病気で多くの患者が命を落とすことを目の当たりにする精神的な困難．
- 圧倒的な要求に直面し，限られたリソースを配分することによる道徳的苦痛．
- 多くの ICU スタッフが燃え尽き症候群や心的外傷後ストレス障害（PTSD）に苦しんだこと．

　しかし，パンデミックによって，チームワークの重要性，心理的サポート，クリティカルケア・ネットワーク内の相互援助，ビデオ会議，情報共有のためのテクノロジーの活用など，多くのことを学ぶことができた．おそらく，パンデミック後の時代は，学んだ教訓を踏まえて新たな前向きな発展を遂げる，心的外傷後成長の時期となるだろう．

院内における ICU とその役割

ケアレベル

　英国の国民保健制度（NHS）では，**表**のような定義が用いられている．
　病院によっては，「レベル 1 ＋」や「強化ケア」病棟があり，レベル 2 や HDU での管理は必要ないが，レベル 1 の病棟では対応できない治療が必要な外科患者に，麻酔後の専門的なケアを提供することができる．

ベッド数

　2016 年から 2017 年にかけて，NHS はクリティカルケアベッド（レベル 1 と 2）が 5,912 床あり，その割合は成人 68％，小児／幼児が 32％であると報告した．Wong ら（SNAP-2 EPICCS の共同研究者）（訳者注：SNAP-2 EPICCS は英国とオーストラリアにおける術後集中治療に関する疫学研究）は 2019 年に，英国には病院ベッド 100 床当たりクリティカルケアベッドの中央値が 2.7 床あることを報告した（比較例：オーストラリア 3.7 床，ニュージーランド 3.5 床）．

定義がまちまちであるため，欧州のさまざまな国のクリティカルケアベッド数を直接比較することは難しい．しかし，2012年に発表されたある研究（Rhodesら，Crit Care Med）によると，人口100,000人あたりのクリティカルケアベッド数は欧州全体で大きく異なり，英国6.6床，スイス11床，スイス21.4床，ルーマニア21.8床，オーストリア21.8床，フランス11.6床，ドイツ29.2床であった．

緊急事態が優先されるため，ベッドのキャパシティ（つまり，対応可能なスタッフを配置できるベッド数）は，病院が予定手術など非緊急の医療を提供できるかどうかに影響を及ぼす．クリティカルケアベッドの収容能力が不十分だと，リスクの高い外科手術を中止したり，救命治療が遅れたり，臨床的に問題がない患者の病院間搬送が増加する可能性がある．

「サージキャパシティ」とは，パンデミック時など需要が増加した際に，迅速に確保できる追加のクリティカルケアベッドを表す用語である．COVID-19パンデミックのピーク時の英国のクリティカルケアベッドの総数は，本稿執筆時点では入手できなかったが，多くの病棟では，圧倒的な患者数に応じてICUの収容能力を2倍，3倍，4倍と増やした．一部の施設では，病院内の別の病棟に新たに一時的なICUを設置した．これらのユニットの多くは，ICU専用のインフラ（例：壁に設置された酸素配管，適切に在庫管理された物品棚，ICU規定の換気レベルなど）が備わっていないことに留意しないといけない．これらの一時的なICUは，遠く離れた隔離された場所に設置されることもあり，集中治療医以外のスタッフが配置され，スタッフ/患者比が低く，標準的ではない設備（例：麻酔器人工呼吸器）で運用されていた．「サージキャパシティ」ベッドは一時的なものであり，ここで引用されている数には含まれていない．

クリティカルケアで何を提供できるか？

多くの病院には「一般」成人ICUがあり，16歳以上の内科系と外科系の患者が混在している．これらの病棟の規模は，少数のベッドから100床を超えるものまで様々である．2015年，NHSデジタルは，クリティカルケアを要した271,079件を分析し，77%を50歳以上の患者が占めていると報告した．人口統計は病棟によって異なるが，全国的には男性が入院患者の56%を占めている．

脳神経内科／外科，心臓／胸部，肝臓などのサブスペシャリティ領域のクリティカルケアは，大規模な一般病棟に統合されるか，完全に独立した専門病棟で管理されることもある．小児と新生児は通常，小児重症治療室と新生児重症治療室で別々に治療される．

以下の手技は，病院内の他の専門領域（手術室，冠疾患治療室，急性期治療室など）でも提供可能であるが，必要な設備やトレーニングのために，通常はICUへの入室が必要となる．このリストはすべてを網羅しているわけではない：

■高度なモニタリング
- 侵襲的なカテーテル挿入を必要とするもの
  - 動脈内血圧モニタリング
  - 中心静脈圧モニタリング
  - 動脈波形分析などの心拍出量モニタリング
- 専門的な解釈を必要とし，より高度なケア領域では実施しやすいもの
  - 持続脳波
  - 頻繁なトロンボエラストグラフィ
  - 頭蓋内圧モニタリング
  - 頻回の心臓超音波検査
- 呼吸
  - 侵襲的／非侵襲的人工呼吸器
  - 体外式二酸化炭素除去

・ECMO（主に静脈-静脈）
・高頻度振動換気法（HOFV）
- 心血管
  ・昇圧薬
  ・強心薬
  ・IABP
  ・ECMO（主に静脈-動脈）
  ・機械的補助装置（左心室／右心室補助装置など）
- 腎臓
  ・持続的静脈血液濾過／血液濾過透析
- その他
  ・肝不全に対する分子吸着再循環システム（MARS®）
  ・敗血症に対する体外式サイトカイン吸着装置

病院とのかかわり

クリティカルケアは病院全体と連携し，特に救急部，手術室，急性期医療チームの業務をサポートする．個々の部門間の関係は各施設により微妙な違いはあるものの，一般的に，これらの連携の枠組みは規則や協定によって運用されている．例えば，以下のようなものである：

■紹介システム—具体的な運用方法は様々であるが（例えば，紹介するのは口頭か電子カルテからか，紹介を受けるのは指導医か登録医か），集中治療サービス提供のためのガイドライン（GPICS V2.1）では以下のような推奨がある：
- ICU入室の決定はICU指導医と協議しなければならない．
- 紹介内容とそれに関連する意思決定を総括するプロセスを設けるべきである．

■オープンユニットとクローズドユニット—ICUの伝統的な「オープン」モデルでは，内科医や外科医が患者をICUに入室させ，自らの判断で集中治療医への評価を依頼することができた．「クローズド」モデルでは，罹患率と死亡率が改善することが示されていて，集中治療医のみがICUへの入室権を持ち，クリティカルケアチームは，ICU入室中の患者のケアに責任を持つ．クローズドシステムを一部見直し，脳神経外科医が神経集中治療医と入室権を共有する，神経集中治療室のような専門病棟も存在する．

■シームレスなクリティカルケア—このコンセプトは，集中治療医の役割と影響力をICU外にも広げ，院内の様々な場所で状態が悪化している患者に対し，認識と対応を改善させるために提唱された．この領域では，クリティカルケアアウトリーチチームが重要な役割を果たしている．

クリティカルケアチーム

このリストは，英国や類似国における一般的な概要である．

■医師—訓練を受けた集中治療医，内科医，麻酔科医の混合が一般的であるが，微生物学など他の専門医も日常的に集中治療室で働いている．英国集中治療医学会（ICS：Intensive Care Society）は，ICUは集中治療の指導医が率いるべきであり，患者との比率は1：8〜1：15までとすることを推奨している．COVID-19パンデミックの際には，患者数の増加により，この比率は一時的に1：30にまで引き下げられた．ICUの研修医と患者の比率は1：8までとすべきである．研修医には，研修生，専攻医，

ACCPs（advanced critical care practitioners）（訳者注：看護師やその他の医療従事者において，クリティカルケアに関し非常に高い水準のスキルと理論的知識を身につけた専門家）も含まれる．GPICS V2.1 では，指導医主導の病棟回診を 1 日 2 回行い，すべての重症患者を入室後 12 時間以内に指導医が診察することを推奨している．

■看護師―看護比率は，ケアのレベルによって異なる．看護師と患者の比率は，レベル 3 では 1：1，レベル 2 では 1：2 が推奨されている．看護チームは経験豊富な上級看護師が率いるべきである．また，可能なら応援の看護師やクリニカル・コーディネーターも配置すべきである．ICU の看護師は，病院内の教育や研修にも深くかかわることが多く，一部の ICU フォローアップ外来は看護師が主導している．クリティカルケア看護師の仕事の価値と範囲ははかりしれない．

■クリティカルケアアウトリーチ―GPICS V2.1 基準では，状態が悪化した患者を認識するための病院全体の明確な仕組みと，はっきりと文書化されたエスカレーションプロセスが必要であるとしている．例えば NEWS（National Early Warning System）のような早期警告システムが整備されていなければならず，アウトリーチチームや RRT（rapid response team）が，24 時間・365 日活動できることが推奨される．アウトリーチサービスに関する NICE ガイダンス（NG）〔訳者注：National Institute for Health and Care Excellence（英国国立医療技術評価機構）から出されている臨床ガイドライン〕もあり（NG 94，第 27 章，2018 年），National Outreach Forum では，2018 年にアウトリーチの 7 つの中核要素を定義した（PREPARE）．

- 患者の追跡と拾い上げの基準（Patient track and trigger）
- 迅速な対応（Rapid response）
- 教育，訓練，支援（Education, training and support）
- 患者安全と臨床ガバナンス（Patient safety and clinical governance）
- 患者の転帰と継続的な質の高いケアの監査，評価，モニタリング（Audit, evaluation and monitoring of patient outcome and continuing quality care）
- 重症疾患後のリハビリテーション（Rehabilitation after critical illness）
- サービス提供の強化（Enhancing service delivery）

■薬剤師―GPICS V2.1 では，各 ICU に専任の薬剤師を配置し，Advanced Stage II（卓越レベル）の薬剤師を確保することを推奨しており，24 時間・365 日対応できるべきである．

■理学療法士―理学療法士は重症患者のリハビリテーションにかかわるべきである（NG 83）．理学療法士は，重症患者にみられることの多い，筋力低下や運動量低下を改善させるために重要な役割を担う．体位変換，打診，吸引，呼吸訓練などの呼吸理学療法は，人工呼吸器関連肺炎を予防し，人工呼吸器サポートからの離脱の手助けとして非常に有用である．

■心理士―GPICS V2.1 と NG83 は，患者の ICU 入室中における定期的な心理学的評価の価値を明確に述べている．心理士は心的外傷の発見・評価・管理や，ICU 後のリハビリテーションを成功させる上でも不可欠である．さらに，クリティカルケアスタッフの心理的サポートを行い，燃え尽き症候群を防止することの重要性は，ますます認識されるようになってきている．

■栄養士―重篤な患者に対する栄養の提供は複雑であることが多く，栄養不良のリスクが高い．GPICS V2.1 において，ICU では勤務時間中に管理栄養士へ相談できるようにし，多職種チーム（MDT）の不可欠な一因として，カンファレンスやトレーニングに参加することを推奨している．

■言語療法士（SALT：speech and language therapists）―気管切開などでコミュニケーションが難しい患者や嚥下障害のある患者の管理には，SALT の助言が非常に重要である．SALT チームは，診断（内視鏡による嚥下評価やビデオ透視などの処置），リハビリテーション，不可逆的な問題を長期管理するための技術指導をサポートできる．

Section 1　クリティカルケア概論

- ヘルスケアアシスタント（HCA）―クリティカルケアにおいて HCA は，観察の記録，身の回りの世話，医療消耗品の注文／補充など，臨床／非臨床関係なく幅広く重要な仕事を行っている．
- サポートスタッフ―病棟事務員，管理者，守衛，用務員，家政婦などである．サポートスタッフがいなければ，クリティカルケアは効率的に機能しない．
- ACCP や診療補助者―クリティカルケア病棟では，通常のクリティカルケア看護師や医師が行う仕事を補助・補完するために，ACCP や診療補助者の発展がますます勧められている．全面的に患者の日々の身体評価に参加して，管理プランに貢献し，処置を行い，蘇生の手伝いをすることもできる．
- ICU と密接に協力するその他の専門家としては，微生物学，緩和ケア，移植外科医，各科専門医，疼痛チーム，臓器提供の専門看護師，牧師，電気生理学検査，作業療法士，perfusionist（訳者注：心臓手術などの際に人工心肺を操作する医療専門家，本邦では臨床工学技士が行っている）などがいる．

ICU における心理・精神的問題

クリティカルケアの患者は，既存の精神医学的診断と ICU に関連した急性の問題の両方に対して脆弱である．

重症患者の約 50％が深刻な精神的苦痛に苦しんでいる（Richard-Belle, BMJ Open, 2018）．薬物の過剰内服，てんかん重積につながる服薬コンプライアンスの問題，抗精神病薬の副作用など，根底にある精神医学的問題が，患者の入院に直接関係している可能性がある．また，入院時の診断とは無関係な精神疾患が併存することもあるが，それにより患者の管理が難しくなることもある．患者は精神保健法の下で治療を受けている最中に ICU に来ることもある．これについては Case 18 で述べる．

急性期では，患者の 80％が ICU 入室中にせん妄を発症する．せん妄には，亢進型，低活動型，混合型がある．せん妄については Case 11 で詳しく述べる．

クリティカルケアへ入院・入室後の心理的後遺症には，PTSD，身体イメージの問題，睡眠不足，うつ病，人間関係や職場復帰の困難などの心理社会的問題がある．これらの問題は，患者の長期的な身体的・心理的健康に劇的な影響を与え，時にはせん妄や痛み，コミュニケーションエラーなど ICU でのトラウマな経験が直接的な原因となっていることもある．潜在的な苦痛の原因の多くは避けることはできないが，ICU の医療従事者は，鎮静薬を使用している場合でも，鎮痛を十分に行い，苦痛を与える騒音を最小限に抑え，良好なコミュニケーションで患者を安心させ，現状を理解させることに努める．ICU フォローアップ外来は，患者にとって貴重な支援となり，医療チームにとっても有益な気づきを与えてくれる．心理士，ICU 看護師，理学療法士，医師などの多職種による協力は，長期的な後遺症を特定し管理するために不可欠である．

受け入れ側の臨床医は，既存の精神医学的診断に注意を払い，薬の処方を見直すべきである．抗精神病薬の副作用は全身に及ぶことがあり，肝機能障害（クロルプロマジンなど），心臓突然死（チオリダジンなど），QTc 間隔の延長（ハロペリドールなど），腎機能障害（リスペリドンなど），血液異常（クロザピンなど）などがある．一部の抗精神病薬は持続性注射剤（デポ剤）で投与可能であり，アセナピンは国によっては経皮吸収型パッチとして入手可能である．薬歴には，市販薬，喫煙，アルコール，違法薬物も含めるべきである．

コミュニケーション

患者や親族の体験をできる限りよいものにするためには，コミュニケーションが重要である．良好なコミュニケーションは，ICU 入室による心理的悪影響の軽減に寄与するため，患者本人や，本人が無理

な場合の近親者との話し合いは早期の優先事項である．臨床医は，安全で静かな場所を確保し，スタッフにサポートを依頼し，電話や機械音による中断を避け，すべてを徹底的に記録する．患者，近親者，開業医，以前の病院や診療所の記録，必要であれば警察や法的執行機関から，追加の病歴を入手すべきである．情報を提供する際には，患者の機密保持の権利を常に考慮しなければならない．患者情報の使用と開示に関するGeneral Medical Councilのガイダンスを参照し，疑問があれば病院の法務チームに相談する．

患者が意識不明の場合，近親者と連絡を取ることになるが，クリティカルケア患者の死亡率が全体的に高いことを考えると，早い段階で患者に予想される問題へ対応を始めることが賢明である．

ICU スタッフ内での心理的問題

COVID-19のパンデミックは，PTSD，うつ病，不安，燃え尽き症候群に対するクリティカルケアスタッフの脆弱性を浮き彫りにした．心理的支援とレジリエンスのトレーニングをスタッフに受けさせるべきである．Hot & Cold（心理的問題が発生した時やその後）の振り返りの会は，Schwartz ラウンドや Balint グループ（専門家が集まり，仕事の社会的・感情的側面を振り返るグループ集会）と同様に有用である．MDTが一緒に振り返りを促すことで，チームワークを向上させ，支援ネットワークを構築するのに役立つ．また，スタッフには年次休暇を取得し，仕事以外の関心を持つよう勧めるべきである．

感染管理

世界保健機関（WHO）によると，高所得国のICU患者の約30％が医療関連感染（HCAI：health-care-associated infection：院内感染）の影響を受けている．クリティカルケア患者は，侵襲的な処置，相対的な免疫抑制，広域抗菌薬への曝露によって特にリスクが高い．

綿密な感染管理は必須である．GPICS V2.1では，ICUの全スタッフがWHOの「手指衛生のための5つのタイミング」を行うことを推奨している．特に侵襲的手技，抗菌薬適正利用，院内感染のサーベイランス，環境感染対策（例：表面や媒介物，徹底的な洗浄）に関して，感染管理の実践を文書化し，監査システムを導入すべきである．多くのユニットが「手袋とエプロン」「袖なしの個人防護具」の方針を守っている．

特に，ケアハウスやリハビリテーション施設など，医療機関間で患者が移動した場合には，交差感染スクリーニングが推奨される．交差感染に関与する微生物には，メチシリン耐性黄色ブドウ球菌（MRSA），カルバペネマーゼ産生菌（CPO），クロストリジウム・ディフィシル（*C.diff*），アシネトバクターなどがある．ICUではこれらの微生物による致命的なアウトブレイクが発生しており，感染症の治療は困難であるため，罹患率と死亡率は高い．「ケアバンドル」の使用により，人工呼吸器関連肺炎やカテーテル関連部位感染など，特定の院内感染の発生率を低下させることができる（例：Matching Michigan）（訳者注：英国のICUにおける中心静脈カテーテル関連血流感染症の発生率を減少させることを目的とした患者安全プログラム）．

交差感染を防ぐためにベッド間のスペースは十分に確保する必要があり，結核やインフルエンザなどの伝染性疾患の患者のために，ICUには隔離室を設けるべきである．隔離室には，免疫不全の脆弱な患者を室外環境から守ったり，伝染病から室外環境を守るために，加圧された前室が必要である．

スタッフの曝露発生（例：血液由来のウイルス，麻疹，結核への曝露など）を管理するために，明確なプロトコルが必要である．

クリニカル・ガバナンスと品質保証

英国保健省（DoH）は1998年に，クリニカル・ガバナンスとは「医療機関がサービスの質を継続的に改善し，優れた臨床ケアが花開く環境を整えることによって，高水準のケアを守るための責任を果たす枠組み」であると述べている．基準は，英国医師会，WHO，英国集中治療医学協会（FICM），英国集中治療医学会（ICS）などの組織が定めている．ICSは集中治療サービス提供のためのガイドライン（Guidelines for the Provision of Intensive Care Services）を発行しており，バージョン2.1は2022年に発行された：GPICS V2.1．

監査と質向上のためのローカルリード（コンサルタントと看護師）を置くべきである．地域の臨床ガバナンス会議では，臨床監査，質改善，罹患率と死亡率のデータを提示し，議論することができる．地域の監査会議に加えて，英国集中治療全国監査研究センター（Intensive Care National Audit and Research Centre：ICNARC）のような大きな組織もあり，全国的なデータに関する報告書を定期的に発表している．ほとんどの病院には，簡単にインシデント報告できるシステム（Datixなど）がある．さらに，MRSAによる交差感染の事例など，根本原因分析や事後措置レビューが必要な問題もある．

ICUでは，人工呼吸器関連肺炎や事故抜管，肺血栓塞栓症の発生率のような，様々な項目がケアの質の指標として考慮されてきたが，これに関するコンセンサスは得られていない．

多忙な仕事をこなしながら，クリティカルケア医学の最新動向を把握するのは大変なことである．ジャーナルクラブは，知識を共有し，批判的思考を促し，分析のスキルを身につけるのに有効な手段である．すべての臨床医が研究を行う必要はないが，そのプロセスを理解し，結果を評価することはできるはずである．

エビデンスの質を評価するために，GRADEシステム（Grading of Recommendations, Assessment, Development and Evaluation）を用いることがある．GRADEでは，限界，内部妥当性，矛盾，間接性，不正確性，出版バイアスを検討する．そして，質は非常に低い，低い，中等度，高いに等級付けされる．

エビデンスの階層は以下のように分類できる：
Ia ランダム化比較試験（RCT）の系統的レビューまたはメタアナリシス
Ib 少なくとも1つのRCT
IIa 少なくとも1件の無作為化なしのよくデザインされた対照試験
IIb 少なくとも1件の十分にデザインされた準実験的研究（コホート研究など）
III 十分にデザインされた非実験的記述的研究（症例対照研究や症例シリーズなど）
IV 専門家の意見

その後，推奨は以下のように格付けされる：
A 階層Iに基づく
B 階層IIに基づくか，階層Iからの推定
C 階層IIに基づくか，階層IまたはIIからの推定
D 階層IVに基づくか，階層I, II, IIIからの推定

エビデンスに基づく医療についての詳しい議論は，本書の範囲を超えている．しかし，医学の分野において留意すべきことは，ほぼ全てに対し矛盾するエビデンスを見つけられることである！　最新の文献や推奨されるガイドラインを熟知しておくことは重要であるが，患者はそれぞれ個性的であり，管理プロトコルにうまく当てはまらないこともあるため，詳細な臨床評価に代わるものはない．医学的知識，患者固有の問題の理解，そして利用可能なエビデンスを知ることによって，クリティカルケア患者一人

ひとりに合った管理方法をとることができる．

　本書には，重要な参考文献が多く引用されている．自身の診療へのエビデンスの使い方を理解するために，これらの情報源を自分で確認していただきたい．

もっと学びたい人へ

- The Faculty of Intensive Care Medicine and the Intensive Care Society publish Guidelines for the Provision of Intensive Care Services. Version 2.1 was published in 2022. GPICS V2.1 is available online at www.ficm.ac.uk and www.ics.ac.uk.
- The King's Fund publishes an especially useful overview document called Critical Care Services in the English NHS. This is available online at www.kingsfund.org.uk.

Part I　Introduction

2　重症で状態が不安定な患者への挿管

Intubation of the Critically Unwell Patient

　このセクションは，重症患者における挿管と初期の人工呼吸に関して，考慮すべき主な問題を概説することが目的である．以下は包括的なガイドラインを目指したものではなく，むしろ著者らの経験を反映したものである．常に臨床判断に基づいて手技や知識を修正し，管理戦略を個別化すべきである．クリティカルケアにおいて，"全てにフィットする"というものは存在しない．

なぜ挿管・人工呼吸をするのか？

- 気道保護—以下のリスクがある場合：
  - 気道閉塞（アナフィラキシーによる腫脹など）
  - 誤嚥（GCS の低下によるものなど）
  - 気道外傷（熱傷や穿通性喉頭損傷など）
- ガス交換
  - 酸素化不全（肺炎など）
  - 換気不全（気管支痙攣など）
  - 無呼吸
- 呼吸筋疲労や呼吸筋力低下
  - 神経筋障害（重症筋無力症など）
  - 疲労（代謝性アシドーシスの呼吸性代償など）
- 全身管理をしやすくする
  - 全身管理をしやすくするために，鎮静と気道保護が必要になる場合がある（脳症のある尿毒症患者で，バスキュラーアクセスや透析治療に耐えられない可能性がある場合など）．
  - 肺膿瘍などがあり，緊急気管支鏡検査や片肺管理を必要とする患者．

挿管・人工呼吸をしない理由は？

　気管挿管や ICU への入室を拒否していたり，ICU でも救命できないような末期状態であるなど，気管挿管が患者の最善の利益にならない場合もある．可能なら患者と話し，カルテの情報や治療強化プラン，事前意思決定文書があれば確認する．

いつ挿管・人工呼吸をするのか？

- 今すぐ
  - 患者は危篤状態にあるが，一般的には，最低限の前酸素化を行う程度の時間はある（スタッフが薬剤や器材を集めている間）．
  - 挿管が遅れることで状態悪化が見込まれる場合，早急に気道確保しなければならない．
- あとで
  - 気管挿管が必要であると判断した後に挿管を先延ばしにすると，状態が悪化するリスクがある．リ

スクとベネフィットの評価には，常に臨床的判断が必要である．
- 挿管前に，患者が最愛の人と面会できる時間があるか考える．面会が常に可能かつ現実的であるとも限らないし，救急処置が遅れることがあってはならないが，わずかな時間でも患者や家族にとっては大きな違いになる．

挿管を遅らせる理由には次のようなものがある：
■ 臨床状態の最適化—循環が不安定な患者では，挿管前に輸液や昇圧薬を投与し，動脈ラインによる追加のモニタリングが有効な場合がある．
■ 適切な機器とスタッフの確保—例えば，新生児に挿管が必要だが，今いる熟練のスタッフでさえ小児の経験が乏しい場合がある．このような場合は，経験豊富なスタッフを待つのが最も安全かもしれない．
■ より適切な場所への搬送—例えば，患者が一般病棟で状態悪化したが，搬送時間による挿管遅延のリスクよりも，ICU で挿管する安全上の利点のほうが上回る場合がある．

どこで挿管・人工呼吸をするのか？

■ 一般病棟など不慣れな環境—一般病棟など不慣れな環境で挿管するしかない場合もある．患者を搬送するのが危険な場合は，その場で安定させなければならない．
- 訓練を受けたスタッフにモニター，薬剤，器材を運んでもらい，できる限り安全な環境を整える．
- 患者をできるだけ最適な体位にする（血管造影室や MRI 室では困難な場合がある）．
- 酸素が十分に供給されていることを確認する（酸素配管がない場合はボンベを使用する）．
- 病棟スタッフにも手伝ってもらい，他業務に気が散らないようにする．
■ ICU，手術室，救急部門の蘇生室など慣れた環境—ルーチンの挿管前チェックリストが有用である．モニターが装着され，いつでも機器が利用可能であることを前提にしてはならない．

だれが挿管・人工呼吸をするのか？

スキルや経験に応じてチーム内で役割分担し，それを明確に伝えるべきである．
必要時に追加サポートを求める相手とその連絡方法を知っておく．処置開始前にプランを口頭で伝える．
■ 1 番目と 2 番目の挿管実施者—一般的に，2 番目に挿管する人は，最初の人よりも気道管理の経験が豊富であるべきである．気道確保が困難と予想される場合や，処置の繰り返しで合併症を引き起こす可能性がある場合は，最も経験のある人が最初に挿管を試みる．
■ 薬剤の投与—理想的には，投与薬剤に関して理解のある経験豊富な医師がこの役割を担う．導入薬を投与したら，場合によって昇圧や追加鎮静の薬剤を投与できるようにしておく．
■ 訓練された介助スタッフ—このチームメンバーは，挿管実施者を補助し，器具をわたしたり，必要があれば輪状軟骨圧迫（訳者注：いわゆる Sellick 法）を行う．
■ 脈拍チェック—侵襲的血圧モニタリングができない場合は，他の医療スタッフがこの重要な役割を担う．中心脈（通常は大腿）を触診し，薬剤投与するメンバーが昇圧薬を調整できるよう，侵襲的動脈モニタリングが確立されるまで，脈拍が弱くなっているか強くなっているかをチームに知らせる．
■ 外回り—このチームメンバーは，器材や酸素ボンベ，緊急の助けを手配したり，各方面への連絡をとる役割を担う．

表 重症患者の気道評価に用いられる MACOCHA スコア
スコアの範囲は 0（簡単）から 12（非常に困難）．スコア ≧ 3 では重症患者の挿管が困難であると予測される．

因子	点数
患者因子	
Mallampati 分類　III or IV	5
閉塞型睡眠時無呼吸症候群	2
頸椎可動制限	1
開口制限＜3 cm	1
疾患因子	
昏睡	1
重度低酸素血症（SpO_2＜80％）	1
手技者因子	
非麻酔科医	1
計	12

どうやって挿管・人工呼吸するのか？

　意識消失（導入薬の投与）から気道確保までの時間を最小限にすることが重要である．重症患者の多くは酸素飽和度低下が早く，酸素飽和度自体も前酸素化にもかかわらず低いことがある．

　チオペンタールとスキサメトニウムによる古典的な急速導入法（RSI）は，循環が不安定になる可能性，スキサメトニウムの副作用，新規薬剤の使用などから，現代の集中治療医が使用することはほとんどない．RSI は気道をできるだけ早く確保することが最終目標であり，多くの医師が古典的手法を改良した RSI を用いているが，安全に施行する方法は数多くある．

■評価
- 緊急挿管が必要な患者では，完璧な気道評価は現実的ではない．しかし，経験豊富な手技者による基本的な気道評価であれば，わずか数秒で行うこともできる．
- MACOCHA スコア ≧3 は挿管困難の予測因子であり，重症患者における唯一の有効な気道評価ツールである（表）．
- 重症患者を事前に評価することで，気道確保が困難になる可能性のある患者を特定し，適切な戦略を立てることができる．

■準備

　DAS（Difficult Airway Society）から発表されている ICU 挿管ガイドラインの挿管前チェックリストの使用を推奨する．

- モニタリング—最低限として，心電図，パルスオキシメトリー，呼気終末二酸化炭素モニタリング，非侵襲的血圧測定が必要である．血行動態が不安定になるリスクのある患者では，導入前に動脈内血圧モニタリングを検討する．
- 静脈ルート—薬物投与のために信頼できる静脈ルート（通常少なくとも 20G）を確保する．患者に麻酔を行うと，追加の静脈ルートや中心静脈カテーテルが必要になる可能性がある．留置針／カテーテルは体位変換中，特に患者が発汗している場合に外れやすいので，確実に固定する．

■体位
- 一般的に，最適な体位は約30°ヘッドアップで，受動的逆流による誤嚥のリスクを軽減し，機能的残気量（FRC）を向上させる．スニッフィングポジションをとりやすくするために枕を使用する．
- 外傷の場合は，頸椎を徒手的に真っ直ぐに安定させ，患者を平坦に保つ必要がある．
- 心房中隔欠損症や肝肺症候群によるプラティプノア-オルソデオキシア症候群（POS：platypnea orthodeoxia syndrome）などのように，側臥位などで患者の状態が改善する場合もある．

■酸素化
- 前酸素化は肺胞内の窒素を酸素に置換することが目的である．100％酸素3分間や8回の深呼吸で達成され，これによってFRC内の酸素が増加する．健康な状態では，この手技によって酸素飽和度低下までの時間を最大約8分まで延長できるが，重症患者では数秒しか延長できないこともある．
- Waters呼吸回路（Mapleson C）と密着型フェイスマスクを使用して，前酸素化することもできる（訳者注：いわゆるジャクソンリース）．圧力調整（APL）弁を使用して呼気終末陽圧（PEEP）を付加できるという利点もある．
- 呼吸停止後もフェイスマスクを装着し続ければ，apneic oxygenation（無呼吸中の酸素投与）によって酸素飽和度の維持に役立つ．健康な状態では，無呼吸の間，約250 mL/分のO_2が肺胞から毛細血管に拡散するが，肺胞に戻るCO_2はわずか10～20 mL/分しか拡散しない（CO_2産生は約200mL/分のままである）．この不足は圧力差となり，咽頭から肺胞への気流が生じる可能性がある．他にもapneic oxygenation中の気体の移動は，心臓の振動によっても促進されることもある．フェイスマスクを外して挿管する際には，手技中の高流量経鼻酸素（HFNO）使用を検討する．

■助けを求める
最も経験豊富な集中治療医であっても，重症患者の挿管時には，熟練したバックアップがあればありがたい．

■薬剤
決まった処方はない．通常，集中治療医は独自の手法を持っているが，個々の患者に合わせて調整する．以下のリストはすべてを網羅しているわけではなく，薬剤はさまざまな組み合わせで使用する：
- オピオイド―導入薬とともに使用することで，喉頭反応を鈍らせ，他の鎮静薬の必要量を減らす．それにより心血管系の安定を促し，頭蓋内圧の変化を最小限に抑える．
- フェンタニル―モルヒネの約100倍の効力．即効性がある．作用時間は約30分．
- アルフェンタニル―作用発現はフェンタニルの3倍速いが，作用時間が数時間に及ぶこともある．
- 鎮静薬
  - プロポフォール―予定手術患者の麻酔導入にオピオイドと併用されることが多い．プロポフォールは著明な心血管系の抑制を引き起こすことがあるため，患者が不安定な場合は初期投与量を減らすべきである．重症患者には少量でも致命的な低血圧を引き起こすことがあるので注意が必要である．
  - ケタミン―交感神経を直接刺激するため，健康な患者では，投与時にわずかな一過性の用量依存的な血圧上昇がみられることがある．このため，病院前医療では好まれることが多いが，ケタミンは直接的な陰性変力薬としても作用するため，内因性カテコラミンが枯渇しているような重症患者には注意が必要である．場合によっては，投与によって心拍出量が減少し，心筋虚血が起こることさえある．ケタミンには気管支拡張作用があり，生命を脅かす喘息の管理に有用である．鎮静，気管支拡張，鎮痛のために点滴で使用する場合は，投与量を漸増できる．合併症には幻覚や頭蓋内圧の上昇がある．
  - チオペンタール―この速効性かつ短時間作用型のバルビツール酸は，予測可能な開始時間と迅速

な消失時間を持ち，当初の RSI に不可欠であった．抗痙攣作用があるため，てんかん重積状態の麻酔導入に有用である．しかし，重大な低血圧を引き起こす可能性があるため，重症患者には慎重に使用すべきである．
- 代替戦略―心血管系の安定を保つため，不安定な重症患者の麻酔導入時にはこれらの鎮静薬を避け，即効性のベンゾジアゼピンと高用量即効性のオピオイドを併用することを選択する場合もある．

● 神経筋遮断薬
- ロクロニウム―この非脱分極性筋弛緩薬は，現在では改良型 RSI の一部として，スキサメトニウムに取って代わっている．ロクロニウムは，1～1.5 mg/kg の投与で約 45 秒という急速な作用発現を示す．作用時間は長いが，ロクロニウムをキレートして不活性化する γ-シクロデキストリンを有するスガマデクスを用いれば，速やかに元に戻すことができる．まれに，気管支痙攣やアナフィラキシーを起こすことがある．
- スキサメトニウム―副作用のため，現在のクリティカルケアではほとんど使用されない．スキサメトニウム（サクシニルコリン）は，作用の発現が速く，持続時間が短く，1～2 mg/kg の用量で投与される．脱分極性筋弛緩薬で，高カリウム血症を引き起こし，生命を脅かす不整脈や心停止を引き起こす可能性がある．

● その他
- ミダゾラム―導入時の血行動態の安定性を高めるために他の薬剤と組み合わせて投与できる．ベンゾジアゼピン系薬として，特に難治性てんかん発作患者に有用である．また前向性健忘を誘発する．
- リドカイン―喉頭展開や気管挿管に対する気道反応を鈍らせるために導入時に使用できる．また，導入薬の麻酔効果を補う．

● 血管作動薬
- メタラミノールとフェニレフリン―どちらも α2 アドレナリン活性と最小限の β アドレナリン活性を持つため，低血圧の治療に投与される．どちらも点滴で投与することができる．メタラミノールは，交感神経緊張が正常な患者に重篤な反射性徐脈を起こすことがある．
- エフェドリン―直接・間接作用型の合成非カテコラミン交感神経作動薬で，α 受容体と β 受容体の両方に活性がある．点滴として使用されることはまれで，ボーラス投与により血圧を上昇させる効果がある．反復投与により頻脈が起こるため，制限的に使用する．
- アドレナリン―希釈アドレナリンは，非常に不安定な患者に麻酔をかけるときに有用である．経験豊富な医師であれば，例えば 10～20 μg のボーラスを投与することで，極めて重篤な患者の血圧を安定させることができる．

■ 器材―導入開始前に適切な器材が揃っていることを確認する．
- 前酸素化のデバイス
  - 必要であれば HFNC
  - フェイスマスク
  - 口腔咽頭エアウェイ（Guedel）―気道を開き，換気を補助し，胃への空気流入の可能性を減らす．
- 喉頭鏡―（直接または間接的に）声帯を可視化する．様々なタイプのものがあるが，いくつか例を挙げる：
  - 直接喉頭鏡―サイズが異なる．Macintosh は成人によく使用される（彎曲したブレードが光源付きのハンドルに 90°の角度で取り付けられている）．McCoy ブレードは遠位先端部分が可動式になっており，Magill と Miller はストレートブレードである．

- ビデオ喉頭鏡—例えば，McGrath™ ビデオ喉頭鏡は，間接的に声帯がよく見えるため，患者の頸部可動性が低下している場合によく使用される．
- 光学喉頭鏡—例えば，AirTraq 光学喉頭鏡は拡大鏡の原理を使って声帯を可視化している．
- 気管支鏡—気管チューブを軟性気管支鏡に通して口や鼻からを挿入し，声帯を確認したら，気管支鏡をガイドにして気管チューブ（ETT）を所定の位置まで進める．解剖学的な問題で口が開きにくく，頸部の動きが制限される場合に有効である．気道浮腫がある場合は，気管支鏡自体で閉塞を起こす危険性がある．

- 気管チューブ（ETT）—さまざまなタイプとサイズがあり，特殊なものには次のようなものがある：
  - カフ付き／カフなし—ポリ塩化ビニル製かポリウレタン製のカフで，円筒形，円形，円錐形のものがあり，空気を入れてチューブと気管の間を密閉できる．これにより，大量誤嚥のリスクが減少し，陽圧換気の効率が向上する．
  - 声門下分泌液吸引ポート—通常，人工呼吸管理が数日間継続すると予想される場合に選択肢となる．カフ上部に溜まった分泌物を吸引できるため，微小誤嚥や VAP のリスクを軽減できる．

- 補助具と手技
  - ブジー—声帯は見えるが ETT を操作して通過させることができない場合に選択肢となる．ブジーを挿入し，それをガイドにして ETT を通す．また，クリティカルケアにおいては，カフの破損などの理由で ETT を交換する際にもよく使用される．
  - スタイレット—ETT に挿入する可変性の金属棒で，挿管する際にチューブを最適な形に曲げることができる．
  - BURP（後方，上方，右方）圧迫—甲状軟骨を圧迫して喉頭を移動させることで，声帯が見やすくなる．
  - 輪状軟骨圧迫（Sellick 法）—気管を圧迫して食道を閉塞し，胃内容物の逆流を防ぐことを目的としていたが，現在ではその効果は乏しく，喉頭展開を難しくする可能性が複数の研究で示されており，一般的には行われていない．
  - 経鼻胃管（NG）—挿管後に胃を減圧して換気をよくし，誤嚥のリスクを減らすのに有用である．挿管前に NG チューブがある場合は，胃内容物を吸引することで誤嚥性肺炎を予防できる．
  - 吸引—気道内に分泌物，血液，胃内容物がある可能性があるため，常に吸引できるようにしておく．
  - 声門上器具（SAD）—声門の上に留置し，気道を完全に確保せずに換気を可能にすることを目的としている．挿管に失敗した場合に有用である．ラリンジアルマスクエアウェイ（LMA Classic® や Supreme®）や iGel® など，さまざまなタイプの SAD がある．

挿管失敗

挿管失敗という困難な状況のマネジメントのために，DAS から有用なガイドラインが出ている．最初の喉頭展開が失敗した場合は，2 回目を試みる前に，体位と筋弛緩を最適化しておく．気道補助具や代わりの喉頭鏡の使用も検討する．必要に応じて，フェイスマスクや SAD を介して酸素投与する．挿管や換気が不可能な場合は，「Can't Intubate Can't Ventilate（挿管不可 換気不可）」の緊急事態を宣言し，輪状甲状靱帯切開術の準備をする．

- 前頸部へのアクセス—これが必要になることはほとんどないが，この手技は気道管理訓練を受けたすべての臨床医が知っておく必要がある．緊急輪状甲状靱帯切開術は，メスを使用して輪状甲状靱帯を貫通し，ブジーを気管に通し，サイズ 6.0 mm ETT をブジーをガイドにして挿入する．

挿管後

- 鎮静―通常，鎮静薬は鎮痛薬と併用する．その後，人工呼吸器をウィーニングする際には，鎮痛薬のみに減らすこともある．
  - 鎮静薬―成人 ICU ではプロポフォールがよく用いられる〔プロポフォール注入症候群が懸念される場合は，クレアチンホスホキナーゼ（CPK）と乳酸をモニターする〕．ミダゾラムは，小児 ICU ではモルヒネと併用されることが多い．
  - オピオイド―例えば，フェンタニル，レミフェンタニル，アルフェンタニルは成人 ICU でよく使用される（訳者注：本邦の集中治療室における人工呼吸管理で保険適用があるのは前者 2 つである）．レミフェンタニルは血漿や組織のエステラーゼで速やかに代謝されるため，半減期が短く（3 時間点滴後で 3 分），よく使用される．小児ではモルヒネがよく使用される．
  - α_2 アドレナリン作動薬―デクスメデトミジンやクロニジンなど，これらの薬剤には鎮静作用と鎮痛作用がある．いずれも徐脈と低血圧を誘発することがある．
- 筋弛緩薬を考慮する―点滴の非脱分極薬を使用できる．ロクロニウムや cisatracurium が一般的な選択肢である．
- 侵襲的モニタリング―重症患者は，圧モニタリングと採血のために侵襲的動脈カテーテルと中心静脈カテーテル（CVC）を必要とする可能性が高い．CVC は特に昇圧薬，化学療法剤，静脈栄養剤などの薬物投与に使用される．この時点で腎代替療法のためのバスキュラーアクセスも必要かどうか検討する．
- チューブ
  - 経鼻胃管
  - 尿道カテーテル
  - ドレーン―換気に障害がある場合は，胸水や腹水の迅速なドレナージが有効な患者もいる．
- 画像診断―胸部 X 線撮影は，ETT，内頸静脈や鎖骨下静脈からの CVC，NG チューブの位置，骨／肺野の評価に使用される．挿管後すぐに CT，MRI，血管造影などを行う場合もある．

人工呼吸器の設定

経験豊富な医師は，肺の力学，フロー波形，血液ガス，基礎疾患に関する知識を駆使して，個々の患者に合わせた人工呼吸器設定を行う．ほとんどの患者では，volutrauma（容量損傷），barotrauma（圧損傷），atelectrauma（無気肺損傷），biotrauma（生物学的損傷）を最小限に抑える肺保護戦略が有効である．脳損傷の患者では，神経保護戦略が必要になることもある．

換気については症例で詳しく説明する．以下はデフォルトとして目指すべき妥当な戦略である．

- 肺保護
  - 1 回換気量―約 6 mL/理想体重 kg を目指す．
  - 圧力―プラトー圧 < 30 cmH$_2$O とする．肺胞開放を維持し，酸素化を補助するために PEEP を使用する．
  - ガス交換― pH > 7.25 であれば，高二酸化炭素血症を許容する．低 1 回換気量を維持するために，呼吸数を増加させる必要があるかもしれない．
  - 駆動圧（driving pressure）―低い駆動圧を維持することを目指し，理想的には 14 cmH$_2$O 未満とする．

もっと学びたい人へ

- Higgs, A., McGrath, B., Goddard, C. et al.（2019）. Guidelines for the management of tracheal intubation in critically ill adults. Br. J. Anaesth. 120: 323-352. 便利な情報と挿管戦略に関する包括的なガイドライン．
- Cook, T., Woodall, N., Harper, J. et al.（2011）. Major complications of airway management in the UK: results of the fourth national audit project of the Royal College of Anaesthetists and the Difficult Airway Society. Part 2: intensive care and emergency departments. Br. J. Anaesth. 106: 632-642. NAP4 の報告書では，重症患者の挿管時に直面する困難例に対して重要な示唆を与えている．
- De Jong, A., Molinari, N., Terzi, N. et al.（2013）. Early identification of patients at risk for difficult intubation in the intensive care unit. Am. J. Respir. Crit. Care Med 187: 832-839. MACOCHA スコアの開発と検証を行った原著論文．

part II

The Cases

Part II　The Cases

1　昇圧薬の必要量が増している患者

The Patient with Rising Vasopressor Requirements

　　夜勤中，David という 65 歳の患者を急いで診察するよう頼まれた．非転移性大腸癌に対する右側半結腸切除予定術後 5 日目である．ドレーン留置はなし．その日のうちに，平均動脈圧（MAP）≧65 mmHg を維持するためにノルアドレナリン（0.04 μg/kg/分）の投与を開始した．現在，低血圧（80/40 mmHg），頻拍（120/分）であり，ノルアドレナリンの投与量は 0.35 μg/kg/分である．乏尿で，呼吸数は 32 回/分，2 L/分の経鼻酸素で SpO₂ 94％である．聴診で両側肺底部に捻髪音がある．David は落ち着きがなく，多量の汗をかき，混乱した様子で話し，腹部を触診すると疼痛があり苦悶している．

初期管理は？

- 気道―会話は混乱しているものの気道は維持されており，即時の気道確保（下顎挙上や頸部後屈など）や補助具（声門上器具など）は必要ないと思われる．
- 呼吸―苦しそうにみえる．高流量の酸素療法，緊急のポータブル胸部 X 線撮影，血液ガス分析のための採血が必要である．
- 循環―中心静脈路に加え，太い末梢静脈ルート（18G や 16G など）が最低 1 本あることを確認する．グラム染色や感受性検査を含む血液培養検査，保存検体や凝固スクリーニング，アミラーゼを含むルーチンの血液検査を行う．この時点で，250～500 mL の晶質液を短時間（15～20 分など）でボーラス投与する．理想的には，点滴ラインに取り付けた 50 mL シリンジを使って，医師がポンピングして輸液投与する．これにより，医師は生理学的反応を直接観察することができ，その効果が有害であれば，直ちに輸液を中止することができる．
- 意識／機能障害―現状の混乱が本人や看護スタッフに直ちに危険を及ぼすことはない．血糖値をチェックし，低血糖があれば治療する．対光反射を評価する．
- 脱衣／身体診察―深部静脈血栓症，発疹，直腸出血の徴候がないか評価する．

脱衣／身体診察後，介入（酸素療法や輸液負荷など）による患者の生理機能の変化を再評価する．オンコールの外科上級医に緊急の診察を依頼する．

　　初療後，血圧は一時的に 96/60 mmHg まで上昇し，SpO₂＞98％を維持できるようになった．血液検査結果は以下のとおりである：
　　Hb 105 g/L（10.5 g/dL），WBC 22×10⁹/L（22,000/μL），血小板 560×10⁹/L（56×10⁴/μL），CRP＞350（35 mg/dL），INR 2.1，pH 7.23，酸素 15L/分で PaO₂ 55.6 kPa（417 mmHg），PaCO₂ 4.1 kPa（30.75 mmHg），乳酸 6.4 mmol/L，アミラーゼ 183 U/L．胸部 X 線では，両側肺底部に軽度の無気肺がある．

これらの結果と検査所見から，最も可能性の高い診断は？

　おそらく敗血症による急性炎症反応を示唆している．乳酸値の上昇は，全身血行動態不良による酸素供給低下が原因である可能性が高い．

　腹膜炎の徴候があり，患者が予定の右半結腸切除術後5日目であることを考えると，吻合部リークに伴う腹腔内感染・敗血症性ショックの可能性が非常に高い．

吻合部リークのリスク因子は？

　修正不可能なリスク因子は以下のとおりである：
- 男性
- 60歳以上
- 放射線治療の既往
- ASA（American Society of Anesthesiologist）グレードⅡ～Ⅳ
- 肺疾患の既往
- 血管系の基礎疾患
- 腎疾患
- 腎代替療法
- 免疫抑制療法

　修正可能なリスク因子は以下のとおりである：
- 積極的喫煙
- 肥満
- 多量のアルコール摂取（週21単位以上）
- 免疫抑制薬や化学療法
- 最近の10％以上の体重減少
- 低アルブミン血症

　吻合部リークは重篤な罹患率に関連し，入院期間や死亡率を増加させる．

輸液反応性評価に対する超音波検査の有用性

　画像所見は常にそれ以外の臨床評価と結び付けなければならず，単独で使用してはならない．Davidは挿管されておらず，自発呼吸をしていることに留意する．

　超音波検査は以下を評価するために使用することが多い．

下大静脈（IVC）指数

　自発呼吸をしている患者において，IVC虚脱指数（すなわち，呼気時の最大径と吸気時の最小径の差を％で表したもの）は，輸液反応性を決定するための信頼できる方法ではない．臨床的には，IVC径の極値を認識できることのほうが有益である．したがって，血行動態が不安定な患者では以下のようなことが起こる：
- ほぼ完全に虚脱しているか，IVC径が小さい（＜1 cm）場合は，輸液反応性があるかもしれない．
- IVCが大きく張っており，虚脱しない場合は，おそらく輸液反応性がないことを示唆する（図1-1a）．

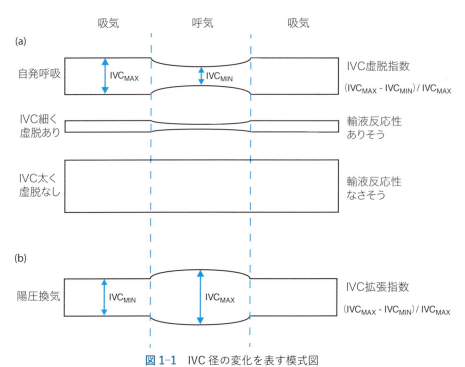

図 1-1 IVC 径の変化を表す模式図
(a) 自発呼吸をしている患者では，IVC 虚脱指数が患者の輸液反応性の指標となる．血行動態が不安定な患者では，IVC 径の極値を臨床経過と合わせて解釈し，認識することがより有用である（詳細は本文参照）．
(b) 陽圧換気を受けている患者では，吸気時に IVC 径が増大し，IVC 拡張指数が指標となる（詳細は本文参照）．
IVC_{MAX}：IVC 最大径，IVC_{MIN}：IVC 最小径．出典：Theophilus Samuels．

　陽圧換気を受けている患者では，IVC 径の変化を解釈する前に，心負荷を加味し，人工呼吸器設定が標準的であるかを確認する必要がある．患者は受動的に換気され（自発的な呼吸努力はなく，完全に人工呼吸器に依存しているような状況），1 回換気量は 8〜10 mL/kg とするべきである．IVC 拡張指数（吸気時の最大径と呼気時の最小径の差を％で表したもの）が 12〜18％より大きければ，輸液反応性があることを示唆する（図 1-1b）．

　しかし，患者が自発呼吸をしているか機械的に換気されているかに関係なく，IVC 指数（虚脱指数や拡張指数）を決めることに重点をおくべきではない．むしろ，極端な IVC 径を認識し，これを臨床像と結び付けることが，輸液反応性を決定するのにより確実なアプローチである．

左心室の見た目

　傍胸骨短軸像では，収縮末期の虚脱（いわゆる "kissing" している心室）の有無を評価できる．左室は小さく見え，収縮末期には乳頭筋が中心で合流しているように見える．これは，左室の充満不足によって過収縮をきたしていることを意味し，輸液反応性がある可能性を示唆する．

A-line や B-line の存在

　A-line は胸膜に由来する残響アーチファクトで，十分な深さがあれば，一定間隔（等距離）の平行線として描出される（図 1-2a）．B-line（または "comet tails"）は胸膜下縁から発する垂直の高エコービームで，画面の奥端まで伸びる（図 1-2b）．胸膜の動きに合わせて扇状に動き，A-line は描出されない．肺底部は肺組織の量が多いため，B-line パターンとなることが多く，肺水腫の評価には上肺野がより有益である．したがって，肺の超音波検査で A-line がなく，胸部全体に B-line が多く描出される場合は，肺水腫の存在を示唆し，さらに輸液投与を行うと，有益性よりも有害性のほうが高くなる可能性がある．

Case 1 昇圧薬の必要量が増している患者

(a)
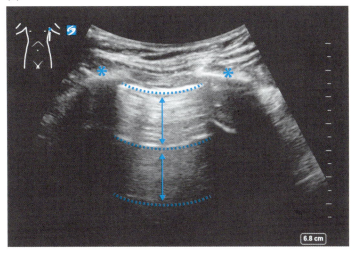

(b)
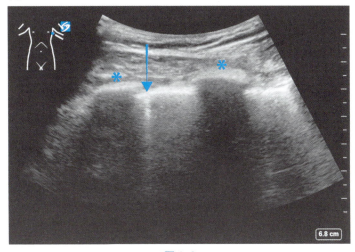

図 1-2
(a) A-line が示されている（破線）．
(b) 1 本の B-line が示されている（矢印）．
肋骨の影を示す（*）．
出典：Theophilus Samuels．

なぜこの症例では超音波検査が難しい？

　必要な所見を得るために十分な肋骨下視野が必要となるが，腹腔内病変や腹部術後であることによって，IVC の描出が非常に困難で，不可能に近いかもしれない．胸骨傍と肺の描出は可能だが，患者の協力が必要である．

心拍出量の測定にはどのような方法がある？

　さらに輸液負荷を続けたところ，血圧は MAP > 65 mmHg に維持されたが，ノルアドレナリンを 0.35 μg/kg/分で必要とし，さらに不穏状態が悪化して手に負えなくなってきた．外科医が患者を診察している間に心拍出量のモニタリングを開始することにした．

経肺熱希釈法

　このためには，中心静脈カテーテル（CVC）と上腕動脈か大腿動脈に専用の末梢動脈カテーテルを留置する必要がある．冷却液（0〜4℃）を CVC から注入し，心臓と肺の両方の循環を通って末梢動脈カテーテルにあるサーミスタに到達する．サーミスタは時間の経過に伴う体温の低下を測定し，そこから熱希釈曲線を作成し，心拍出量を算出する（Stewart-Hamilton 式を使用）．

　注入冷却液は心循環や肺循環全体を通過するので，他の測定値も推定できる：
- 全拡張末期容積（GEDV）―拡張末期における全心腔内の血液量．
- 胸腔内血液量（ITBV）―4 つの心腔内の血液量に肺血管内の血液量を加えたもの．
- 肺血管外水分量（EVLW）―肺内の水分量で，肺水腫の代替指標．

経肺リチウム希釈法

　これは熱希釈法と同様の原理に基づくが，体温の変化を指標とするのではなく，リチウム濃度の変化を指標とする．少量のリチウムを CVC か末梢静脈カテーテルから注入し，末梢動脈ラインに取り付けた専用の装置を用いて濃度−時間曲線を作成する．心拍出量は，濃度−時間曲線下の面積を測定することによって得られる．この方法は他の注入熱希釈法と相関性がよい．

　リチウム治療を受けている患者や筋弛緩薬投与中の患者に使用する場合は，精度に影響を及ぼす可能性があるため注意が必要である．

　熱希釈法とリチウム希釈法は，市販の脈拍波形分析装置の較正にも使用できる．

脈拍波形分析

　市販されているシステムのなかには，心拍出量をほぼリアルタイムで測定できるものもある．動脈波形の拍動特性が 1 回心拍出量に比例するという概念を利用しているが，1 回心拍出量は動脈抵抗やコンプライアンスなどの他のいくつかの要因の影響を受けるため，PiCCO™ や LiDCO™ などのデバイスは，較正手段としてそれぞれ熱希釈法とリチウム希釈法を使用する必要がある．

　これらの方法は侵襲性が最小限であり，セットアップも比較的簡単だが，精度に関しては以下の影響を受ける．
- 昇圧薬の増量など，血管コンプライアンスの大きな変化
- 心房細動のような心臓のリズム異常
- 大動脈弁逆流
- システムの過減衰や過小減衰

心臓超音波検査

　経胸壁心臓超音波や経食道心臓超音波では，2 つの一般的な方法を用いて 1 回心拍出量を推定し，そこから心拍出量を規定することができる：
- 拡張末期容積と収縮末期容積の差を測定する方法
- パルス波ドプラ（PWD）技術と 2D 測定を利用する方法

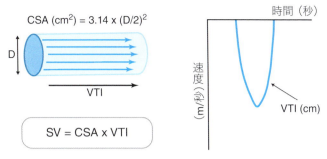

図 1-3 心エコー図を用いた 1 回心拍出量測定
1 回の拍動で左室から送り出される血液の円柱の長さがドプラ曲線の速度−時間積分（VTI）である．左室流出路の直径を測定することにより，断面積（CSA）を推定することができる．そして，CSA と VTI の積として 1 回心拍出量を算出することができる．心拍出量は SV に心拍数を乗じることで推定できる．
出典：Theophilus Samuels.

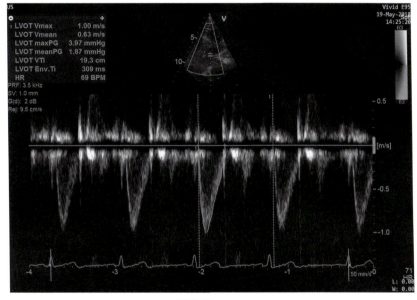

図 1-4
パルス波ドプラ（PWD）を用い，サンプルボリュームを大動脈弁の 1 cm 以内に置くことで，$LVOT_{VTI}$ を測定することができる．図のように VTI の周囲をトレースすることで，LVOT の VTI と速度を測定することができる．LVOT と $LVOT_{VTI}$ のピーク速度は通常それぞれ 0.8〜1.2 m/秒と 18〜22 cm である．

　Simpson の biplane 法による円板和算を用いると，収縮末期容積と拡張末期容積を推定することができ，両者の差が 1 回心拍出量と等しくなる．特に経胸壁アプローチでは，心内膜境界を描出できるかどうかに大きく依存することが主な欠点であり，重症患者においては非常に難しい手技となる．
　2 つ目の方法は，赤血球の速度を経時的に測定して速度−時間積分（VTI）を作成する方法である．この速度を左室流出路で測定し（$LVOT_{VTI}$），左室流出路の断面積（CSA_{LVOT}）を推定すると，これら 2 つの変数の積，すなわち SV = $LVOT_{VTI}$ × CSA_{LVOT} から 1 回心拍出量（SV）を算出することができる（図 1-3）．$LVOT_{VTI}$ は PWD を用いて心尖部の 5 腔像（five-chamber view）から求めることができる．サンプルボリュームは大動脈弁から 1cm 以内の LVOT 内に配置する（図 1-4）．心拍出量は，この SV に心拍数を乗じることで簡単に求めることができる．この方法は洗練されてはいるが，LVOT の直径を正確に推定することに依存しており，測定値のわずかな誤差が推定 CSA の大きな誤差につながり，心拍出量を過大ないしは過小評価する可能性がある．

心臓超音波検査の標準的な方法では，このような心拍出量の「スナップショット」は可能であるが，連続的な測定はできない．リアルタイムの評価は可能であるが，そのためには最新の機器と適切なトレーニングが必要である．

経食道大動脈ドプラ

この半侵襲的アプローチは，特別に設計された食道プローブを使用し，ノモグラムを用いて間接的に下行大動脈の CSA を推定しながら，下行大動脈の血流速度を推定する．プローブを門歯から約 30〜40 cm の食道内に挿入し，ドプラ信号が出るまで回転させる．前述の PWD 法と同様に，周波数のドプラシフトを用いて血液速度を測定する．これにより，速度−時間積分が作成され，推定 CSA と心拍数と掛け合わされることにより，心拍出量が導き出される．

胸部電気生体インピーダンス

頸部や胸郭部に電極を設置し，低振幅の電流を継続的に放射して感知する．また，心臓の電気信号や，胸腔内血液量の増加に伴って生じる生体インピーダンスの変化もモニターする．拍動波形は，アーチファクト（呼吸によるインピーダンスの変化など）をフィルターで除去することによって得られ，それを解析して心拍出量を規定する．この方法は，電極の位置や接触状態の変化に敏感で，組織の水分量に急性の変化（肺水腫や胸水など）がある場合にも不正確になることがある．

> David の担当看護師が脈拍波形分析装置を設置し，さらに輸液を行うかどうか尋ねてきた．

Stroke volume variation（SVV）を利用して輸液反応性を予測する方法

自発呼吸がない人工呼吸換気中の吸気と呼気の間の 1 回心拍出量の変化から，どの患者が輸液反応性がある（"レスポンダー"）かを高い精度で予測することができる．SVV の診断閾値は 11〜13％で，感度と特異度が非常に高いと報告されている．ただ，輸液反応性の予測においては，という枕詞がつくことになる．
- SVV＜10％であれば，陰性的中率が高い（すなわち，さらなる輸液が必要になる可能性は低いが，強心薬や昇圧薬のサポートが必要になる可能性はある）．
- SVV＞14％であれば，陽性適中率が非常に高い（すなわち，輸液がさらに必要になる可能性が高い）．

理論的には，Frank-Starling 曲線の上昇部分にある患者は，1 回心拍出量（SV）と心拍出量（CO）を増加させることによって輸液負荷に反応する可能性が最も高い．一方で，平坦部〜平坦部を越えた患者は，輸液負荷にほとんど反応せず，過剰な体液が組織浮腫を増大させ，組織の酸素不足を助長する可能性がある（図 1-5）．

自発呼吸のない人工呼吸換気中の 1 回心拍出量に生じる変化

人工呼吸器に完全に依存している（自発呼吸がなく，「受動的」である）患者において，8〜10 mL/kg の陽圧換気（IPPV）を行うと，左右心室の負荷状態に周期的な変化が生じ，以下のように解釈できる．
- 吸気時（人工呼吸器の送気時）には胸腔内圧が上昇して右室（RV）への血液還流が妨げられ，前負荷が減少する（静脈還流圧較差が減少する）．

Case 1　昇圧薬の必要量が増している患者

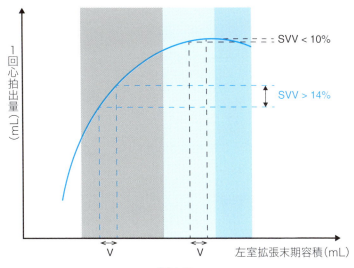

図1-5
心臓のFrank-Starlingのメカニズムによる，1回心拍出量（mL）と左室拡張末期容積（LVEDV）の関係を説明している．LVEDVは心筋サルコメアの長さの代用として示されている．曲線の上向き部分（グレー部分）は潜在的な"レスポンダー"を視覚的に表している．曲線が平坦になり始めてからは輸液反応性がなくなる可能性が高い（薄い青と濃い青の部分）．一定の容積増加に対して生じる1回心拍出量の変化がSVVであるが，患者が曲線上のどの位置をとるかによって，輸液反応性を反映する指標になりうる（黒と青の破線）．
出典：Theophilus Samuels.

■ 吸気による経肺圧上昇でRV後負荷が増加する．
■ RV前負荷減少とRV後負荷増加はRV SVを減少させ，RV SVが最も低くなるのは吸気終末である．
■ 同時に，吸気中に肺血管系も圧迫されるため，血液がLVに押し出され，その結果，LV SVの初期増加が生じる．
■ 2～3心周期の遅れ（血液の肺通過時間が長いため）の後，RV SVの減少はLV充満の減少につながる．
■ LV前負荷の減少はLV SVの減少，ひいては呼気中に最小となるCOの減少につながる可能性がある．

　このような変化は低血圧状態で増大し，左右どちらかの心室の機能不全や，循環系のうっ血により減少する．また，輸液反応性を正確に評価するためには，人工呼吸器の設定変更（1回換気量≧8mL/kgにする）や患者側の調整（鎮静薬の増量や筋弛緩薬の投与）を行う必要があることも忘れてはいけない．これらの介入を行ってまで輸液反応性を評価するかどうかは，症例ごとにアセスメントすべきである．

SVVの測定方法

■ 脈拍波形分析―前述のように，SVの変動は高度なデジタルソフトウェアを用いて測定することができる．SVVは通常リアルタイムで表示できる．
■ 心臓超音波検査―SVの算出方法を用いれば，（最大値と最小値を決定するため）吸気時と呼気時に別々に測定することでSVVを算出することができる．時間がかかるため，自動化できない限り分単位のモニタリングには向かないが，超音波機器によっては，人工知能を使ってこのプロセスを自動化し，情報をリアルタイムで表示することができる（LVOT直径が入力されれば，SVも計算できる）．LVOT$_{VTI}$，LVOTや大動脈ピーク速度は，（LVOTの直径が一定であるため）SVの代用指標と考えることができる．超音波機器のなかには，LVOT$_{VTI}$の変化をSVVの代用として使用できるものもある．た

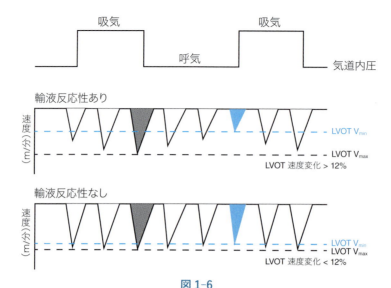

図1-6
LVOT速度は（LVOT直径が一定であるため）SVの代用となる．したがって，最大速度（LVOT V_{max}）と最小速度（LVOT V_{min}）の変化は輸液反応性の指標として機能する．
出典：Theophilus Samuels．

だし，LVOTのピーク速度が使用される場合，12％を超える変動によって輸液反応性の可能性を示唆する（図1-6）．

> 外科医が診察を終え，Davidの腹部骨盤CTを緊急に依頼した．DavidをCT室へ連れて行くことになったが，Davidは指示に従うことができず，自傷他害を防ぐために常に看護を必要としている．

DavidをCT室に搬送する際の当面の懸念事項は？

当面の懸念は，Davidの不穏と不安定な臨床状態である．また，CT所見によっては，外科チームが手術したいと考えるかもしれない．今最も安全な手段としては，気道を確保し，鎮静薬を投与して搬送することである．

> Davidの挿管に成功し，経鼻胃管を挿入した．CTで腹腔内に多量の液体貯留があり，吻合部リークが確認された．Davidは緊急開腹手術のため，再び手術室へ搬送する予定となった．麻酔チームが到着し，引き継ぎを開始する．

Davidの周術期の罹患率と死亡リスクをどのように層別化する？

以下のよく知られたスコアリングシステムのいずれかを使用する：

- P-POSSUM—POSSUM（Physiological and Operative Severity Score for the enumeration of Mortality and Morbidity）スコアから，低リスクの外科患者における死亡の過大評価を是正するため，Portsmouth 予測（P-POSSUM）に修正された．このスコアは周術期リスク評価のスタンダードとして外科領域で広く受け入れられている．12の生理学的パラメータと6つの手術パラメータを用いる．
- CR-POSSUM—結腸直腸（CR）POSSUM スコアは2004年に初めて導入された．P-POSSUM モデルと比較して，大腸手術を受ける患者の手術死亡率をより正確に予測することができる．6つの生理学的パラメータと4つの手術パラメータを用いる．

どちらのスコアリングシステムも緊急手術に対して使用できる．

> Davidは数時間後，洗浄とストマ形成の後，手術室から戻ってきた．ノルアドレナリンの必要量は減少し（0.10 μg/kg/分），シフトの残り時間中も状態は安定していた．日勤チームに引き継ぎをし，管理継続となった．

もっと学びたい人へ

- Kobe, J., Mishra, N., Arya, V.K. et al.(2019). Cardiac output monitoring: technology and choice. Ann. Card. Anaesth. 22: 6-17. 様々なCOモニタリングの方法について参考となるレビュー．
- Miller, A. and Mandeville, J.(2016). Predicting and measuring fluid responsiveness with echocardiography. Echo. Res. Pract. 3(2): G1-G12. 輸液反応性の予測と評価のための心臓超音波の使い方についてのすばらしいレビュー．
- Zarnescu, E., Zarnescu, N., and Costea, R.(2021). Updates of risk factors for anastomotic leakage after colorectal surgery. Diagnost. 11: 2382. 吻合部リークのリスク因子について参考になる近年のレビュー．
- Colebourn, C. and Newton, J.(2017). Acute and Critical Care Echocardiography. Oxford: Oxford University Press. クリティカルケアにおける心臓超音波に関する多くの情報を有する権威ある教科書．

Part II　The Cases

2 呼吸困難の患者 I

The Patient with Respiratory Distress　I

蘇生部門に搬送された 66 歳の Geoffrey の診察を依頼された．彼は夕方，呼吸困難と痛みがあり救急要請した．マスク 6 L/分の酸素投与で酸素飽和度は 85％である．呼吸補助筋を使っており，呼吸数は 35～40 回/分である．動脈血ガス分析では，pH 7.14, PaO$_2$ 7.9 kPa（59.25 mmHg），PaCO$_2$ 10.6 kPa（79.5 mmHg），塩基余剰 − 7 mmol/L，乳酸 4.3 mmol/L．まだ意識はあるが，疲れているように見え，会話は途切れ途切れである．心拍 122 /分，血圧 156/98 mmHg．

原因は？

下気道感染

市中肺炎（CAP）は細菌性やウイルス性の可能性があり，潜在的な原因として考慮する必要がある．Geoffrey の体温と炎症マーカーを測定する．急性気管支炎は年間 1,000 人あたり 30～50 人に起こる．約 1/3 の症例では微生物が同定されず，病原体が同定された症例の 90％はウイルス性である．

考えられる病原体は以下のとおりである：

- ウイルス—アデノウイルス，コロナウイルス，インフルエンザ，パラインフルエンザ，RS ウイルスなど．SARS-CoV-2 感染の可能性もあり，救急部門で検査が必要である（COVID-19 については Case 24 を参照）．
- 細菌—これらは以下のように分けられる．
  - 代表的なもの—*Streptococcus pneumoniae, Haemophilus influenzae, Moraxella catarrhalis* など．
  - 非定型肺炎—*Mycoplasma pneumoniae, Chlamydia pneumoniae, Legionella pneumophila* など．
- 真菌性肺炎も起こりうるが，頻度ははるかに低く，免疫抑制と関連することが一般的である．

慢性閉塞性肺疾患（急性増悪）

Geoffrey の過去の病歴は現時点では不明だが，慢性閉塞性肺疾患（COPD）はありふれた疾患である．英国肺学会（British Lung Society）の報告によると，40 歳以上の英国人口の 4.5％にあたる 120 万人が COPD と診断されている．今回のエピソードは COPD の増悪である可能性があり，すでに診断されている場合もあるが初発のこともある．肺気腫や慢性気管支炎の症状がすでにあるかどうかを調べることが重要である．

喘　息

喘息は平滑筋の収縮により可逆的な気道閉塞を起こし，煙，ほこり，花粉，寒さ，ストレスなどさまざまな刺激が誘因となる．喘息による粘液分泌過多と気管支壁の炎症は，Geoffrey の症状を説明できるだろう．しかし，症状として喘鳴がより顕著に出ると思われる．さらに重要なこととして，喘息患者は呼吸数を増やして急性発作を代償し，低二酸化炭素血症となることが一般的である．喘息患者の PaCO$_2$ が上昇し始める頃には，極度の疲弊状態にまで悪化している可能性がある．喘息を完全に否定することはできないが，可能性は低いと思われる．

アナフィラキシー

1型過敏反応はIgEを介し，脱顆粒を起こした肥満細胞や好塩基球からヒスタミンが放出される．アナフィラキシーは通常，皮膚症状（蕁麻疹，かゆみ，血管浮腫）や（一酸化窒素による血管拡張と平滑筋の弛緩による二次的な）低血圧を伴う．今回の病歴は時間をかけて発症した症状であり，アナフィラキシーとは一致しない．しかし，これは異なるタイプの過敏症や薬物反応である可能性があるため，病歴として潜在的なアレルゲンへの曝露や現在の症状との時間的関係も聴取すべきである．

気　胸

この症例では気胸を除外すべきである．このリストにある他の診断と併存する可能性がある．Geoffreyの呼吸不全は明らかであり，もし気胸があれば，肋間胸腔ドレーンを考慮すべきである．自然気胸は典型的には背の高い痩せた男性にみられるが，誰にでも起こる可能性がある．危険因子は喫煙，遺伝的素因，ブラ（肺嚢胞），結合組織障害などである．

肺水腫

Geoffreyは呼吸困難を呈しており，基礎疾患として心不全や腎不全があれば，それにより息切れを伴う急性肺水腫を引き起こす可能性がある．頸静脈圧の上昇と末梢浮腫の徴候がないか診察する．

肺塞栓（PE）

原因不明の急性低酸素血症では，常に肺塞栓の可能性を忘れてはいけない．massive PEでは胸痛を伴うことが多く，重症の場合は循環不全をきたす．一部の血栓症患者では，小さなPEが長期にわたって多発し，慢性的な息切れを引き起こすことがある．S_I，Q_{III}，T_{III}の古典的な心電図変化（I誘導の深いS波，III誘導のQ波，III誘導の陰性T波）は，洞性頻脈や右心機能障害の徴候（右脚ブロック，右軸偏位，右房拡大など）に比べ，はるかに少ない（Case 9参照）．深部静脈血栓症（DVT）の徴候がないか診察する．

心筋梗塞（MI）・急性心疾患

心筋梗塞は前兆として胸痛が一般的だが，特に神経障害やコントロール不良の糖尿病患者では，無症候性心筋梗塞の可能性がある．また，患者によっては心臓性胸痛を胃食道逆流と勘違いし，取るに足らないものとされてしまうことがある．

腱索断裂のような合併症は，致命的な弁逆流や心原性ショックにつながる可能性があるが，156/98 mmHgという血圧では考えにくい．

腎障害・代謝障害

腎障害による代謝性アシドーシスは，Kussmaul呼吸（「空気飢餓」）を引き起こす可能性がある．腎障害があっても，それによる明らかな肺水腫がない限り，腎障害単独で低酸素血症の臨床像を説明することはできない．

悪性腫瘍の背景

肺癌は，英国で3番目に多い癌である．約70％は喫煙が原因である．肺に腫瘍があると，感染，閉塞，無気肺，胸水などを起こしやすくなる．X線画像上，腫瘍は浸潤影によって容易には見つけられないかもしれない．肺の悪性腫瘍には原発性と二次性がある．

■原発性
- 小細胞（15〜20％）
- 非小細胞（80〜85％）―腺癌，扁平上皮癌，大細胞癌，未分化癌が含まれる．
- その他（Pancoastなど）

■二次性
- ほとんどの癌が肺に転移する可能性があるが，よく転移する固形癌は腎癌，乳癌，大腸癌，前立腺癌などである．

Geoffrey が危篤状態にある間は，悪性腫瘍を探すことが最優先事項ではない．癌が存在する場合，病型分類，悪性度分類，病期分類が，その後の予後評価や治療法の選択に際し重要になる．病歴では，食欲不振や体重減少など，悪性腫瘍を示唆する非特異的な症状の聴取を行うべきである．

Geoffrey は高血圧と COPD の既往歴があるが，自立しており，初期の認知症と重度の関節炎を持つ妻の介護を主に行っている．胸部 X 線では，肺過膨張と広範な浸潤影を認める．体温は 39.1℃．COVID-19 迅速検査は陰性である．

状況をどう分析する？

Geoffrey は非常に具合が悪く，身体的にこの状況を長く耐えることはできない．下気道感染の証拠があり，（利用可能な肺胞表面積の減少による）酸素供給障害と（敗血症による二次的な代謝増加と呼吸仕事量増加による）酸素需要増加の複合的な影響がある．代償性の頻脈と頻呼吸は，筋活動の増加により酸素需要を増加させる．Geoffrey の呼吸仕事量は，酸素需要が供給を上回っていることを視覚的に表している．何らかの介入をしなければ，Geoffrey はおそらく心肺停止に陥るだろう．

入手可能な情報から，Geoffrey は自立しているため，クリティカルケアにおける侵襲的臓器サポートのよい適応であると考えるのが妥当である．予後に影響を及ぼしうる合併症がいくつかあるので，状況が安定したらさらなる情報が必要である．

肺胞ガス方程式とその関連性は？

$$PaO_2 = F_iO_2 (P_{atm} - P_{H_2O}) - (PaCO_2/RQ)$$

PaO_2 は肺胞酸素，P_{atm} は海面気圧，P_{H_2O} は水圧，F_iO_2 は吸入酸素濃度，$PaCO_2$ は肺胞内二酸化炭素分圧，RQ は呼吸商である．

肺胞ガス方程式を用いることで，酸素化が大気圧，食事，（そしてこの症例では重要なことだが）高二酸化炭素血症によってどのような影響を受けるか理解できる．この式から，他の変化がなければ，低換気が肺胞酸素化の低下につながることがわかる．また，吸入酸素濃度を増加させれば肺胞酸素化が改善することもわかる．

低酸素症のタイプと酸素供給量を増加させる方法は？

低酸素症には 4 つのタイプがある：
- 低酸素性
- 貧血性
- うっ血性／虚血性：組織への血流不足
- 組織毒性／細胞毒性：十分に利用可能な酸素があるにもかかわらず，細胞レベルで酸素を利用できない状態．

ベッドサイドの医師にとって，これらのうち最も対処しやすいのは低酸素性低酸素症である．肺胞虚

脱を防ぎ，肺胞-毛細血管膜での酸素拡散のための表面積を可能な限り大きく維持するために，可能ならPEEPを付加した高流量酸素を用いる．貧血性低酸素症には，輸血や，緊急でない場合はヘモグロビンの産生増加を促す薬物療法で対処できる．しかし，輸血された血液の酸素運搬能力は患者自身の血液よりも低く，合併症の可能性があるため，血液製剤の輸血は軽々しく行うべきでない（Case 7参照）．循環障害による局所的な低酸素症には，直接対処する必要がある場合がある（血管内ステント留置術，血栓除去術，再灌流手技など）．組織毒性低酸素症は，特異的抗毒素があれば治療できることもある．

　酸素供給方程式（Case 8参照）に反映されるように，心拍出量，ヘモグロビン，酸素飽和度，動脈酸素化を最適化することによって，全身の酸素供給量を改善することができる．

　　救急外来に到着し，マスクを非再呼吸マスクに変えて15 L/分の酸素を投与し，250 mLの輸液を行った．10分後の現在，Geoffreyは傾眠状態となり，呼吸仕事量は改善していない．

どのように対処する？

　Geoffreyに挿管する準備をし，手技介助に慣れているスタッフを呼び，その他の適当なスタッフに患者の近親者に連絡するよう依頼する．Geoffreyの状態を最適化する時間はほとんどない．誤嚥のリスクが高く，血行動態が不安定である．
　修正RSI（IntroductionのSection 2参照）を用いて挿管する．

　　8.5 mmの気管チューブを挿管後，バッグ換気をすると胸の上がりが硬く感じられ，コンプライアンス不良を示唆している．現在，MAP 70 mmHgを維持するために昇圧薬の頻回ボーラス投与を必要としている．

コンプライアンスとは？
Geoffreyの肺が硬く，コンプライアンスが低いと感じるのはなぜ？

　コンプライアンスとは，圧力の変化に対して容積がどのように変化するかを測定したものである．全肺コンプライアンスには，肺と胸壁の両方のコンプライアンスが含まれる．

$$経肺圧＝肺胞内圧－胸腔内圧$$
$$全肺コンプライアンス＝肺容積の変化/経肺圧$$

　GeoffreyはCOPDを患っており，通常はコンプライアンスが高くなっている．肺気腫性疾患は肺胞を損傷し，弾力的な反動を失わせる．コンプライアンスの低下は，基礎疾患であるCOPDの他に問題があることを示唆している．
　圧力の上昇に応じて呼吸器系（訳者注：肺＋胸壁）が伸張する能力を低下させるものはすべて，コンプライアンスの低下をもたらす．原因としては，肺線維症や筋骨格系の異常などの既往，急性呼吸窮迫症

候群（ARDS），気管支攣縮，肺水腫，高用量オピオイド投与後に一部の患者にみられる胸部硬直などがある．また図24-2（Case 24）から，肺過膨張が進行するとコンプライアンスが低下することがわかる．

どのような対応をとる？

- 気道—気管チューブ（ETT）で気道が確保され，しっかりと固定されていることを確認する．胸部の上がりを確認し，聴診し，胸部X線を確認して，ETTが最適な位置にあるかどうかを評価する．
- 呼吸—$PaCO_2$を8.0 kPa（60 mmHg）未満に維持するのに十分な呼吸回数で肺保護換気（1回換気量約6 mL/kg）を行うように人工呼吸器を設定する．胸部X線を見て，CVCの位置，気胸，浸潤影，無気肺，その他の病変がないか確認する．
- 循環—動脈内カテーテルと中心静脈カテーテルを挿入する．50 mLのシリンジを使用して250 mLの輸液負荷を行い，輸液反応性をみる．輸液反応性がなくなったら，臓器灌流に十分なMAP（高血圧の既往を考慮すると70～75 mmHg）を維持することを目標にノルアドレナリンの投与を開始する．
- 血液培養，血算，腎機能，電解質，肝機能，CRP，凝固，血液型とそのスクリーニング，動脈血ガス分析のための採血を行う．
- 重症市中肺炎には施設のプロトコルに準じた抗菌薬を，インフルエンザウイルスならオセルタミビルを投与する．
- 尿道カテーテルを挿入し，尿のグラム染色／培養感受性検査，レジオネラ菌と肺炎球菌の尿中抗原検体を送る．
- インフルエンザウイルスの鼻咽頭ぬぐい検体を依頼する．
- NGチューブを挿入する．
- 12誘導心電図
- 救急部門のスタッフに依頼すること：
  - クリティカルケアに連絡し，入院に関する最新情報を得る．
  - Geoffreyの医療記録と病歴を開業医から入手する．
  - Geoffreyの近親者に連絡する．

Geoffreyを集中治療室へ搬送した．入院2日目，GeoffreyがCOPD，虚血性心疾患，末梢血管疾患を患っていることがわかった．機能的能力は低く，昨年COPDで長期入院して以来，著しく悪化している．それ以来，安静時の息切れがひどくなり，6か月前に階下での生活に切り替えた．しばらく家から出ておらず，介護申請の査定を受けている．まだ喫煙しているため，在宅酸素療法は不適当と判断された．

この新しい情報はGeoffreyのアセスメントや管理に影響する？

Geoffreyの病前状態は極めて不良である．在宅酸素療法を受けることができたかもしれないということは，最もよい状態であってもガス交換がいかに悪かったかを浮き彫りにしている．

まだ66歳だが，重大な心肺疾患があり，重症疾患から生存できる可能性が低くなっている．APACHE II（Acute Physiology and Chronic Health Evaluation score）は30点で，死亡率は73％と推

定される．Rockwood フレイリティスコアは 7 点で，重度フレイルを意味する．SAPS（Simplified Acute Physiology Score）II は 58 点で，院内死亡率は 64％である．

Geoffrey はこの入院で悪い転帰をたどる可能性が高く，この件について本人と話し合うことができないため，近親者と話し合わなければならない．

追加検査や他の専門医による診察は必要？

- 心臓超音波検査─TTE で慢性呼吸器疾患による二次性の右心不全と虚血性心疾患を考慮した左心機能を評価する．
- CTPA─PE は依然として重要な鑑別疾患である．PE は他の病態と併存する可能性がある．Geoffrey が胸部 CT を最近受けていない場合，肺状態を評価するのに役立つかもしれないが，広範囲の感染によって肺実質の評価が難しくなりうる．
- 呼吸器内科医による診察─Geoffrey の COPD を最適化できる可能性や，ベースラインの呼吸機能がわかるかどうかについてアドバイスをもらう．
- 循環器内科医による診察─Geoffrey の虚血性心疾患の程度を評価し，最適化の余地があるかどうかを検討する．

> CTPA では，両肺野全体に広範で濃い浸潤影があり，いくつかのブラと肺気腫の所見がある．悪性腫瘍は否定できない．PE の所見はない．TTE では，全体的な機能低下，右室拡張，重度の左室機能障害（EF 20％）がある．コンサルトした呼吸器内科医が，昨年の Geoffrey のスパイロメトリーの結果を教えてくれた：予測 FEV_1 = 25 %，予測 FVC = 85 %．

この肺機能検査をどのように解釈する？

FVC は努力肺活量で，最大吸気後に呼気できる容積である．FEV_1 は 1 秒間努力呼気容量（訳者注：いわゆる 1 秒量）で，最初の 1 秒間の呼気量である．この測定値は，気管支拡張薬の投与後に記録され，気道閉塞の重症度を評価するために使用される．FEV_1 < 30％ということは，2018 年 NICE ガイドライン CG115 によると，Geoffrey の COPD はステージ 4 で，非常に重症であることを意味する（＞80％ = ステージ 1，50〜79％ = ステージ 2，30〜49％ = ステージ 3，＜30％ = ステージ 4）．

FEV_1/FVC 比や Tiffeneau-Pinelli 指数は，閉塞性肺疾患（比＜0.7 に減少）と拘束性肺疾患（比が正常〜増加）を区別するために使用できる．図 2-1 に肺気量を，図 2-2 に閉塞性肺疾患と拘束性肺疾患によるスパイロメトリーとピークフローの変化を示す．

COPD における右室機能障害の病態生理は？

低酸素血症では，低酸素性肺血管収縮により肺血管抵抗が増加する．慢性低酸素血症では，これにより肺血管床のリモデリングを引き起こし，右室拡張末期圧が持続的に上昇し，結果として右房圧を上昇させる．時間が経過で右心室の代償不全が始まり，右心不全に至る．

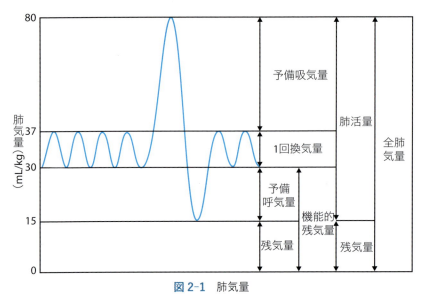

図 2-1　肺気量

出典：Theophilus Samuels．

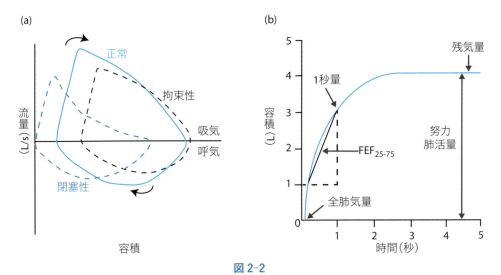

図 2-2
(a) 正常パターン，閉塞性パターン，拘束性パターンを示す流量-容積（FV 曲線）．
(b) 最大吸気とそれに続く可能な限り急速で力強い呼気によって得られるスパイログラム．
FEV_1は最初の 1 秒間に吐き出される空気量である（年齢にもよるが，通常 70～85％）．FVC は努力肺活量〔TLC から残気量（RV）までの最大努力呼気中に吐き出される空気の総量〕である．FEV_1/FVC の比は通常，健康な成人では 70％以上，閉塞性肺疾患では 70％未満である．FEF_{25-75}は，肺活量の 25～75％の間の努力呼気流量である．
出典：Theophilus Samuels．

　入院 8 日目，Geoffrey の感染症は治癒した．挿管されたままであるが，覚醒しており，最小限の鎮静で適切に管理されている．自発呼吸があり，プレッシャーサポート（PS）8cmH$_2$O，PEEP 5cmH$_2$O まで設定を下げている．強い咳があり，ガス交換は良好である．抜管し，その後ただちに侵襲的換気（NIV）に移行すると決めた．

なぜ抜管後すぐに NIV？

Geoffrey の基礎疾患である重度の COPD を考えると，抜管後すぐに非侵襲的なサポートを行うことが，抜管成功の可能性が最も高い手段かもしれない．

抜管後すぐに NIV を開始することの効果を示したエビデンスも複数ある．Ornico らは Crit Care 2013 で，このアプローチにより再挿管を防ぎ，病院死亡率も低下させることを示した．Ferrer らは Lancet 2009 で，90 日死亡率減少を報告した．

> NIV で 7 時間後，Geoffrey の呼吸仕事量は増加し，疲弊しているように見えた．再挿管の方針とする．

抜管失敗は何を意味する？

再挿管率は様々だが，25％に達する場合もある．
再挿管は，死亡率，入院期間，院内肺炎のリスク増加と関連している．

> 3 日後，Geoffrey は良好に経過し，SBT もクリアしたため，抜管を決めた．しかし，また同じように抜管に失敗し，再挿管となる．クリティカルケアの多職種ミーティングでこの症例について議論することになる．

SBT とは？

SBT（自発呼吸トライアル）とは，患者の抜管可能かを評価するために考えられた手技である．人工呼吸中の患者で，血行動態が安定しており，病態が回復しつつあると思われる場合，SBT を実施することができる．最小限のサポートで人工呼吸器下に行う方法と，シンプルに T ピースを装着して行う方法がある．

30～120 分の施行後，RSBI（rapid shallow breathing index）を評価する：

$$RSBI = 呼吸回数/1 回換気量$$

RSBI＞105 回/分/L は抜管失敗の予測因子であることが示されている．

多職種で議論したい主な問題は？

Geoffrey には呼吸器と心臓の基礎疾患があり，両疾患とも重症で不可逆的である．入院のきっかけとなった可逆的な病態である下気道感染症の治療を受けている．しかし，それにもかかわらず，抜管に 2 回失敗してしまい，人工呼吸器に依存している．

クリティカルケアチームは，気管切開をすべきかどうかを検討する．Geoffrey は意思表示できていないが，気管切開の利点と欠点について近親者と話し合い，彼が何を望んでいるのかを知る必要がある．気管切開が施行された場合，人工呼吸器から離脱するのに非常に長い時間がかかる可能性があること，自力で呼吸できるほど回復できない可能性があることを説明しないといけない．

気管切開しないと決めた場合，治療強化のプランと蘇生指示について話し合う必要がある．

Geoffrey の妻に関しては，自宅でさらなる介助が必要となるかもしれず，保護手続きが開始されていることを確認する．これについては，救急部門や ICU への入室時にすでに問題提起されているかもしれない．

> Geoffrey の近親者である妻が，Geoffrey の 40 年来の親友に連れられて来院した．妻は早期の認知症はあるが首尾一貫した会話ができ，Geoffrey の親友にも同席するように頼んだ．妻は，Geoffrey 自身が医者や病院が嫌いだったことをふまえ，本人は気管切開を望まないだろうと確信しており，Geoffrey の親友も同意している．
>
> 翌日鎮静薬が切れ，Geoffrey の意識がはっきりし，意思疎通ができるようになった．気管切開の問題を話し合ったところ，彼はたとえ死ぬかもしれないとしても，気管切開や再挿管は二度としたくないとはっきり意思表示をしている．蘇生も望んでいない．

どのように話し合いを記録し，決定を伝える？

カルテと治療強化プラン書に，Geoffrey は「一方通行」の抜管であることを記録する．再挿管するべきでなく，悪化しても治療を強化することはない．心停止の場合は蘇生しない．その旨の ReSPECT（Recommended Summary Plan for Emergency Care and Treatment：緊急のケアと治療のための推奨事項の要約）フォームを記入する．すべての会話をカルテに記録し，同席者全員をわかるようにしておく．

本人の同意を得て，Geoffrey の妻に状況を説明する．このような会話は難しく，相手に合わせてコミュニケーションを調整することが重要である．妻の基本的な理解が得られるよう努め，認知症であることと，状況が非常に感情的であることから，複雑な概念や大量の情報の理解や記憶に苦労しうることを意識しておく．

侵襲の少ない支持療法で Geoffrey を救えなかった場合，それは彼の体が人工呼吸器なしでは生きられないほど弱っている証拠であることを説明するのも 1 つの方法かもしれない．人が人生の最終段階に入ったことを認識することは重要であり，そうすることで医療スタッフも，不可逆的なものを元に戻そうとする積極的な治療を控えることができる．その代わりに，これが死にゆく過程であることを理解することで，尊厳と家族との時間を優先し，快適さを重視したケアを行うことができる．Geoffrey の症例について緩和ケアチームと話し合い，病院の牧師に連絡するよう依頼する．

このことをクリティカルケアチームの他のメンバーにも伝え，ICU チームの毎日の安全報告で新しい DNACPR について触れておく．

NIVよりも快適である考え，抜管後HFNCを使用した．最善の努力も虚しく，Geoffreyは抜管後2日目に家族と病院の牧師に見守られるなか，帰らぬ人となった．

もっと学びたい人へ

- West, J.(2020). West's Respiratory Physiology: The Essentials. Philadelphia: Lippincott. Westが書いた，呼吸生理に関する必読の教科書であり，現在は第11版となっている．クリティカルケアにおける終末期管理についてのレビュー文献．
- Cook, D. and Rocker, G.(2014). Dying with dignity in the intensive care unit. N. Engl. J. Med. 370: 2506-2514. クリティカルケアにおける終末期管理についてのレビュー文献．
- Weinberger, S., Cockrill, B., and Mandel, J.(2018). Principles of Pulmonary Medicine. St Louis: Elsevier.
- Schwartzstein, R. and Parker, M.(2012). Respiratory Physiology: A Clinical Approach. Philadelphia: Lippincott, Williams and Wilkins. 呼吸器学の基礎に関する素晴らしい2つの教科書．

Part II　The Cases

3

呼吸困難の患者 II

The Patient with Respiratory Distress II

> 夜勤の開始時刻に，急性期病棟へ入院した患者について内科医から連絡が入った．患者は Jim という名前の 46 歳の労働者で，複視と下肢の筋力低下を訴えている．頭部 CT に特記所見はなく，炎症マーカーも上昇しておらず，その他に関しても比較的良好であった．内科医たちは，Guillain-Barré か重症筋無力症だろうと推測しているが，正式な診断はしておらず，治療もまだ開始していない．

Guillain-Barré 症候群とは？

　Guillain-Barré 症候群（GBS）は，急性上行性炎症性末梢神経障害を引き起こす自己免疫疾患であり，複数の四肢に腱反射低下と進行性筋力低下を伴う．10 万人に 1〜2 人の割合で発症し，白人に多く，2 峰性（10 代〜20 代半ばと 60〜80 歳）に発症する．GBS にはいくつかの病型があり，それぞれ症状が若干異なる．急性炎症性脱髄性多発ニューロパチー（AIDP）は，欧州と北米で最もよくみられる亜型である（症例の最大 95％）．

GBS は通常どのように発症する？

　約半数の症例が手袋／靴下型の分布による感覚異常を呈し，1/4 が筋力低下を呈する．残りは混合型の臨床像となる．症例の最大半数で，脳神経（特に VII，IX，X）が侵され，腱反射も失われる．

重症筋無力症（myasthenia gravis：MG）とは？

　重症筋無力症も元々は自己免疫性疾患である．骨格筋と眼筋の疲労性筋力低下を特徴とする．抗アセチルコリン抗体は，骨格神経筋接合部のシナプス後運動終板にあるニコチン受容体の α サブユニットに対して発現する．アセチルコリン結合部位が自己抗体によって占有されるため，神経伝導が障害される．利用可能なシナプス後受容体の数が 30％まで減少すると，患者は症状を呈するようになる．有病率は 10 万人に 10 人程度で，女性に多い．胸腺過形成や他の自己免疫疾患と関連することが多い．

同じような症状を引き起こす可能性のある疾患は？

- GBS の変異型はあまり一般的ではないが以下がある：
  - 急性運動軸索型ニューロパチー（AMAN：acute motor axonal neuropathy）
  - 急性運動感覚性軸索型ニューロパチー（AMSAN：acute motor sensory axonal neuropathy）—ミエリン鞘ではなく軸索が侵される．
  - Miller Fisher 症候群—古典的三徴は，眼球運動障害，運動失調，腱反射消失である．この疾患は純粋な眼球運動麻痺として現れることもある．この疾患は抗 GQ1b 抗体と関連しているが，10 例に

1例は血清抗体陰性である．
- Bickerstaff脳幹脳炎—これは眼球運動障害，運動失調，抗GQ1b抗体の存在において，Miller Fisherの変型型として類似している．しかし，意識レベルの低下や，索路徴候（痙縮や腱反射亢進など）を呈することがある．
- 咽頭頸部上腕（PCB：pharyngeal-cervical-brachial）型—口腔咽頭や上腕頸部の筋力低下と上肢の腱反射低下が生じ，症状は急速に進行する．軸索型ニューロパチーであり，症例の半数は抗GT1a抗体と関連している．
- 汎自律神経失調症—極めてまれな病型で，自律神経症状のみを呈する．運動障害はない．

■ Lambert-Eaton筋無力症候群（LEMS：Lambert-Eaton myasthenic syndrome）—シナプス前電圧ゲート型カルシウムチャネルに対する抗体が四肢近位筋の筋力低下を引き起こし，通常，上肢よりも下肢に影響を及ぼす．運動によって症状が悪化するMGとは対照的に，LEMSでは運動によって症状が一時的に軽減することがある．一般的にLEMSは悪性腫瘍（60％）と関連しており，肺小細胞癌の主訴となることもある．

■ 毒素（特に重金属中毒）—通常，腹部症状と錯乱を呈するが，筋力低下や感覚異常も特徴である．

■ ボツリヌス中毒—缶詰やホイル包み食品から感染することが多い．*Clostridium botulinum* はボツリヌス毒素を産生し，神経筋接合部のシナプス前神経末端からのアセチルコリンの放出を阻害する．顔面麻痺，霧視や複視，眼瞼下垂，口渇，体位性低血圧，吐き気や嘔吐を呈する．

■ ライム病—マダニが媒介するライムボレリア症で，一般的に *Borrelia burgdorferi* が原因となり，顔面麻痺を含む様々な症状を呈することがある．その他の症状としては，動悸，関節痛，発熱，頭痛，疲労感などがある．マダニに咬まれた部位に遊走性紅斑（環状紅斑）がみられることがある．

■ 脊髄病変—横断性脊髄炎や脊髄圧迫は下肢脱力を説明することはできるが，Jimの複視を説明することはできない．

■ 薬物—コカイン，ブメタニド，アミオダロン，フェニトイン，ビンクリスチンなどの特定の薬物は末梢神経障害を起こすことがある．

■ 頭蓋内病変—上行性筋力低下の原因とは考えにくいが，念のため列挙した．Jimの頭部CTは正常であったが，脳幹の病態はMRIのほうがよくわかる．脳のMRI撮影は，約45分間患者を横たわらせる必要があるので，気道保護せずに撮像しても安全かどうかを常に考えないといけない．

なぜ内科医はあなたを呼んだ？

この患者は急速に悪化する危険性があり，内科医らが認識を高めるのは妥当である．典型的には，GBSの症状は10〜12日かけて進行する．筋力低下のパターンは上行性で，場合によっては，横隔神経，肋間筋，呼吸補助筋まで進行することもある．急速に悪化し，侵襲的人工呼吸サポートが必要になる可能性もある．特に急速進行例では，呼吸不全の発症に気づかないことがあるため，注意深い観察が望ましい．

GBSは自律神経系に深く関与し，不整脈，血圧変動，尿閉，麻痺性イレウスのような重度の便秘を引き起こすことがある．

Jim を診察すると，意識はあり快適に過ごしているが，下肢の力が左右対称に低下しており，遠位ほど顕著である．また，側方注視により複視を訴えている．臥位で血圧 127/47 mmHg，座位で 93/33 mmHg，心拍 89/分，呼吸数 14 回/分，室内気で酸素飽和度 99％である．

Jim の呼吸機能をどのように評価する？

　病棟で Jim が呼吸停止に陥らないように，臨床所見と各種検査から，症状の悪化を見逃さないことが重要である．呼吸機能と効果的に分泌物を喀出できるかを評価する．体位性低血圧は自律神経障害の現れである可能性があり，約 30％は人工呼吸器サポートが必要である．
- 臨床所見─咳の強さを評価する．分泌物を喀出できるか？　枕から頭を 5 秒間離すことができるか？　肘を頭上に上げて 5 秒間維持できるか？
- 連続的な肺機能検査は必須─病状の進行を追い，悪化しているかを確認するために，ベッドサイドで 4 時間ごとのスパイロメトリーを行うべきである．以下のようなパラメータであれば病勢を懸念し，挿管を考慮したクリティカルケア部門への入室を前向きに検討すべきである：
  - 努力肺活量 < 15 mL/kg
  - 最大吸気圧 < 30 cmH$_2$O
  - 最大呼気圧 < 40 cmH$_2$O
  - 動脈血ガスで経時的に PaCO$_2$ 上昇

　　Jim の呼吸機能は良好であり，ICU 入室はしない方針としたが，定期的なモニタリングと診察に関して細かく指示を出した．5 時間後，病棟看護師から呼ばれ，呼吸が苦しそうなので心配だと連絡を受けた．再度診察すると，呼吸数 30〜35 回/分，心拍 125/分，咳は弱い．疲労が強くスパイロメトリーはできない．

どのように対処する？

- Jim をすぐにクリティカルケア部門に入室させる．急速に悪化しており，予後不良サインである．ICU への移動に際し，モニター，熟練したスタッフ，緊急挿管キット，酸素投与を準備する．
- 病棟に Jim の近親者へ連絡するよう依頼する．
- ICU 到着後，挿管を行う．
- 肺保護換気．
- 動脈カテーテルと中心静脈カテーテル，尿道カテーテル，経鼻胃管を挿入する．
- 臨床所見や心臓超音波検査／心拍出量モニタリングの情報から，輸液や昇圧薬を調整し血圧管理を行う．
- 血栓予防薬，緩下薬，潰瘍予防薬を処方する．

標準的な重症患者に対する血液検査に加えて，今後数日間どのような検査を行う？

- 胸部X線—中心静脈カテーテルの位置を確認し，誤嚥に続発するであろう下気道感染症を評価する．
- 腰椎穿刺—高蛋白はGBSを示唆する．白血球数の増加は，ライム病などの別疾患の可能性のほか，HIVや悪性腫瘍などの感染性疾患や炎症性疾患がGBSの発症に関与している可能性もある．
- 免疫活性化を起こす病原体を特定するための検査
  - *Campylobacter jejuni* の便培養．前駆症状の下痢，最近の旅行，ワクチン接種について聴取する．
  - 血液検査でHIV，CMV，EBV，肝炎ウイルス，ウイルスPCR（特にアルボウイルスとインフルエンザ），マイコプラズマ抗体を調べる．
- 免疫グロブリンと抗ガングリオシド抗体（抗GQ1b，GM1，GD3，GD1a）—抗GM1高値は，GBSの重症度と相関し，抗GD1aは急性運動軸索型ニューロパチーと関連している．
- 脳／脊髄MRI—感度は高いが，特異的ではない．脊髄根の増強と表面の肥厚を確認できる．
- 神経伝導検査—初期には正常であることがあり，14日前後に最も有用である．GBSでは，知覚神経活動電位の低振幅や消失，H反射の消失，F波の異常がみられる．F波の異常は予後不良と関連する．変化のパターンはサブタイプの同定に役立つ．

腰椎穿刺の適応，禁忌，合併症は？

適応
- 診断—髄液の採取と髄圧の測定．
- 治療—特発性頭蓋内圧亢進症や交通性水頭症などの頭蓋内圧（ICP）が上昇している特定の症例での髄液排出や，髄腔内への薬剤投与．

禁忌
これらは主に相対的禁忌である：
- 非交通性水頭症など，脳幹ヘルニアのリスクとなるICP上昇
- 穿刺部位の局所感染
- 敗血症
- （薬剤や疾患よる）凝固障害
- 解剖学的問題（二分脊椎，外傷など）
- 患者の拒否

合併症
- 頭痛
- 脳幹ヘルニア
- 出血／硬膜外血腫
- 感染症
- 神経学的損傷（脊髄や脊髄円錐）

> 翌日，Jimは脳神経内科コンサルタントの診察を受け，GBSの暫定診断となった．

GBSの病態生理学は？

　自己抗体の産生は，おそらく *C.jejuni* の感染などの誘因後に起こる．特定の人に発症し，他の人には発症しない理由はまだ完全には解明されていない．様々なパターンの神経障害が起こりうるが，脱髄が主な病理像である．末梢神経（脊髄や脳神経）や自律神経も侵されることがある．

治療オプションは？

免疫修飾療法
- 免疫グロブリン大量静注（IVIg）— 0.4 g/kg/日を3～5日間
- 血漿交換—通常5日間かけて5回行う

支持療法
- 挿管／人工呼吸管理
- 血行動態サポート—自律神経障害により循環が不安定になることがある．
- 疼痛コントロール—オピオイドが有用だが，鎮静の副作用が欠点である．神経障害性疼痛にはアミトリプチリンとガバペンチンを要することが多い．
- 栄養管理
- 排便／排尿ケア
- 理学療法
- 静脈血栓予防

IVIgと比較して，血漿交換のエビデンスは？

　1992年にNew England Journal of Medicine誌に掲載されたランダム化比較試験では，GBSに対して，IVIgは血漿交換と少なくとも同程度の効果があり，合併症が少ない可能性があると結論づけられている．1997年にLancet誌に掲載されたレビューでも，同様の有効性が示されている．また，Cochraneのシステマティックレビュー（Hughes, 2004）でも，IVIgと血漿交換は同程度の効果があると結論づけている．

重症筋無力症であった場合，治療方針は変わる？

　GBSの管理と同様に，きめ細かい支持療法とともにIVIgと血漿交換を考慮すべきである．具体的な疾患管理に関しては，いくつかの違いがある．
- ピリドスチグミン／リバスチグミン—アセチルコリンエステラーゼ阻害薬である．アセチルコリンの分解を遅らせ，減少した活性型受容体に作用するアセチルコリンを増やすことで治療効果を発揮する．ネオスチグミンとピリドスチグミンが末梢に作用するのに対し，リバスチグミンは中枢に作用する．
- ステロイドとアザチオプリン—ステロイドはGBSに有効ではないが，MGのT細胞を調節する重要な治療法である．プレドニゾロンの投与量を徐々に増やし，その後漸減させながらアザチオプリンに置換することで，細胞周期の阻害によって長期的なコントロールを達成することができる．
- メトトレキサート，ミコフェノール酸モフェチル，タクロリムス，シクロスポリン—治療に反応がない場合や，ステロイドやアザチオプリンに忍容性がない場合に考慮される．
- 胸腺摘出術—WolfeがNew England Journal of Medicine誌（2016年）に発表した無作為化比較試験

で，胸腺摘出術により重症筋無力症の臨床転帰が3年間にわたって改善することが明らかになった．

> 夜勤を終えてICUに戻ると，Jimは入室7日目になっても挿管されたままであり，5日間のIVIg投与も終えていた．自発呼吸はあるが，プレッシャーサポート18 cmH$_2$O，PEEP 5 cmH$_2$Oの人工呼吸器管理を要している．咳は乏しく，筋力低下が顕著である．担当看護師から，気管切開が必要かどうか尋ねられた．

本症例で早期の気管切開を支持する根拠は？

Walgaard（2017）がNeurocritical Care誌に発表した研究によると，1週間経過してベッドから腕を上げることができない患者や軸索変性がある患者は，人工呼吸器管理が長期化するリスクが高いことがわかった．

JAMA誌に発表されたTrachMan研究（Youngら，2013）は，ICU入室の初期（1～4日目）と後期（10日目以降）に気管切開を受けた患者の30日死亡率を比較した大規模多施設無作為化試験で，統計学的な群間差は認められなかったが，特に神経学的な筋力低下例には焦点が当てられていない．

Jimは急速に進行しているようにはみえないが非常に弱っている．多職種チームのミーティングで集められた情報は，意思決定プロセスにおいて特に有用である．

> 多職種チームとして，Jimは長期人工呼吸器管理を要する可能性が高いため，現時点では気管切開が有益であると考える．

気管切開の適応は？

気管切開の適応には可逆的なものと不可逆的なものがある．場合によっては，処置の時点で可逆性がはっきりしないこともある．可能であれば，気管切開を選択する前に，可逆性と全体的な予後について率直な議論が行われるべきである．

緊急時
- 上気道閉塞（アナフィラキシー，腫瘍，異物など）

選択的
- 長期間の人工呼吸器管理が必要な場合—死腔を減らすことで呼吸仕事量を減らすことができる．気管切開は経口気管チューブより忍容性が高いため，鎮静の必要性が減る．
- 気道保護—神経変性疾患の場合など．
- 吸痰経路—咳や嚥下反射が障害されている場合．
- 外科的適応—頭部や頸部の処置／手術に必要な場合．

気管切開のリスクは？

急性期や処置関連
- 出血
- 誤嚥
- 気道閉塞
- 空気塞栓
- 気胸
- 死亡

中期的
- 感染症
- 縦隔気腫
- 出血（特に局所血管への刺激／侵襲によるもの）
- 組織壊死
- 気管-動脈瘻
- 嚥下障害
- 気道閉塞（チューブの位置異常）

長期
- 気管軟化症
- 嚥下障害
- 狭窄
- 瘢痕化
- 瘻孔

気管切開はどのように行う？

　気管切開を行うには，外科的か経皮的かなど様々な方法がある．クリティカルケアで経皮的気管切開を行う場合，以下のような手順で行う．

適応と同意
　気管切開が適応であることを，クリティカルケアチームが理解する必要がある．可能であれば患者に直接同意を得るが，それができない場合は，関連する代理同意書（英国では同意書4）を記入し（例：経験豊富な医療従事者2名による署名），適切に処理されれば近親者に通知した上で，起こりうる合併症について話し合っておく．すべての決定と話し合った内容は明確に文書化されなければならない．

準備
- 凝固をチェックする．
- 血液型と保存検体の採血をする（英国では2検体必要）．
- NGチューブを吸引する．
- 頸部が伸展した体位をとる．
- 頸部超音波で気管切開部位に血管がないことを確認する．
- 終末呼気 CO_2 測定を含むフルモニタリング．
- 100％酸素．

薬剤
- 鎮静薬
- 筋弛緩薬
- 緊急時の蘇生薬剤
- 局所麻酔用アドレナリン 1/200,000 含有リドカイン 1%

器材
- ドレープ
- 気管支鏡
- 適切なサイズの気管切開チューブと手術セット
- 必要に応じて再挿管するための緊急気道セット
- (直接やビデオ) 喉頭鏡と, 視認下で気管チューブを引き抜くには気管支鏡が必要である.

人員
- 気管切開の手技者が 1 名
- 気管支鏡操作を行う気道管理者が 1 名
- 鎮静や器材の介助を行う慣れたアシスタントが 1 名
- 手術用スクラブと個人防護具による無菌手技

手順
手技の詳細はさまざまである. 以下は Seldinger 法の説明である.
- 気道管理者は ETT カフの空気を抜き, 喉頭鏡を使用して声門でカフが見えるまで引き抜く. その後, カフを再び膨らませる.
- その後, 術者は 14G カニューレを気管に挿入する (通常, 第 2・第 3 気管輪か第 3・第 4 気管輪の間).
- 気管支鏡で位置を確認する.
- カニューレからガイドワイヤーを気管内に挿入する.
- その後, 気管切開チューブ本体を挿入できるようになるまで, ガイドワイヤーを介して順次ダイレーターを挿入する.
- 気管支鏡で位置を確認する.
- 気管切開チューブを所定の位置に挿入し, カフを膨らませたら, 施設ごとの取り決めに従ってチューブを固定する.

処置後管理
- 気胸を除外するために胸部 X 線を撮像する.
- 筋弛緩薬の効果が切れたら, 鎮静薬を減量／中止する.
- カルテにすべてを記録する.
- 再利用可能な器具は破棄せず, 洗浄のために返却する.
- 人工呼吸器の設定を見直し, フルモニタリングを継続する.

コンサルタントの脳神経内科医も, Jim の病勢がゆっくりと進行しているということ, おそらく現段階での気管切開は有益だろうということに異論はなかった. 気管切開は成功し, 筋弛緩薬の効果が切れたら鎮静を中止する.

呼吸器離脱プランの原則は？

　挿管が長引くと入院期間延長，人工呼吸器関連肺炎の発症率上昇，死亡率上昇の可能性があるため，できるだけ早く患者を人工呼吸器から離脱させることが望まれる．通常，離脱プランを立てる前に，自発呼吸トライアル（SBT）に失敗しているだろう．

　離脱に向けた方法は数多くあるが，ICU によってはプロトコルを使用しているところもある．プロトコルによって人工呼吸器期間を短縮できることを示した研究もある．
- 離脱プロトコルは通常，呼吸／循環の安定化が必要である．
- PEEP ≦ 10cmH$_2$O が望ましい．
- NAVA（neurally adjusted ventilatory assist）は神経筋障害のある患者に使用され，大きな効果をあげている．
- プロトコルには，目標とする 1 回換気量，酸素飽和度，呼気終末 CO$_2$ を達成するために，プレッシャーサポート（PS）と PEEP をいつ・どのように減らすかが示されている．
- カフの脱気と一方弁の使用を考慮する必要がある．
- 呼吸器離脱は，呼吸／循環の安定性を確保しながら施行しなければならない．
- 呼吸器離脱の目的は，気管チューブ抜去を進めるために，患者の耐えられる範囲で速やかに呼吸サポートを減らすことである．
- 理学療法，心理学，看護学を含む集学的アプローチが不可欠である．

Jim の継続的ケアに誰がかかわるべき？

- クリティカルケアの医師と看護師
- 脳神経内科医
- 理学療法士
- 栄養士
- 作業療法士
- 薬剤師
- 心理士
- 必要に応じて痛みの専門家
- そしてもちろん，Jim と家族！

> 3 週間後，Jim の気管チューブ抜去に成功し，その 2 日後に内科病棟へ転棟となった．

Jim の転帰は？

　約 85％の患者が GBS から完全回復すると予想されており，一般的な回復までの期間は 6〜18 か月とされる．残りの 15％は，軽度の感覚異常や腱反射障害から，運動失調・筋萎縮・下垂足などの重度の永続的な神経損傷に至るまで，様々な障害を継続して抱えている．先進国における死亡率は 5％未満だが，生存者のなかには，継続的な痛みに悩まされている者もいる．再発率は 7％とされる．

転帰不良の患者を予測するために，スコアリングシステムが考案されている．
- mEGOS（modified Erasmus Guillain-Barré Outcome Score）―入院時か 7 日目にスコアをつけ，6 か月時に自立歩行できない可能性を予測する．年齢，前駆症状の下痢の有無，MRC 筋力低下スコアに基づいた複合スコアである．
- EGRIS（Erasmus Guillain-Barré Respiratory Insufficiency Score）―入院後最初の 1 週間以内に呼吸不全になる可能性を予測する．発症から入院までの日数，顔面や眼球筋力低下の有無，MRC 筋力低下スコアに基づいて計算される．

> Jim は 6 か月後，ICU フォローアップ外来を受診予定である．

クリティカルケア後の患者にはどのような問題がある？

GBS 関連の具体的な問題としては，筋力低下や痛みがある．

さらに，集中治療後症候群（PICS）はよく知られており，ICU 生存者の 25〜75％に発症する．PICS を発症するリスクは，せん妄，多臓器不全，低酸素血症，重症敗血症，血糖異常，腎代替療法を要する場合に最も高くなる．

PICS には精神症状と身体症状が含まれる．心的外傷後ストレス障害，うつ病，不安症が多く報告されている．神経／筋力低下が残ると，可動性が低下し，転倒を繰り返す可能性がある．認知障害は，多くの PICS 患者にとって重大な問題となりうる．

PICS によって，以下のような多くの心理社会的問題が生じる可能性がある．
- 人間関係―睡眠障害，性機能障害，疲労，不動状態は，患者と近親者との関係に影響を与える．
- 社会的孤立―不動やうつ病により，一般的な社会的交流の障壁となる場合もある．
- 雇用―能力の低下から，以前と同じような仕事に戻れないかもしれない．

ICU バンドル（A〜F）が，PICS 発生率減少を目的とした ICU 管理アプローチとして提案されており，Case 11 を参照されたい．

もっと学びたい人へ

- Leonhard, S., Mandarakas, M., Gondim, F. et al.(2019). Diagnosis and management of Guillain-Barré syndrome in ten steps. Nat. Rev. Neurol. 15: 671-683. GBS に関するエビデンスに基づいたガイドライン
- Farrugia, M. and Goodfellow, J.(2020). A practical approach to managing patients with myasthenia gravis - opinions and review of the literature. Front. Neurol. 11: 604. 重症筋無力症の内科管理の概説．
- Lee, M., Kang, J., and Jeong, Y.(2020). Risk factors for post-intensive care syndrome: a systematic review and meta analysis. Aus. Crit. Care 33: 287-294. PICS のリスク因子に関するシステマティックレビュー．

Part II　The Cases

腹痛と嘔吐を伴う患者

The Patient with Abdominal Pain and Vomiting

46歳のBrianという名の患者が救急部門の蘇生エリアに搬送され，急ぎ診察するよう連絡を受けた．Brianは1型糖尿病患者で，激しい腹痛を訴えているが，腹膜炎の徴候はない．既往歴に胆石疝痛発作がある．収縮期血圧85〜95 mmHg，130/分の洞性頻脈，酸素10 L/minでSpO$_2$ 94％．搬送までの72時間にわたって大量嘔吐しており，この間インスリンを使用していない．ベッドサイドでの血清血糖値は23 mmol/L（414 mg/dL）まで上昇しており，スポットの尿検査ではケトン体が検出されている．

この内分泌障害の原因は？

Brianは糖尿病性ケトアシドーシス（DKA）である可能性が最も高い．

なぜDKAを疑う？

- 絶対的なインスリン欠乏—Brianはインスリン治療を行えていない．1型糖尿病（DM）では，循環する内因性インスリンが不足しているため，効果的に管理するには外因性インスリンが必要となる．
- 相対的なインスリン欠乏—感染，外傷，大手術などの生理学的ストレスにより，組織のインスリン必要量が増加する．1型DM患者は，定期的にインスリンを服用している場合でも，DKAを発症する可能性がある．Brianは重篤な様子であり，おそらく絶対的／相対的なインスリン欠乏の両方を生じていると考える．
- ケトン尿—尿中のケトン体の存在はDKAと関連している．

DKAの病態生理学

- インスリン効果の絶対的／相対的な減少—これは炭水化物代謝の変化につながる．1型DM患者には機能的な膵臓β細胞（インスリンが合成される場所）が事実上存在せず，血糖値の変化に反応することも，インスリンの基礎分泌を維持することもできない．この絶対的な欠乏は，肝臓，筋肉，脂肪組織の代謝に影響を与える．
- 肝臓での産生の増加と，筋肉と脂肪組織に存在するインスリン依存性グルコーストランスポーター4型（GLUT4）受容体によるグルコース取り込みの減少により，高血糖が生じる．
- ケトーシス—インスリン拮抗ホルモンであるグルカゴンや，コルチゾール，成長ホルモン，カテコラミンなどの他のホルモンの増加によって生じる．これにより，脂肪組織からの脂肪酸の動員が起こり，肝臓のβ酸化と3-ヒドロキシ酪酸とアセト酢酸の合成が増加する．また，DKAでは，これらのケトン体のクリアランスが低下し，ケトン値のさらなる上昇に寄与する．
- ブドウ糖を処理する腎臓の閾値を大幅に超える—その後の高血糖により浸透圧利尿が起こり，電解質と水分が失われる．これにより脱水症状が起こり，カテコラミンの放出が促進され，病態はさらに悪

化する．
■過剰なケトン体―大量の水素イオンを緩衝する必要があるが，これにより，血漿の緩衝能力が急速に枯渇し，ケトンの陰イオンが蓄積し，アニオンギャップの上昇につながり，アシデミアの一因となる．

DKA の診断は？

■アニオンギャップ開大性代謝性アシドーシス（重炭酸塩＜15 mmol/L や静脈 pH＜7.3）．
■高血糖〔一般的には 19.4～27.8 mmol/L（約 350～500 mg/dL）〕や既知の糖尿病．
■ケトン血症（＞3 mmol/L）や重度のケトン尿症（標準的な尿試験紙検査で 2＋以上）．

血糖値は一般的に 44 mmol/L（792 mg/dL）を超えないが，昏睡状態にある DKA 患者ではさらに高くなることもある．

DKA の重症度分類は？

以下のような様々なパラメータから，軽症，中等症，重症に分類できる．
■軽症― pH7.25～7.30，血清 β-ヒドロキシ酪酸 3～4 mmol/L
■中等症― pH7.00～7.24，血清 β-ヒドロキシ酪酸 4～8 mmol/L
■重症― pH＜7.00，血清 β-ヒドロキシ酪酸＞8 mmol/L

血漿血糖値正常でも DKA を発症するか？

発症する．グリフロジン〔やナトリウム-グルコース共輸送体-2 阻害薬（SGLT-2）〕として知られる薬剤は，2 型 DM の治療に使用される新しい経口薬である．尿細管内の SGLT-2 受容体を阻害することにより，ほとんどのブドウ糖が糸球体濾液から血漿に再吸収されるのを防ぐ．これにより，尿からのブドウ糖の排泄が増加し，血糖値が改善され，多くの場合，ナトリウムと水分の喪失により体重減少が促され，血圧も低下する．

これらの薬剤に関連する DKA は，アニオンギャップ開大性代謝性アシドーシス，ケトン血症，血漿重炭酸濃度低下など，通常の DKA と同様の代謝異常を特徴とするが，高血糖は伴わない．これは，減量を促進するために 1 型 DM 患者に投与を開始した場合などに発生する可能性がある．それゆえ，高血糖がなくとも，このような患者が体調不良の際には，尿中や血清ケトン体を検査することが重要になる．

高浸透圧性高血糖状態（hyperosmolar hyperglycaemic state：HHS）ではなく，DKA と考える理由は？

本質的に，HHS（高浸透圧性高血糖性非ケトン性状態としても知られる）は，高齢者や既知の 2 型 DM 患者に最も多く発生し，ケトアシドーシスを伴わない高血糖状態である．一般的には，感染症，急性腹症，心臓疾患や脳神経疾患などの急性の生理学的ストレスによって生じる．高用量のサイアザイド系利尿薬，コルチコステロイド，ベータ遮断薬などの特定の薬剤も関係している．血糖値はかなり高く〔通例では 33.3 mmol/L（600 mg/dL）以上〕，血清浸透圧は 320 mOsm/kg 以上と著しく上昇するのが一般的である．死亡率は HHS のほうが DKA よりも高い．

これら 2 つの状態の主な違いは，HHS 患者は通常，ケトアシドーシスを防ぐ（遊離脂肪酸の増加を防

ぎ，肝臓でのケトン生成をブロックする）のに十分なインスリンを有しているが，肝臓でのグルコース生成や末梢組織でのグルコース利用低下を防ぐには十分ではない，という点である．尿中ケトン体はまだいくらか存在し，アニオンギャップは緩やかに増加するが，DKA でみられるような重度のアシデミアはみられない．したがって，重度のアシデミアによる DKA で通常みられるような吐き気や嘔吐はみられないことが多い．そのため，HHS が発症しても，浸透圧利尿と高血糖の存在に気付かれなければ，潜伏性となり，診断に至るにはかなり時間が経過している可能性がある（数日～数週間）．特に高齢者や虚弱な患者において，重度の電解質異常や脱水症状を呈するかもしれない．

以上から，Brian は 1 型 DM の若い患者であり，ケトン尿を伴う 72 時間の吐き気と嘔吐の病歴を考慮すると，HHS よりも DKA である可能性が高い．

> 血液検査結果：Na^+ 130 mmol/L（mEq/L），K^+ 4.5 mmol/L（mEq/L），尿素 8 mmol/L（22.4 mg/dL），クレアチニン 121 μmol/L（1.37 mg/dL），動脈血ガス分析（酸素 10 L/分）— pH 7.21，PaO_2 44.1 kPa（330 mmHg），$PaCO_2$ 2.1 kPa（15.75 mmHg），塩基余剰 −9 mmol/L，重炭酸塩 11 mmol/L，乳酸 2.1 mmol/L，Cl^- 101 mmol/L（mEq/L）．

Brian のアニオンギャップをどのように計算し，解釈する？

アニオンギャップ（AG）は，未測定のカチオン（陽イオン）と未測定のアニオン（陰イオン）の差を定量化する．

$$AG = [Na^+] + [K^+] - ([Cl^-] + [HCO_3^-])$$

通常，カリウム濃度は省略され，次のようになる．

$$AG = [Na^+] - ([Cl^-] + [HCO_3^-])$$

正常なアルブミン濃度下での正常範囲は 4～12 mmol/L である（施設の検査室の基準範囲を参照のこと）．

健康な人では，アニオンギャップは主にアルブミンとリン酸の陰性電荷を測定するが，感度も特異度も低く，低アルブミン血症がある場合には実際には役に立たない．

この症例の AG とは？

アニオンギャップは 130 − (101 + 11) = 18 mmol/L と上昇しており，Brian は重症 DKA による高アニオンギャップ性代謝性アシドーシスを呈している．

AG が上昇する原因は？

高アニオンギャップの原因は，"GOLDMARK" という語呂で概説できる．
- **G** グリコール—エチレンやプロピレンなど．プロピレングリコールはロラゼパムなどの静脈内投与薬に使用される一般的な希釈薬であり，L-乳酸と D-乳酸に代謝される．

- **O** オキシプロリン（ピログルタミン酸とも呼ばれる）—特に栄養失調の女性におけるパラセタモール（訳者注：本邦におけるアセトアミノフェンと同義）の慢性摂取によるもの．
- **L** L-乳酸．
- D-乳酸（一般的に短腸症候群の患者にみられる）．
- **M** メタノール．
- **A** アスピリン．
- **R** 腎不全．
- **K** ケトアシドーシス（糖尿病性，飢餓性など）．

DKAを管理する際の主な治療目標は？

- インスリン療法を開始し，ケトン体産生が減少していることを確認する（ベッドサイドで毛細血管のβヒドロキシ酪酸を測定するなど）（訳者注：ベッドサイドで指先の微量な血液で血糖測定できるように，昨今本邦でも同様の手技でβヒドロキシ酪酸を簡便に測定できる）．
- アシデミアが改善し，pHが生理学的な正常範囲に戻っていることを確認する．
- 輸液療法を行い，血管内ボリュームを適正化する（典型例での水分不足は100 mL/kg）．本症例のような患者は，溶質／水分シフトを起こしやすく，重篤な合併症を引き起こす可能性があるため，輸液蘇生の速さについては施設のガイドラインを参照されたい．推奨される蘇生液は0.9％生理食塩液である．
- 重篤な電解質異常を呈する可能性がある（Na^+，K^+など）．
- 根本的な原疾患を治療する．
- DKA管理の合併症をモニタリングする．

DKAを治療するためにインスリンをどのように投与すべきか？

現在の推奨事項では，体重と血清血糖値≧14 mmol/L（252 mg/dL）をもとに，0.1単位/kg/時の速度で持続静脈内インスリン注入（FR III）を開始することとなっている．血清血糖値＜14 mmol/L（252 mg/dL）に減少したら，すぐに10％ブドウ糖点滴を追加する必要がある．さらに，FR IIIを0.05単位/kg/時に減らすことを検討する．これにより，低血糖症と低カリウム血症の発症リスクが軽減される（施設のガイドラインを参照のこと）．

DKAにおける代謝治療のターゲットは?

推奨されるターゲットは以下のとおりである：
- 静脈重炭酸塩の3.0 mmol/L/時の増加
- 血中ケトン濃度の0.5 mmol/L/時の減少
- 毛細血管血糖値の3.0 mmol/L（54mg/dL）/時の減少
- 血清カリウム濃度を4.0〜5.5 mmol/L（mEq/L）に維持する

これらの目標が達成されない場合は，FR IIIの投与量を増やす必要がある（施設のDKAプロトコルやDKA管理の専門家にも相談のこと）．

DKA の主な合併症として懸念されるものは？

- 高カリウム血症と低カリウム血症—これらは潜在的に生命を脅かす合併症である．重度の脱水により腎前性急性腎障害が発生している可能性があるため，初期輸液蘇生中や血清カリウム濃度が 5.5 mmol/L（mEq/L）以上の場合，カリウム補充は推奨されない．インスリン療法中は，カリウム濃度はほぼ常に低下するため，カリウム濃度が 5.5 mmol/L（mEq/L）未満で尿量が得られている場合には，0.9％生理食塩液に 40 mmol/L（mEq/L）のカリウムを混注した点滴を処方することが推奨される．より高濃度のカリウム溶液を投与する必要がある場合，理想的には，HCU や ICU などで継続的なモニタリングを行いながら，中心静脈を介して高濃度のカリウム溶液を投与する．
- 低血糖—インスリン療法を開始すると血糖値が急激に低下する可能性があるため，血糖値が正常範囲未満に低下しないように注意する必要がある．低血糖により，不整脈や急性脳損傷が生じる可能性があるほか，最悪の場合は死亡することもありうる．さらに，リバウンドケトーシスを避けることが不可欠で，リバウンドしてしまうと治療期間の延長を要する．リバウンドケトーシスは，インスリンが相対的な欠乏を引き起こすレベルまで低下することで，インスリン拮抗ホルモンが代謝に対して再びケトン体産生効果を発揮する際に起こる．
- 脳浮腫—成人の DKA 患者において症候性脳浮腫は比較的まれである．脳浮腫は治療開始から最初の数時間以内に起こることが知られており，医原性であることが示唆される．小児の DKA ではよくみられる．
- その他—肺水腫は非常にまれな合併症で，通常は治療開始から最初の数時間以内に発生するが，これもまた短期間での急速な晶質液投与による医原性が示唆される．最もリスクが高いのは，高齢者や心機能障害がある患者である．静脈血栓塞栓症の発症も，特に中心静脈カテーテル留置下では潜在的な合併症となる．

今回の DKA が改善したと考えられるタイミングは？

- pH＞7.3
- 重炭酸塩＞15.0 mmol/L
- 血中ケトン体濃度＜0.6 mmol/L

Brian の DKA が改善するまでにどのくらい時間がかかるか？

　一般的に，適切に治療されれば，24 時間程度でほとんど患者のケトン血症とアシドーシスは改善する．一方で治療に反応しない場合は，上級者や専門医に相談すべきである．さらに，初期蘇生中には特定困難だった他の病態が存在している可能性もある．大量の 0.9％生理食塩液の投与により，潜在的な高 Cl 性代謝性アシドーシスの可能性があるため，血清重炭酸塩濃度のみを頼りにしてはいけない．

　Brian はモニタリングと継続的な管理のために ICU に搬送された．24 時間経過しても，依然として重度のアシドーシスである．Brian の不穏は悪化し，心窩部の腹痛は激しく，背中まで広がっている．10 L/分の酸素投与下の最新の動脈血ガス分析では，pH 7.01，塩基余剰 − 17 mmol/L，重炭酸塩 5 mmol/L，乳酸 8 mmol/L である．

胆石疝痛発作の既往歴があるが，激しい腹痛の原因は？

胆石症は，急性膵炎の原因として世界中で最も一般的である．既往からは，胆石の関与が疑われるため，超音波検査や CT で確認する必要がある．

急性膵炎以外に，激しい腹痛を引き起こす可能性のある疾患は？

DKA に腹痛を伴うことはよくあるが，治療に反応している場合に腹痛が継続することはない．その他の原因としては次のようなものが考えられる：
- 消化管穿孔
- 腸閉塞
- 腸管虚血
- 心筋梗塞
- 腹部大動脈瘤破裂
- 胆石穿通発作，急性胆嚢炎／胆管炎
- ウイルス性の肝炎や胃腸炎
- 鎌状赤血球クリーゼ

急性膵炎の原因は？

先進国における症例の 80％は，胆石症とアルコールが原因となる．50 g/日を超えるアルコール摂取が少なくとも 5 年間以上あれば，アルコール誘発性膵炎を考慮すべきである．しかし，常にそのような明らかな病歴を得られるとは限らない．これら 2 つ以外の原因はまれであり，胆石疾患とアルコールが関連していない場合にのみ他の原因を考える必要がある．膵炎の原因として，"I GET SMASHED" という語呂を覚えておくとよい：
- I 特発性
- G 胆石
- E エタノール
- T 外傷
- S ステロイド
- M ムンプス／悪性腫瘍
- A 自己免疫性
- S サソリ毒
- H 高脂血症，低体温，高カルシウム血症
- E ERCP（endoscopic retrograde cholangiopancreatography：内視鏡的逆行性胆管膵管造影）
- D 薬剤（アザチオプリン，サルファ薬，リン酸オクタカルシウムなど）

急性膵炎を疑う場合，オーダーすべき生化学検査は？

- 血清アミラーゼ—どの施設でも可能で感度も高いため，一般的に必要である．症例の 10～20％では正常である可能性があり（特に経過の後半で発症した場合），特異度は低い．
- 血清リパーゼ—4～8 時間以内に増加し，8～14 日間上昇したままなので，後期発症の診断に役立つ．

急性アルコール性膵炎に対して非常に高い感度を示す．血清アミラーゼとリパーゼの両方を組み合わせると，急性膵炎の検出に対し 90〜95％の感度と特異度が得られる．
- 血清中性脂肪―脂質異常症が疑われる場合〔中性脂肪値が 11.3 mmol/L（1,000 mg/dL）以上など〕や，膵炎の原因が不明な場合にオーダーすべきである．
- 尿中トリプシノーゲン-2―新しい検査であり，感度 80％・特異度 92％と報告されている．一般的に施行できる検査ではない．

急性膵炎の診断に使用できる画像検査は？

- 超音波検査（US）―急性膵炎が疑われるすべての患者に行うのが理想的な初期検査である．胆石や胆道疾患が疑われる不安定な患者にも使える．造影超音波検査は感度 82％，特異度 89％と報告されている．
- 超音波内視鏡検査（EUS）―内視鏡検査と超音波検査を組み合わせたもので，ERCP よりも侵襲が少なく，急性膵炎や胆管結石症の診断に有用である．CT や US で総胆管結石が確認できない場合，EUS が有用である．さらに，電離放射線を使用しないため，妊娠中の患者や不安定で ICU から移動できない患者にも実施できる．
- CT―急性膵炎の重症度分類や膵壊死，膵周囲液体貯留の診断のゴールドスタンダードであり，精度は高い．診断が疑わしいか，臨床的に改善しない場合を除いて，通常 72 時間以内に実施する必要はない．
- ERCP（内視鏡的逆行性胆管膵管造影）―総胆管結石の治療に有効な手段であるが，軽症膵炎や胆道疾患に起因しない膵炎の治療には適応されない．
- MRCP（磁気共鳴胆管膵管造影）―非侵襲的で電離放射線を使用しないという利点があり，膵管と膵実質の異常を描出することができる．欠点としては，画像アーチファクト（消化管内の空気や金属クリップなど）や，CT に比べて撮影時間が長いことが挙げられる（重篤患者から離れる時間が長くなる）．

Brian の腹部骨盤超音波検査を依頼したところ，総胆管の拡張が確認された．身体所見と症状，血清アミラーゼの著明な上昇から，胆石関連疾患による急性膵炎と診断した．

急性膵炎の重症度分類は？

- Ranson's criteria―感度 74％，特異度 77％と報告されている．このスコアリングシステムは，来院時と 48 時間後での計 11 の予後評価項目を用いる．もともとはアルコール性膵炎に使用されていた．
- Glasgow-Imrie score―Ranson's criteria を再評価したもので，11 の変数のうち死亡率を予測できるのは 8 つだけであることがわかった．このスコアは，胆道性急性膵炎と非胆道性急性膵炎の両方に使用できる．入院後 48 時間で，3 つ以上の変数が陽性であれば重症膵炎を示唆し，クリティカルケアへの転送を検討すべきである（**表 4-1**）．
- APACHE II（Acute Physiology and Chronic Health Evaluation II）―世界中で一般的に使用されているスコアリングシステムだが，ICU 入室後 24 時間以内の一番悪い値が組み込まれているため，病勢

表 4-1　急性膵炎の Glasgow-Imrie score
変数は PANCREAS という語呂で記憶する．

PaO₂	<8 kPa（60 mmHg）
Age（年齢）	>55 歳
Neutrophils（好中球）	WBC>15×10⁹/L（15,000/μL）
Calcium（カルシウム）	<2 mmol/L（8 mg/dL）
Renal function（腎機能）	尿素>16 mmol/L（44.8 mg/dL）
Enzymes（酵素）	LDH>600 IU/L, AST>200 IU/L
Albumin（アルブミン）	<32 g/L（3.2 g/dL）（血清）
Sugar（糖）	血糖>10 mmol/L（180 mg/dL）

AST アスパラギン酸アミノトランスフェラーゼ，LDH 乳酸脱水素酵素．

進行のモニタリングにおいて完全に適しているわけではない．しかし，重症度や院内生存率の予測においては，Ranson や Glasgow-Imrie score と比較しても，同等の結果が得られるようである．
■アトランタ分類—2012 年に改訂されたこのシステムでは，臨床経過から以下のカテゴリーに分類する：
● 軽症—臓器不全がなく，局所や全身性の合併症がない．
● 中等症—48 時間以内に改善した臓器不全，持続的な臓器不全を伴わない局所や全身性の合併症がある．
● 重症—持続的な臓器不全がある．
■Balthazar 指数— CT 所見に基づいて疾患の重症度を評価する．急性膵炎の画像所見は，臨床状態に遅れる傾向があることに注意すべきである．
■BISAP score（bedside index of severity in acute pancreatitis）—ベッドサイドで比較的迅速に計算でき，死亡率を予測するために年齢，尿素値，精神状態，胸水の有無とともに全身性炎症反応症候群（SIRS）基準を使用する．

急性膵炎の重症度分類はなぜ有用か？

　急性膵炎のより重篤な病態を認識できないと，初期の積極的な管理とサポートが不十分となり，病勢が悪化して，適切なリソースが割り当てられなくなる可能性がある．
　さらに，重症急性膵炎患者は ICU で管理することが重要である．

急性膵炎患者の管理戦略は？

■輸液蘇生—膵炎の重症度にかかわらず（特に重症急性膵炎の場合は），初期管理には適切な輸液蘇生（禁忌でない限り，通常 5〜10mL/kg/時の速度で）を行うべきであることはよく知られている．血管内ボリュームの迅速な回復と補充は，重症急性膵炎における急性腎不全（訳者注：急性腎障害と同義と考える）の発症率を低下させる可能性がある．さらに，適切な輸液補充は膵微小循環の回復に役立ち，さらなる細胞死を防ぐことができる．膵壊死の発症率の上昇は，血管内ボリュームの補充が不十分で

あることと関連している．しかし，過剰輸液を行うと，人工呼吸の必要性が増し，腹部コンパートメント症候群，敗血症，死亡のリスクが高くなるため，注意が必要である．
■呼吸不全の管理─呼吸不全は急性膵炎でよくみられる症状であり，物理的要因と生化学的要因の両方による可能性がある．重症急性膵炎の多くは，著明な腹部膨満をきたし，機能的残気量（FRC）を減少させ，自発呼吸と人工呼吸の換気の両方に影響を及ぼす．また，膵ホスホリパーゼ A2 の循環中への放出が，肺サーファクタントを分解し，肺コンプライアンスに影響を与えると考えられている．これらは他の要因とともに急性呼吸窮迫症候群（ARDS）を引き起こし，人工呼吸管理を必要とすることがある．
■鎮痛─急性膵炎に伴う痛みは激しいことがあり，オピオイドが必要となることも多い．また，適切な鎮痛により呼吸機能障害が改善することもある．
■栄養補助─軽症膵炎患者は，吐き気や嘔吐，イレウスがない限り，通常，来院から数日以内に経口補助食品を開始できる．重症急性膵炎では，静脈栄養と比較し，経腸栄養による死亡，多臓器不全，感染，手術，平均入院期間のリスクの低減が示されている．さらに，急性膵炎患者では，感染症やカテーテル関連の合併症の発生率が高いため，完全静脈栄養（TPN）は避けるべきである．

> Brian は ICU でその後 10 日間改善傾向であったが，11 日目に発熱，腹痛，血行動態の悪化がみられ，昇圧薬のサポートが必要になった．

これは急性膵炎のどの合併症か？

急性膵炎のエピソードがあり，全身感染症の根拠があれば，腹腔内敗血症，仮性膵囊胞，壊死性膵炎を発症している可能性がある．

壊死性膵炎とは？

壊死性膵炎は，無菌性か感染性の重篤な局所合併症である．膵実質の局所性／びまん性の壊死領域の存在によって定義される．

壊死性膵炎の診断は？

急性膵炎患者では，全身性炎症と院内感染の臨床症状がよくみられるため，壊死性膵炎を診断するのは難しい．CT での壊死組織内ガスやプロカルシトニン値の上昇は，感染を示唆するかもしれない．ゴールドスタンダードは CT ガイド下での穿刺吸引だが，臨床的根拠から感染が疑われる場合にのみ行われるべきである．

膵壊死への手術の目的は？

現在では，膵臓や膵周囲感染が疑われる患者の管理には，保存的アプローチが取られることが一般的に受け入れられており，期待されている．CT ガイド下穿刺吸引で感染を証明しても，それだけでは手

術の確実な適応とはならない．実際，培養感受性結果に基づく抗菌薬の投与と経皮的ドレナージだけで治癒することもある．

外科的デブリドマンや壊死切除を伴う内視鏡的ドレナージは，一般的に抗菌薬が効かない悪化した患者にのみ行われる．

このような患者の長期的転帰は？

重症急性膵炎と壊死性膵炎の管理は困難で難しい．48 時間以上の臓器不全や感染性膵壊死を有する患者の死亡率は 15〜20％とされる．

生存者でも ICU や入院期間が長引く可能性があり，膵炎が治まった後も他の介入（胆嚢摘出術や仮性膵囊胞のドレナージなど）が必要になることがある．さらに，重症壊死性膵炎の生存者の最大 1/3 が糖尿病を発症する可能性がある．その他の長期にわたる後遺症としては膵瘻や慢性腹痛を伴う慢性膵炎があり，それにより衰弱をきたしたり，管理も難しい．ただそれにもかかわらず，ほとんどの生存者は，同年齢の人と同等の生活の質に戻ることができる．

> Brian は，抗菌薬治療の効果があり，外科と内科の共同ケアのもと，無事に一般病棟へ転棟することができた．

もっと学びたい人へ

- Mehta, A., Emmett, J., and Emmett, M.(2008). GOLD MARK: an anion gap mnemonic for the 21st century. Lancet 372: 892. GOLDMARK という語呂の使用とその根拠を詳述した原著文献．
- Dutta, A., Goel, A., Kirubakaran, R. et al.(2020). Nasogastric versus nasojejunal tube feeding for severe acute pancreatitis. Cochrane Database of Systematic Reviews 3: CD010582. 非常に参考になる Cochrane のシステマティックレビュー．
- Joint British Diabetes Societies Inpatient Care Group(2021) The Management of Diabetic Ketoacidosis in Adults. London: Diabetes UK. DKA 管理に関する素晴らしい臨床戦略を提供している権威あるガイドライン．

Part II The Cases

5 交通事故に巻き込まれた患者

The Patient Involved in a Road Traffic Collision

> Danielleという25歳の女性患者が，約50マイル/時（約80km/時）で道路を走行中に正面衝突の交通事故に巻き込まれた．Danielleは運転手で，シートベルトを着用していて，GCSはずっと15点だった．救出時間は30分以内で，外傷センター（TC）の蘇生エリアに搬送された．あなたはチームリーダーとなり，頭から足の先まで隅々まで評価し，仕事を振り分ける．

Primary surveyの目的は？

Primary surveyは，生命に直結する異常をすべてひろい上げ，安定化させることが目的である．周囲の環境や状況（石油化学製品の流出や感電の危険など）による危険がないことを確認した後，Advanced Trauma and Life Support® (ATLS®) のガイダンスに従って頸椎固定したうえで，ABCDE評価（気道，呼吸，循環，意識／機能障害，脱衣／環境）を行う．救急部門では，（有機リン酸中毒などまれなケース含め）状況によってはスタッフに危険が及ぶ可能性がある．チームで診療を行う際には，患者到着前に役割と責任を決めておくのが理想的である．そうすることで，全体を通して効果的なコミュニケーションが可能になり，酸素投与や静脈カニュレーションなどの同時介入が可能になる．

> Primary survey中，Danielleが「息ができない」「胸が痛い」と言い始めた．診察担当の医師は，左胸の挙上が十分でないこと，15 L/分の酸素投与にもかかわらずパルスオキシメトリーは92%であることを報告した．呼吸数は30回/分以上である．GCS 15点，血圧90/60 mmHg，130 /分の頻脈である．

この臨床所見に関連した生命を脅かす可能性のある病態は？　それぞれの管理は？

■緊張性気胸─胸腔に空気が徐々に貯留すると，肺と心臓を圧迫し始め，呼吸や血行動態の悪化を招く．胸部外傷症例で血行動態が不安定な原因が判然としない場合，緊張性気胸を疑うべきである．古典的な臨床所見（共鳴増強，気管変位，呼吸音消失など）は遅れて現れることがあり，診断が難しい場合もある．成人の場合，適切なサイズのカニューレを鎖骨正中線に沿って第5肋間に挿入し，直ちに穿刺減圧を行うべきである．血行動態の不安定は直後より改善し，その後すぐに安定するはずである．この段階では，穿刺による減圧が成功したかどうかにかかわらず，肋間から胸腔ドレーンを挿入し，水封管理を継続することが重要である．

■開放性（吸引性）気胸─胸部穿通外傷後，空気がこの欠損部から胸腔に入るものの，胸腔外に排出できなくなると胸腔内圧が上昇し，縦隔圧迫と心肺機能低下を引き起こす可能性がある．この場合，創の3辺のみを密閉する非接着性ドレッシングを貼ることで対処する．これにより，空気は抜けるが，

逆に入ることはない．肋間から胸腔ドレーンを挿入する際には欠損部位から離れたところで施行することが必須である．
- 大量血胸—1,500 mL 以上の血液，または患者の血液量の 1/3 以上の血液が胸腔内に急速に貯留した場合に起こる．著しい循環血漿量減少により心臓への静脈還流が減少し，循環虚脱から生命の危機に直結する可能性がある．ドレナージ直後の血液量が 1,500mL を超えるか，2〜4 時間のドレナージで血液量が 200 mL を超える場合，緊急開胸術が必要かもしれない．
- フレイルチェスト—肋骨が 2 か所以上連続して骨折し，奇異呼吸（訳者注：胸郭が吸気時に陥没し，呼気時に膨隆する）が起こる場合は，フレイルチェストを考える．保存的管理（酸素療法や非侵襲的人工呼吸など）がうまくいかず，呼吸不全が起こり始めたら，挿管／人工呼吸器管理を検討すべきである．通常，関連する外傷や合併症が重度でない限り，長期の人工呼吸器管理は必要ない．フレイルチェストが重度であれば，外科的固定を考慮してもよいが，これはルーチンには行われない．
- 心タンポナーデ—心囊液が過剰になると，心筋動態に重大な障害をきたすことがある．拡張期に右心室が充満する能力が著明に損なわれ，貯留液による外圧増大により自由壁が完全に弛緩できなくなる．右心室が肺循環に効果的に血液を送り出すことができないため，同時に左心室から全身循環に送り出される血液量が減少し，重度の血行動態悪化を招く．超音波を用いた心臓の肋骨下ビューは，経験豊富な手技者であれば初期評価の一環としてすぐに描出できる．描出が適切であれば，重大な心囊液貯留は除外できる．

Primary survey で生命を脅かす胸部外傷を除外するために，ATOM-FC という便利で広く用いられている語呂がある：
- Airway obstruction or disruption（気道閉塞や気道損傷）
- Tension pneumothorax（緊張性気胸）
- Open pneumothorax（開放性気胸）
- Massive haemothorax（大量血胸）
- Flail chest（フレイルチェスト）
- Cardiac tamponade（心タンポナーデ）

> 静脈ルートを確保し，検査のための血液を採取している間に，Danielle の胸部超音波検査を同時に行う．

X 線画像と比較した，外傷における FAST（focused assessment with sonography in trauma）の利点・欠点は？

利点
- 超音波検査は X 線検査よりもはるかに早く施行できる．
- 特定の部位を評価できる．
- 気胸や血胸に対する診断精度が高い．
- 電離放射線の使用を避けることができる（特に出産適齢期の女性において）．
- Primary survey と同時に実施でき，中断が少ない．

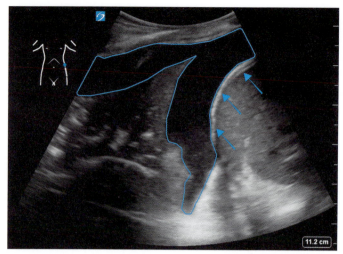

図 5-1　左 PLAPS ポイントで描出された肺超音波画像
胸水と一致する大きなエコーフリースペース（青線で囲った部分）を示している（横隔膜は青矢印）．
出典：Theophilus Samuels．

欠点
- 経験豊富な手技者が必要である．
- 肋骨骨折やその他の骨損傷は評価できない．
- 画像の取得とその保存には，しっかりとした臨床的な管理が必要である．

ベッドサイドでの肺超音波検査は状態悪化の原因の特定に役立つ？

- 気胸
  - Lung sliding—気胸の診断に非常に高い陰性的中率を有する（lung sliding がある場合，プローブを当てた胸壁部位には気胸は存在しない）が，他の多くの疾患（無気肺，ARDS など）でも lung sliding が消失することもあるため，lung sliding がないことだけで診断がつくわけではない．
  - B-line—例えば，液体貯留により胸膜下の小葉間隔壁が広がると，それを反映して垂直線状のアーチファクトが生じる．しかし，気胸があると，臓側胸膜と小葉間隔膜の間のこの境界面が失われるため，B-line が 1 本あるだけでも気胸の診断は事実上否定される．残念ながら，lung sliding と B-line の両方がなくても気胸とは診断できない．
  - Lung point—部分的に虚脱した肺が胸膜に癒着したままであると，超音波検査での肺パターン（lung sliding や B-line など）が一時的に観察できることがあり，これが lung point となる．Lung point は気胸の診断に対して特異度 100％ であるが，肺が完全に虚脱していると描出できない．
  - Lung pulse—Lung sliding が心拍と同期している場合，超音波検査で lung pulse が生じる．したがって，他のすべての所見がない場合でも，わずかでも lung pulse があれば，気胸を除外できる．
- 血胸—胸腔内の液体は，体位によって最も貯留しやすい部位（仰臥位患者の外側-肺底部など）の壁側と臓側の胸膜間のエコーフリースペースとして描出される．横隔膜や直下の実質臓器（肝臓や脾臓など）を確認することは重要で，正常な肺は呼吸により一過性に視野に入り，これらの目印をカーテンのように覆い隠してしまうからである（「カーテンサイン」と呼ばれる）．一方で，カーテンサインがなく，大きなエコーフリースペースが存在する場合は胸水貯留を強く示唆し（図 5-1），内部エコー所見（フィラメントや可動性粒子など）がみられる場合は血胸である可能性が高まる．

肺超音波検査で大量の左胸水を確認した．低血圧と頻脈が続いており，軽度の不穏状態になっている（生年月日を尋ねても正確に答えられない）．

胸水は何を示唆する？　治療目標は？

大量血胸の可能性があり，血行動態が悪化している．この時点での目標は以下のようになる：
- 血胸の管理―肋間からドレーンを挿入し，水封管理する必要がある．血液製剤の緊急供給のため，院内の「大出血／コード・レッド外傷」アラートを作動させるのがよいだろう．
- 低血圧の管理―低血圧の一因として出血による循環血液量減少の可能性を考える．血液型同定ができない場合や交差適合血液がすぐに入手できない場合は，O型Rh（－）の血液を投与する．ほとんどの施設では，血液製剤の緊急供給に関する方針が定められている．血液製剤が届いて投与できるまでは，輸液蘇生を続けるべきだが，晶質液によって過度に血液が希釈しないよう注意すべきである（凝固促進因子と抗凝固因子の両方に影響を及ぼし，複雑な凝固障害を引き起こす可能性があるため）．
- 出血源／出血部位―出血がコントロールできないと，輸血を続けても無益に終わるため，出血源が存在する場合はその特定が必須である．開胸手術が必要な場合もある．
- トラネキサム酸―Clinical Randomisation of an Antifibrinolytic in Significant Haemorrhage-2 (CRASH-2) 試験では，受傷後3時間以内にトラネキサム酸を投与すると，受傷後28日以内の院内死亡率を安全に低下させることが実証されている．

最も一般的な血液型は？

- A型―表面抗原Aと表面抗原Bに対する血漿抗体を有する患者．
- B型―表面抗原Bと表面抗原Aに対する血漿抗体を有する患者．
- AB型―A型やB型に対する血漿抗体を持たず，万能型レシピエントとして知られている．
- O型―血漿抗体に反応する表面抗原を持たず，万能型ドナーとして知られている．
- Rhesusシステム（訳者注：いわゆるRh抗原）―ABO血液型分類システムに加えて，Rhesus抗原陽性か陰性かがある．

Danielleに輸血が必要と考えているが，血液型は現時点では不明である．

Danielleに輸血する際，血液型に関して特に考慮すべき点は？

- 生命を脅かす失血で，特定の血液型の血液がすぐに入手できない場合，O型血液を投与することができる．また，輸血の利益が副作用のリスクを上回り，比較的安全であると考えられているため，特定の血液型の交差非適合血液を使用することもできる．輸血を投与するだけでなく，出血源／出血部位をコントロールするためにあらゆる手立てを講じなければならない．

- 万能型ドナーの血液は，特に出産年齢の女性に投与する場合，O型Rh抗原陰性であることが望ましい．
- 投与可能な輸血のタイプを特定するには，ドナーの血液がレシピエントの血液とABO型とRh抗原が適合していることを確認する必要があり，ほとんどの血液バンクでは10分以内に提供することができる．
- 完全に交差適合した血液が最終的には望ましく，ABO型とRh抗原だけでなく，レシピエントの血中抗原に対する抗体を直接検査し，ドナーとレシピエントの血液を比較する必要がある．このプロセスは時間がかかるが，通常60分以内に完了する．

> 肋間にドレーン挿入後，血胸が確認された．適合した輸血が投与され，血圧と心拍数が改善し始めた．Primary surveyでは，生命を脅かすような外傷は見つからなかった．

Danielleの管理における次のステップは？

　Primary surveyが終了し，生命を脅かす外傷がすべて同定され，蘇生処置が開始されたら，できるだけ早い画像診断を検討する．通常，外傷患者のCT撮影は1時間以内（外傷センターの場合は30分以内）に行うことが期待されている．CT撮影が非常に迅速であることを加味すると，不安定な患者であれば外傷チームを同伴させ，蘇生を続けながらCT撮影することはよい手段であると考える．頭部，頸部，胸部，腹部，骨盤のCT撮影は，（大動脈造影など）造影剤を用いることが一般的である．

> CT台に移す前に，Danielleの反応がなくなった．血圧150/80 mmHg，心拍90/分，パルスオキシメトリーは15 L/分の酸素投与で100％である．

神経学的状態の変化の原因は？

　外傷性脳損傷（TBI）を懸念する．以下が考えられる．
- 硬膜下血腫（SDH）─繊細なくも膜（硬膜の中間層）と硬膜（一番外側の層）の間にみられるこの「潜在的な」空間には，大脳半球と上矢状静脈洞をつなぐ多数の架橋静脈がある（図5-2a）．脳の急激な加速と減速によってこれらの架橋静脈に剪断力が加わると断裂し，それに伴う出血が起こり，動脈も影響を受けることがある．全死亡率はEDHより高く，一般的に40〜60％と報告されている．特に60歳以上や急性のSDHの場合は予後不良である．
- 硬膜外血腫（EDH）─硬膜と頭蓋骨の間に血液が貯留することがある．交通事故に関連した出血は，一般的に中髄膜動脈の損傷から起こるが，中髄膜静脈，二重膜静脈，静脈洞が関与する場合もある（図5-2b）．典型的には，一過性の意識消失を呈した後，一定期間意識清明になり，神経学的には問題ないように見えることがある．しかし，血液が貯留し始めると，脳幹が圧迫され，意識を失う．
- 外傷性くも膜下出血（SAH）─くも膜下と脳実質の間の髄液で満たされた区画には主要な脳血管が存

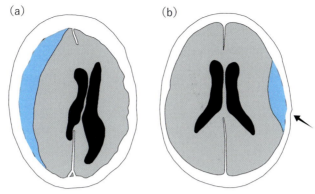

図 5-2　頭部 CT スキャンの模式図
(a) Midline shift を伴う硬膜下血腫（凹状病変であることに注意）
(b) 硬膜外血腫（古典的な両凸状であることに注意）と骨折（矢印）
出典：Theophilus Samuels.

在する．（動脈瘤性 SAH ではより一般的であるが）外傷性 SAH でも脳血管攣縮が起こることがあり，脳実質のさらなる損傷（虚血，梗塞など）を引き起こす．外傷性 SAH は重篤な一次性脳損傷となりうることに留意すべきである．

■ 脳挫傷と血腫―これらはスペクトルの両端と考えることができる．脳挫傷は不均一で小さい出血や浮腫の領域であり，血腫は脳実質内の均一な境界のある血液貯留である．脳挫傷は診断後すぐに増大する可能性があるため，早期の CT 撮影が必要である．脳挫傷は以下のように分類できる：
- coup―一般的に，慣性力によって衝撃部位の脳実質が損傷される（本症例ではおそらく頭部を車のハンドルにぶつけている）．
- contre-coup―通常は減速時の損傷に関連しており，衝撃部位から離れた場所に，低圧で引き伸ばされた歪んだ領域が生じる．

■ びまん性軸索損傷（DAI）―軸索と小血管のびまん性断裂によって，受傷時に意識不明となる．最初の CT では損傷がごく微細であるために，正常に見えるかもしれない．重症 DAI の場合，救命できても重篤な神経障害が残ることがあるが，軽症 DAI では完全回復することもある．CT と頭蓋内圧が正常にもかかわらず意識障害のある患者では，DAI を疑うべきである．

■ その他―意識障害の原因となるその他の病態には，症候性発作，低血糖，毒素，薬物，低酸素血症，高二酸化炭素血症などがあるが，これらに限らない．

　Danielle は，麻酔チームによって迅速かつ安全に挿管され，状態は安定した．頭部 CT で小さな左硬膜下血腫があるものの，midline shift はなく，早急な脳外科的介入は必要ない．胸部 CT では胸骨骨折と左多発肋骨骨折があり，肺挫傷も確認された．
　肋間のドレーンから合計約 1,200 mL の血液が排出されたが，その後の持続的な排出は最小限に抑えられている．血圧と頻脈は改善し，安定しているようである．さらなる管理のため，脳外科 ICU に入室となる．

外傷性脳損傷（TBI）における抗線溶薬の役割

　CRASH-3 は，成人の外傷性脳損傷患者を対象としたトラネキサム酸（TXA）の国際的な無作為プラセボ対照試験である．主な知見は，受傷後 3 時間以内に TXA を投与することで，軽症～中等症の外傷性脳損傷による死亡が減少するというものであった．症状が軽症～中等症の患者では，出血が小さく緩徐である可能性が高いため，TXA 治療に適していると考えられている．早期治療がより効果的であり，受傷から 20 分経過するごとに効果が 10％減少した．生存者における死亡や合併症のリスク，機能障害の有病率は増加しなかった．

TBI におけるクーリングのエビデンスは？

　低体温療法は神経保護効果があり，長期的な神経学的転帰を改善すると考えられてきた．しかし，ランダム化比較試験という形での確実なエビデンスは不足していた．POLAR Trial Investigators と ANZICS Clinical Trials Group による 2018 年の POLAR-RCT 試験では，正常体温と比較して低体温療法は 6 か月後の神経学的回復に有意な影響を及ぼさないことが示された．2015 年に Eurotherm らは，標準治療と併用した治療的低体温療法は，標準治療単独と比較してよりよい転帰をもたらさないと判断している．

今後 24～48 時間，Danielle の経過で観察すべき合併症は？

- 疼痛―肋骨骨折は保存的治療が一般的であるが，神経学的に改善したとしても，痛みが回復を遅らせる重大な要因となることがよくある．このような患者では，オピオイド系鎮痛薬の適切かつ慎重な調整が非常に難しいため，局所麻酔の使用も考慮すべきである．
- 肺炎と呼吸不全―肺挫傷，肋骨骨折，機械的人工呼吸によって，呼吸器感染症を引き起こす可能性がある．また，そこから ARDS の発症にもつながりうる．
- 深部静脈血栓症―予防法は通常，機械的方法と薬理学的方法に分けられる．塞栓防止ストッキングや空気圧デバイスは合併症が少ないが，薬剤ほど有効ではないかもしれない．薬理学的方法（低分子ヘパリンなど）は一般的に最も効果的と考えられているが，使用の際には外傷による出血のリスクと天秤にかけなければならない．

> Secondary survey の際，担当看護師から CT で確認した胸骨骨折の関連性について聞かれた．

胸骨骨折に伴う懸念は？

- 痛み―胸骨骨折は痛みを伴うので，Danielle が覚醒したり，抜管を試みるときには十分な鎮痛が必要となる．また，胸部感染症のリスクを減らすには，深呼吸や咳嗽能力を維持するために，疼痛コントロールを適切に行う必要がある．
- 鈍的心損傷（BCI：blunt cardiac injury）―胸骨骨折がある場合には検討すべき病態である．交通事故に伴う急激な減速機序を考えると，心筋は胸骨と椎骨の間で大きな剪断力と圧迫にさらされる可能性がある．BCI は，臨床症状がないこともあり，他の重大な外傷がある場合には考慮すべきである（BCI

の診断は特に困難である）．

BCI の頻度は？

米国 National Trauma Data Bank の 15,976 人の患者（2007〜2015 年）を最近調査したところ，BCI が報告された患者は 1％未満であった．

BCI と関連する外傷は？

胸骨骨折や胸部大動脈損傷を伴う鈍的外傷は，BCI と強く関連している．血気胸は，鈍的外傷患者における BCI の最も強い予測因子であることが証明されている．血気胸，胸骨骨折，食道損傷，胸部大動脈損傷を呈する患者はすべて，BCI をスクリーニングするのが理想的である．

BCI に伴う心筋損傷のパターンとは？

BCI で最も多く報告されている損傷は挫傷である．通常，心臓の右側は前方に位置するため，BCI が最も起こりやすく，右心房や右心室の損傷はそれぞれ 17〜32％，8〜65％と報告されている．左心損傷はあまり報告されていない．両方の心房／心室のいずれかが破裂した場合，生きて病院までたどり着ける可能性は低い．まれに，冠動脈の損傷後に心筋梗塞を起こすことがある．

本症例における BCI の診断と評価は？

大量血胸と鈍的外傷の機序がある場合，臨床的に強く疑う必要がある．胸骨骨折の痛みは，他の胸部外傷（肋骨骨折など）や意識障害と混同されることがある．BCI の診断にゴールドスタンダードは存在しないが，以下の検査が推奨される：
- 心電図―心室性／心房性不整脈，伝導異常（束枝ブロックなど），ST 部分の異常は，BCI を示唆するかもしれず，有益なスクリーニングツールである．しかし，異常の有無は，BCI の除外や診断に決定的なものではない．
- 心筋酵素―心筋細胞障害に特異的かつ高感度であ奇数るトロポニン T は，BCI で上昇する可能性がある．損傷から 6〜8 時間後，トロポニン値が正常範囲内であれば，BCI の可能性は低い．
- 心臓超音波検査―状態不安定な患者や心電図異常／トロポニン値陽性の患者において，局所壁運動異常（RMWA）や弁機能障害（逆流性ジェットなど）などの異常が検出された場合，BCI を示唆する．経食道心臓超音波は通常，経胸壁心臓超音波よりも感度が高く，特に胸壁損傷があると経胸壁心臓超音波では描出が難しくなる．高齢の外傷患者（特に虚血性冠動脈疾患の指摘がある場合）では，逆流や RWMA があらかじめ存在している可能性があることを忘れてはならない．

心臓超音波検査では解剖学的な異常はなく，心電図では 90 /分の洞調律である．トロポニン T 値も正常範囲内であり，BCI はなさそうである．Danielle は脳神経外科的介入後に改善し，神経学的に完全に回復し，入院 10 日目に抜管に成功した．脳外科病棟に転棟し，2 週間後に自宅へ退院となった．

もっと学びたい人へ

- Advanced Trauma and Life Support®. Student Course Manual.(2018). 外傷患者対応マニュアルの決定版.
- Roberts, I., Shakur, H., Coats, T. et al.(2013). The CRASH-2 trial: a randomized controlled trial and economic evaluation of the effects of tranexamic acid on death, vascular occlusive events and transfusion requirement in bleeding trauma patients. Health Technol. Assess. 17（10）. 外傷患者におけるトラネキサム酸の有効性を示した原著論文.
- CRASH-3 Trial Collaborators（2019）. Effects of tranexamic acid on death, disability, vascular occlusive events and other morbidities in patients with acute traumatic brain injury（CRASH-3）: a randomised, placebo-controlled trial. Lancet. 394: 1713-1723.
- Lichtenstein, D., Mezière, G., Lascols, N. et al.(2005). Ultrasound diagnosis of occult pneumothorax. Crit. Care. Med. 33（6）: 1231-1238. 気胸診断に超音波を使用するという画期的な論文.

Part II　The Cases

6　高熱の患者

The Patient with a Raised Temperature

> 18歳のJaneという女性留学生の診察を依頼された．Janeは激しい興奮，大量の発汗，高血圧で救急外来を受診した．来院数時間前，友人達と大規模なダンスパーティーに参加していたが，友人達も英語が不慣れで，その夜の出来事については一部しか伝えられない．140/分の頻脈で，血圧180/100 mmHg，幻覚を見ている．深部体温は39℃まで上昇している．

臨床症状の原因は？

潜在的な原因が含まれるかもしれない：
- 薬物中毒（過剰摂取や副作用）
- 抗精神病薬・向精神薬による悪性症候群
- セロトニン症候群
- 敗血症
- 脳出血（動脈瘤など）

これまでの経緯から最も可能性の高い診断は？

Janeは娯楽目的で使用した薬物の毒性に苦しんでいる可能性が高い．Janeが服用した可能性の高い「ストリート」ドラッグは「エクスタシー」であり，これは違法薬物類の俗称である．成分としては以下が含まれる：
- 3,4-メチレンジオキシメタンフェタミン（MDMA）
- ガンマヒドロキシ酪酸（GHB，別名「リキッド・エクスタシー」）
- ベンジルピペラジン

MDMAの濃度は規制されておらず，製剤間で一貫性がないため，正確な成分が異なる場合がある．これにより，過量摂取してしまう可能性がある．さらに，MDMAを代謝できない人では，少量の服用で中毒のような反応を誘発する可能性がある．

急性中毒や中毒症状に関する情報やアドバイスを得るために，英国ではどのような情報源があるか？

The National Poisons Information Service（NPIS）は，24時間対応の電話ヘルプライン，オンラインデータベース（www.toxbase.org），モバイルアプリを運営しており，過剰摂取が疑われる／確認された患者を治療する臨床医にとって，非常に有用な情報源である（訳者注：日本中毒センターのようなサービス）．

MDMAの使用に関連する所見や症状は？

　各製剤の成分と濃度が異なる可能性を考慮すると，臨床的特徴は用量に依存して異なるかもしれない．MDMAはメタンフェタミンの誘導体であり，メタンフェタミン自体はその親化合物であるアンフェタミンに由来する．セロトニン，ノルアドレナリン，（程度は低いが）ドパミンの放出を増加させることにより，その作用を主観的，生理学的，有害事象に分類できる：

- 主観的作用
  - 多幸感と覚醒
  - 外向性
  - 自己認識の向上
  - 精神的混乱と認識の変化
- 生理学的作用
  - 頻脈
  - 高血圧
  - 高体温
  - プロラクチンとコルチゾールのレベル上昇
- 有害作用
  - 吐き気
  - 頭痛
  - 口渇
  - 興奮／不穏
  - 歯ぎしりと開口障害

MDMAの過剰摂取による中毒の主な臨床パターンは？

　生命を脅かす可能性のある深刻な4つのパターンがあり，これらは必ずしも相容れないものでなくオーバーラップすることもある．

高熱タイプ
　最も危険な中毒である．ダンスパーティーで服用した場合，高熱の副作用は身体動作の増加と暑い環境によって悪化する可能性がある．循環するノルアドレナリンの増加により血管収縮が起こり，中枢循環からの熱の再分配がうまくいかなくなる．重症例では，横紋筋融解症，ミオグロビン尿，腎不全，肝障害，播種性血管内凝固を起こすことがある．このタイプがMDMAの過剰摂取患者の主な死因である．

肝不全
　軽症の場合，肝炎はウイルス性肝炎に類似することが多く，数週間から数か月かけて自然回復する．最も重症の場合，劇症型肝不全が起こる．肝移植しなければ致命的である．

心血管毒性
　ノルアドレナリンの放出は，重篤な心血管有害作用，特に重篤な高血圧を引き起こす可能性がある．これにより，脳出血，点状出血／網膜出血，頻脈を起こす可能性があり，心仕事量増加から心不全も発症しうる．

脳毒性
　過剰な水分摂取と抗利尿ホルモン（ADH）の潜在的な放出は，脳を含む組織への水分の移動を増加させる．てんかん発作のほか，脳幹や小脳の致命的な圧迫を起こす可能性がある．

Jane を診察中，救急部門の医師が，MDMA 中毒の可能性に加えて，病歴からはセロトニン症候群や抗精神病薬・向精神薬による悪性症候群による可能性も考慮されると伝えてきた．

セロトニン症候群とは？

　セロトニン（5-HT）は，人体内の多くの生物学的プロセスに寄与するモノアミン神経伝達物質である．放出増加，代謝減少，再取り込み減少，受容体刺激などにより，セロトニンが過剰になると，以下のような症候群を呈する可能性がある：
■中枢神経系作用（興奮，錯乱，せん妄，昏睡など）
■神経筋興奮（クローヌス，振戦，歯ぎしりなど）
■自律神経不安定（顔面紅潮，下痢，頻脈，高体温など）

セロトニン症候群のリスクを高める要因は？

　以下のような場合に起こりやすい：
■セロトニンを増加や増強させる処方薬（三環系抗うつ薬，選択的セロトニン再取り込み阻害薬など）をすでに内服している．
　および／または
■他の刺激性娯楽用薬物（コカイン，アンフェタミン，メフェドロンなど）を並行して摂取している．

セロトニン中毒の治療法は？

　第 1 選択として以下のようなベンゾジアゼピン系薬剤を使用する：
■経口／静注ジアゼパム
■ロラゼパム
■ミダゾラム（筋注）

　持続的な高体温を伴う重篤な過剰摂取に対しては，シプロヘプタジン（5-HT$_{2A}$ 拮抗薬）やクロルプロマジン（5-HT$_1$ および 5-HT$_2$ 拮抗薬）の使用が推奨される．

抗精神病薬・向精神薬による悪性症候群（NMS）とは？　セロトニン症候群との違いは？

　NMS は主にクロルプロマジンやハロペリドールのような抗精神病薬と関連している．新薬のオランザピン，クロザピン，リスペリドンでも起こることがある．これらの薬剤で治療を受けている患者の発症率は非常に低く（0.01〜0.02％），一般的に治療開始後 2 週間で発症する．また，慢性的な使用でも起こりうる．抗精神病薬の用量を急激に増やしたり，生物学的利用率を高めたり（経口投与から静脈内投与など）すると，NMS を起こしやすくなる．
　NMS の臨床的特徴はセロトニン症候群に類似している：

- ■高体温
- ■精神状態の変化
- ■筋硬直
- ■自律神経不安定（高血圧，頻脈など）
- ■クレアチンキナーゼ値の上昇

セロトニン症候群と同様，初期治療にはベンゾジアゼピン系薬剤を用いる（前述のとおり）．しかしNMSの場合は，NPISと相談の上，ブロモクリプチンやアマンタジンなどのドパミン作動薬の使用を検討することもある．

> Janeの現在の体温は40℃で，ますます興奮し，頻脈と高血圧のままである．救急部門チームでは末梢静脈カニューレを挿入し，血算，腎電解質，肝機能検査，凝固，血液型と抗体スクリーニングのために血液検体を提出している．血液培養も採取し，パラセタモールとサリチル酸の血中濃度をオーダーし，血液と尿の毒物分析をしている．救急部門のスタッフが血液ガス分析のために動脈検体を採取しようとしているが，Janeが興奮状態のために難しいようである．

Janeの高熱に対する最初の対処法は？

このような状況での高熱は，播種性血管内凝固と多臓器不全を伴う，生命を脅かす可能性のある症状である．Janeには，受動的かつ積極的な方法を用いた緊急の冷却が必要である．積極的な冷却手段には，冷水洗浄（膀胱，胃など），氷浴，冷却輸液投与などがある．鼠径部や脇の下に氷嚢を当てたり，冷気ブランケットを当てることもできる．体温が38.5℃を超える場合は，ジアゼパムによる鎮静を行うべきだが，高用量が必要になることもあり，気道反射が抑制されて患者が危険に晒される可能性もある．体温を正常範囲内に下げることが非常に難しい場合もある．

MDMA過剰摂取時の筋活動亢進に対して，どのような薬物療法を考慮するか？

- ■ダントロレン—2〜3 mg/kgの初期用量（最大用量10 mg/kg）を静脈内投与できる．細胞内カルシウムを減少させることにより，筋肉の収縮能力を著しく低下させる．ダントロレンは骨格筋細胞の筋小胞体にあるリアノジン受容体1に結合すると考えられている．

追加すべき生化学検査は？　それによってわかるものは？

- ■血清クレアチンキナーゼ—骨格筋の損傷により，血中クレアチンキナーゼ値が上昇する．著しい上昇は，広範囲の筋肉が破壊され，ミオグロビン（ミオグロビン関連腎不全を引き起こす可能性がある）などの筋蛋白質が放出されていることを示唆する．初期値が正常値であっても，筋肉のダメージが継続的に懸念される場合は，測定を繰り返すべきである．

Jane が救急外来を受診して 30 分が経過した．これまでの積極的かつ受動的な冷却処置にもかかわらず，深部体温は 38.5℃以上に上昇したままである．

Jane の高熱の今後の管理は？

高熱が続くと，MDMA 中毒による死亡リスクが高まる．体温を急速に下げることが必須であり，次のステップは，継続的な受動的かつ積極的冷却介入と並行して，筋収縮によって発生する熱を下げるために，挿管，鎮静，人工呼吸管理とし，完全な筋弛緩を行うことだろう．

鎮静と侵襲的人工呼吸管理によって，頭部 CT による頭蓋内疾患の除外，心血管系の安定化，ガス交換の管理，電解質障害の補正など，その他の全身管理も行いやすくなる．

Jane の血清ナトリウム値が 115 mmol/L（mEq/L）であると検査室から連絡があった．

血清ナトリウム値低下の原因は？

高ナトリウム血症は，環境温の上昇やエネルギッシュなダンスによる筋肉活動によって二次的に生じる，大量の不感蒸泄が原因である可能性が高いと考えられるかもしれない．しかし，脱水に対処するために大量の水分を摂取し，結果として希釈性の低ナトリウム血症状態になっている．前述したように，抗利尿ホルモンの分泌増加も関与している可能性がある．

Jane に挿管し，人工呼吸を開始する．体温は 38℃以下に減少し始め，生理学的に安定しているようにみえる．血圧は現在 120/70 mmHg，心拍 100/分である．脳 CT では異常はない．ICU 指導医との話し合いの後，Jane を ICU に安全に搬送する．血清クレアチンキナーゼは，20,000 U/L まで上昇していることが判明した．血清クレアチニンは 200 μmol/L（2.26 mg/dL）で，直近 2 時間の尿量は一貫して 0.5 mL/kg/時未満である．

横紋筋融解症はいつ起こる？

横紋筋融解症は，筋肉細胞が損傷して壊死し，細胞内の溶質（カリウム，尿酸，乳酸，ミオグロビンなど）が大量に放出されて起こる．その原因は無数にあり，外傷，薬物（スタチン，抗マラリア薬など），毒素（MDMA，コカイン，蛇毒など），高体温，虚血，電撃傷，感染症などがある．主な後遺症は急性腎障害と生命を脅かす可能性のある代謝異常である．クレアチンキナーゼの上昇が横紋筋融解症を示唆する値は，一般に約 5,000 U/L とされているが，他の素因（敗血症，循環血液量減少など）が存在する場

表 6-1　KDIGO AKI 分類

ステージ	血清クレアチニン	尿量
1	基礎値の 1.5〜1.9 倍 or ≧26.5 μmol/L（0.3 mg/dL）の増加	<0.5 mL/kg/時 （6〜12 時間）
2	基礎値の 2.0〜2.9 倍	<0.5 mL/kg/時 （≧12 時間）
3	基礎値の 3 倍 or ≧353.6 μmol/L（4.0 mg/dL）の増加 or 腎代替療法開始 or 18 歳未満の患者で eGFR＜35 mL/分/1.73 m^2	<0.3 mL/kg/時 （≧24 時間） or 無尿 （≧12 時間）

合，この値以下でもミオグロビン誘発性腎不全が起こりうることに注意すべきである．Jane の血清 CK は 20,000 U/L であり，横紋筋融解症として管理すべきである．

KDIGO（Kidney Disease Improving Global Outcomes）による AKI の病期分類について

KDIGO は AKI を 3 つの病期に分けている（表 6-1）．

横紋筋融解症はどのようにして急性腎障害を引き起こすのか？

- フリーラジカル毒性―放出されるミオグロビンのほとんどは，通常ハプトグロビンと結合している．しかし，横紋筋融解症のように，ミオグロビンのレベルがこの緩衝作用の能力を超えて上昇すると，遊離したミオグロビンは糸球体濾液に移行し，酸素フリーラジカルの過剰産生を介して腎尿細管細胞に損傷を与える．この損傷には，脂肪酸の脂質過酸化とマロンジアルデヒドによる蛋白質と DNA の重合も含まれる．
- 腎血管収縮―損傷した筋細胞内への体液の移動により，循環血液量減少状態となり，腎血流量が減少する．これは，外因性損失（経口摂取量増加のない大量発汗）とレニン-アルドステロン-アンジオテンシン経路の活性化によりさらに悪化する．さらに，一酸化窒素を除去してサイトカインを放出するミオグロビンの能力も，腎血管収縮に関与している可能性がある．

横紋筋融解症の対処法は？

- 早期かつ積極的な輸液蘇生―腎灌流を回復させ，それによって尿量を増加させることが最も重要である．晶質液が最も一般的に使用される．重度の乏尿や無尿の患者は，急速な輸液蘇生によって肺水腫を発症するリスクがあるため（特に重要な心疾患の既往歴がある場合），留意すべきである．
- 重炭酸塩療法―尿アルカリ化が円柱形成を抑制するという理論的利点から，尿 pH を 7.5 以上にするために 8.4％の重炭酸塩の静脈内投与が行われることがあるが，ランダム化比較試験による強力なエビデンスはない．静脈に対する刺激が強く，血管外漏出による局所壊死を引き起こす可能性があるた

め，中心静脈カテーテルを介して投与するのが理想的である．
- 腎代替療法（RRT）―RRT開始で重要なことは，クレアチンキナーゼ値で決めるのではなく，腎障害の状態で決めるべきということである．また，ミオグロビンの分子量は17 kDaであるため，従来の方法では除去が困難である．しかし，クリティカルケアでは，持続静脈-静脈血液濾過（CVVH）の使用が一般的であり，ほとんどの症例で循環血液中からミオグロビンを除去するのに有効とされる．
- マンニトール―浸透圧性利尿薬であり，損傷した筋肉内の体液を効果的に減少させ，円柱形成を予防し，腎血流と糸球体濾過を増加させることができる．しかし，外傷後横紋筋融解症でクレアチンキナーゼ値が5,000 U/Lを超える患者では，マンニトールを使用しても腎不全や腎代替療法の必要性を予防したり，死亡率を低下させたりすることはできない．

12時間の支持療法後，Janeのクレアチニンは600 μmol/L（6.79 mg/dL）に，カリウムは6.5 mmol/L（mEq/L）に上昇し，尿量は著しく減少した．持続的腎代替療法（CRRT）を開始することにした．

クリティカルケアにおけるRRTの適応は？

- 代謝性アシドーシス（pH＜7.1）
- 内科的治療に抵抗性の高カリウム血症〔K$^+$＞6.5 mmol/L（mEq/L）〕
- 尿毒症合併症（脳症，心膜炎，ミオパチー，出血など）
- 透析可能な毒素の除去（サリチル酸塩，メタノール，エチレングリコール，リチウムなど）
- 利尿薬に反応しない肺水腫
- 高体温（＞40℃）（訳者注：一般的には高体温だけではRRTの適応とならないため，他の適応条件を考慮して判断することが望ましい）
- 無尿や乏尿
- 体液過多の管理

重症患者においてCRRTを開始すべき最適なタイミングは確立されているか？

重症患者における急性期CRRT開始の最適なタイミングについては，まだコンセンサスが得られていない．いくつかの臨床試験で検討されているが，方法論や，何をもって「早期」と「後期」の治療開始とするのかの定義にさえ一貫性がない（代表的な臨床試験には，AKIKI，ELAIN，IDEAL-ICUがある）．今までのところ，CRRTのタイミングによる死亡率の有意な改善は認められていない．

クレアチニンと尿素は歴史的にAKIの重症度の代用として研究で使用されてきたが，CRRTを必要とする患者の転帰を必ずしも決定するものではない．重症患者においてCRRTを必要とするAKI関連の死亡率は，通常，体液過剰，高カリウム血症，重度の代謝性アシドーシスと関係している．したがって，現在の診療では，乏尿，体液過多，代謝性アシドーシス，電解質異常がある場合に，早期CRRTを開始することとなっている（施設のガイドラインにも従うべきである）．ICU内でのRRTの迅速な開始は，利用可能なリソースと訓練されたスタッフに大きく依存しており，それは1日をとおして変わっていく可能性がある．

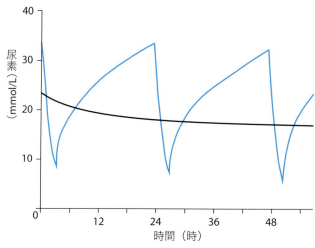

図 6-1　持続的 RRT（黒線）と間欠的 RRT（青線）による尿素除去のパターン
間欠的 RRT に伴う危険な上昇に注意．
出典：Theophilus Samuels．

右内頸静脈に VasCath™（透析用血管内留置カテーテル）を挿入し，CRRT を開始できるようにした．

RRT の基礎的特徴

- モード—RRT は持続的または間欠的である．持続的 RRT では，溶質のクリアランスが緩徐かつ定常的に行われるため，間欠的 RRT と比較して血清尿素の平均値を低く抑えることができる．また持続的 RRT は，間欠的 RRT を使用した場合に起こりうる溶質クリアランスの危険な上昇を避けることができる．間欠的 RRT と比較して，持続的 RRT（CVVH など）は，尿素の平均クリアランス量が大きく（図 6-1），酸-塩基コントロールも良好である．
- 溶質の除去方法—拡散，対流，または両方の方法の組み合わせを使用．
- アクセス—通常，太い静脈（静脈-静脈）や動静脈瘻のいずれかを介して行われる．

RRT を行うための様々な方法

- 血液濾過（持続的静脈-静脈血液濾過など）—静水圧勾配を利用し，対流によって半透膜全体に大量の血漿水分と溶質を移動させる．これは，流体のバルク運動による物質移動を説明する（例えば，血漿水分の流れは，この生理学的区画内にある分子とイオンを輸送する）．体外ポンプは，中空糸カートリッジを通る静脈血の移動のために使用される．特定の溶質と血漿水分は半透膜を通過し，限外濾過液を生成する．その後この限外濾過液は除去され，透析膜の前後どちらかで生理的晶質液と置換される．前置換は，透析膜に流入する血液を希釈し，透析膜内での血栓発生率を低下させる．しかし，血液中の溶質を希釈し，有効な溶質クリアランスを減少させる．後置換は血栓形成や溶質クリアランス

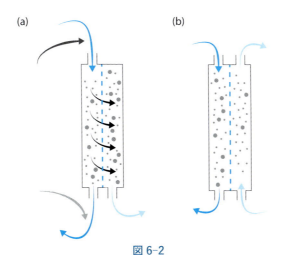

図 6-2
(a) CVVHでは，血液（濃い青の矢印）が回路を通ってポンプで送られ，静水圧勾配（黒矢印）を作り出し，大量の水と溶質を半透膜（青破線）に移動させる．これにより限外濾過液（薄い青矢印）が生成され，除去された後，廃棄される．置換液は透析膜の前（濃いグレーの矢印）か後ろ（薄いグレーの矢印）で注入することができる．より大きな分子（大きな点）や水分（小さな点）を効率的に除去する方法である．
(b) IHDでは，血液（濃い青の矢印）と透析液（薄い青矢印）は半透膜（青破線）で隔てられて対向流となっている．より小さな分子（小さな点）を効率的に除去する方法である．
出典：Theophilus Samuels.

に影響を与えない．RRTのなかで最も効率の悪い方法で，1日24時間連続して行われる．大きな分子（60 kDa以下）と水を除去するのには効率的である（図6-2a）．

■血液透析（間欠的血液透析など）―濃度勾配を利用して溶質を除去する，拡散という方法で行われる．拡散とは，(a) 粒子のランダムな移動，(b) 高濃度領域から低濃度領域への粒子の移動を表す用語である．血液と透析液は半透膜で隔てられており，対向流になっている．血漿中の濃度が高い溶質は，濃度勾配を下って透析液中に優先的に移動する（尿素，クレアチニンなど）．この方法は間欠的に，通常1日3〜4時間，週に3〜4回行われる．低血圧を生じやすいため，重症患者では避けられることが多い．20 kDa以下の低分子（アンモニア，カリウム，クレアチニンなど）の除去には非常に効率的であるが，高分子や水分の除去には不向きである（図6-2b）．

■血液透析濾過（持続静脈-静脈血液透析濾過）―拡散と対向流の両方を組み合わせて体液と溶質を除去する．

■腹膜透析（PD）―腹腔内カテーテルを使用するのが一般的である．このカテーテルから，グルコースを豊富に含む（高張）溶液を腹腔内に注入し，透析液として機能させ，一定期間後に取り出して廃棄する．この液中には腹膜血管から滲出した余分な水分や毒素が含まれている．PDは先進国ではAKIの治療にはほとんど使用されず，慢性透析での使用が多い．

■低速低効率透析（SLED：slow low efficiency dialysis）―1日8〜12時間，透析液を低速で流すことができる透析装置を用いて行う．溶質除去能に優れ，血行動態的な忍容性も高く，血液透析装置をすぐに利用できるなら，追加の装置を必要としない．SLEDは，CVVHやCVVHDと同様の尿毒症クリアランスと血行動態安定性を有し，抗凝固療法なしで使用できるため，CVVHに比べてマンパワーは少なく済むかもしれない．

> このユニットでは CVVH を使用している．

Jane への処方量（mL/kg/時）は？

　VA/NIH Acute Renal Failure Trial Network（ATN）試験と Randomized Evaluation of Normal versus Augmented Level of RRT（RENAL）試験という 2 つの大規模臨床試験から得られたエビデンスからは，AKI の重症患者に対する高流量 CRRT（＞35 mL/kg/分など）には有益性がないことが示されている．このデータから，ほとんどの症例では最小量の 20〜25 mL/kg/時で十分であることが示唆された．しかし，実際の臨床では，敗血症や肝不全の患者には，より高流量が採用されることが多い．

なぜクリティカルケアでは間欠的よりも持続的治療が好まれるのか？

- 低血圧や脳浮腫のリスクを減らす―血漿浸透圧の変化速度が低いため，血行動態が不安定な患者には持続的治療が選択されるやすい．
- 全身血管抵抗（SVR）の増加―持続的濾過の性質として，システム内に加温装置があるにもかかわらず，体温が低下しやすいが，これより全身血管抵抗が増加し，血行動態が安定しやすくなる．
- 安全性―持続的治療はクリティカルケアの看護師でも安全に実施できる．

クリティカルケアにおける CRRT の欠点は？

- 抗凝固療法―ほとんどすべての患者において，特に低流量を使用する場合は，回路の抗凝固療法が必要である．ヘパリンが最も一般的に使用されるが，抗凝固作用が全身に及ぶ可能性がある．クエン酸塩を使用することも可能であり，局所的な効果が最も優れているが，カルシウムと pH を注意深くモニターし，補正する必要がある．
- マンパワーが必要―CRRT は重症患者にも安全に使用できるが，毎日大量の廃液を捨て，適切な電解質溶液と交換しなければならないため，看護師と患者の比率を 1：1 にする必要がある．
- コスト―入院期間中，1 人の患者に必要な電解質溶液の交換量は非常に多くなる．
- 患者の移動が制限される―治療が持続的に行われるため，患者は文字どおりベッドに寝たきりになる可能性があり，特に静脈アクセスが「体位依存性」である場合はなおさらである（訳者注：決まった体位でないと脱血不良が起こる，など）．そのため，単一の臓器障害のみで覚醒している患者には精神的健康が配慮されるべきであり，可能なら患者が動けるように，（透析回路を交換する間など）適切なタイミングで，透析をしない時間を設けることが勧められる．

> 　Jane には連絡がとれる近親者がおらず，話し合いや同意なしに挿管と人工呼吸を行わなければならなかったので，チームメンバーの 1 人が，これは自由の剝奪ではないか，と投げかけた．

自由剥奪セーフガード（DoLS：Deprivation of Liberty Safeguards）とは？

　DoLSは，病院や介護施設（あるいは自宅）において，必要なケアや治療に同意する能力を欠き，「自由」（やりたいことをやる自由や，住みたい場所で生活する自由など）を奪われる弱者を保護するためのものである．法律用語では，「継続的な監視と管理の下にあり，自由に外出できない」場合，自由の剥奪とされる．

集中治療における DoLS の適用は？

　2017年，英国控訴裁判所は，R（Ferreira）対 Inner South London & Ors の首席検視官 HM に対する判決を下し，一般的に，救命医療が必要な場合，自由の剥奪はないと述べた．同裁判所は，上記で定義された自由の剥奪は，患者本人が退院を望んでいるが，収容されている病院や介護施設によって阻止されていることが必要であると断言した．したがって，根本的な病状によって「外出」を妨げられている場合には，この定義は満たさない．

Jane は DoLS を受けるべきか？

　Jane の病状が，生命を脅かすほどの高熱が持続し，治療のために挿管と人工呼吸管理を要するほど悪化したことを考えると，自由は奪われておらず，DoLS の照会は必要ない．

> 　Jane は ICU で48時間過経過後，2日目に抜管に成功し，RRT は12時間で済んだ．その後完全に回復し，入院から1週間以内に退院した．

もっと学びたい人へ

- Toxbase. www.toxbase.org (accessed 1 February 2022). 英国の医療専門家のための臨床中毒学に関するオンラインリファレンスの決定版．
- Tandukar, S. and Palevsky, P. (2019). Continuous renal replacement therapy. Chest 155: 626–638. CRRT を誰に，いつ，なぜ，どのように使うかを記した素晴らしいレビュー．
- KDIGO AKI Work Group (2012). KDIGO clinical practice guideline for acute kidney injury. Kidney Int. Suppl. 2: 1–138. 世界を代表する専門家による AKI の様々な側面に関する画期的な研究．

Part II The Cases

7 吐血の患者

The Patient with Haematemesis

> 肝性脳症で病棟からHDU（訳者注：本邦で言うHCU：high care unitに相当）へ転棟・入室してきた46歳のJohnという男性を，至急診察するよう呼ばれた．入室から4時間後，突然の吐血が1回あった．バイタルサインは，心拍100/分，血圧110/60 mmHg，呼吸数20回/分である．酸素療法を拒否しているが，酸素飽和度は室内気で96％である．Johnは混乱し，興奮している．

Johnの初期評価は？

- 気道—混乱しているものの，今のところ気道を確保できているが，神経学的状態が急速に悪化し，緊急挿管が必要になる可能性がある．吐血があると，口腔咽頭の血液によって喉頭展開時の視野が悪くなり，気道確保が難しくなるかもしれない．気管挿管は，気道開通が損なわれるような大量吐血の場合や緊急内視鏡検査が必要な場合に必要となることが多い．
- 呼吸—高流量酸素療法が理想的であるが，興奮と混乱のためにできない．
- 循環—大口径の静脈カニューレを2本，確実に留置する．興奮し，闘争的な患者へのカニューレ留置は，針刺し事故の危険性が高く，注意が必要である．頻脈であることを考慮し，蘇生輸液を開始する．血液型と保存用の検体を送り，少なくとも4単位の赤血球輸血を（または施設の方針に従って）交差適合させるよう検査室に依頼すべきである．
- 意識／機能障害・脱衣／身体診察—低血糖のような容易に修正可能な要因を突き止め，修正するとともに，他の出血源を評価するために，適切に脱衣／身体診察すべきである．

ベッドサイドでの出血の重症度評価は？

血行動態とバイタルサインの評価により，（ATLS®による）大まかな分類が可能である．
- 軽度の出血—おおよその出血量が15～30％の場合，生理的な変化はほとんどない．バイタルサイン（脈拍，呼吸数，血圧，意識状態，尿量など）も比較的変化はない．
- 中等度の出血—おおよその出血量が31～40％の場合，体位による血圧の変化，頻脈，頻呼吸，乏尿が生じる．代謝性アシドーシスにより，（呼吸数や1回換気量など）分時換気量の代償的増加を伴うことがあるが，血液の誤嚥や興奮・不安も呼吸数増加の一因となる可能性があり，注意すべきである．
- 重度の出血—出血量が約40％を超えると，ショックになる可能性が高い．結果として，重篤な低血圧，著明な頻脈と頻呼吸，尿量の大幅な減少と意識障害を呈し，大量輸血が必要となる．

急性期重症患者における上部消化管出血（UGIB）の一次予防は？

NICE（The National Institute for Health and Care Excellence）のガイダンス（CG141）では，重症患者のUGIB（upper gastrointestinal bleeding）予防に，制酸薬（H_2受容体拮抗薬やプロトンポンプ阻害薬）を投与し，可能なら経口薬を使用することを推奨している．

2本目の大口径カニューレを挿入した後，血液検体を採取し，緊急の血算，交差適合，凝固検査を検査室に送った．Johnのヘマトクリットが45％であると報告を受けた．

この初期段階でのヘマトクリットの有用性は？

急性期では，患者の全血が失われている，ということの理解が重要である．血漿と赤血球（RBC）の両方が失われると，RBCの割合（ヘマトクリット）は急性出血が起こる前と同程度を示す．出血後24〜72時間の間に血管外の体液が血管内に移動し，晶質液による蘇生とともにヘマトクリットが減少し始める．したがって，急性期には，大量出血にもかかわらず，蘇生輸液が投与されるまではヘマトクリットがほぼ正常値を保つことがある．

上部消化管出血と下部消化管出血の臨床的な違いは？

上部消化管出血では，以下のような症状がみられる：
- 吐血やコーヒー残渣様嘔吐（後者は，UGIBを最近発症したが活動性ではないことを示唆する）
- メラナ（黒いタール状の便）—血液が少なくとも14時間消化管内に存在したことを示唆するが，上部消化管出血が活動性の場合は，消化管通過が速く，変性した血液ではなく新鮮な血液が混じることがある．
- 腸蠕動音亢進
- 小腸で吸収された血中蛋白質による血清尿素の上昇

下部消化管出血は通常，肛門からの鮮血（血便）を呈する．

静脈瘤以外の上部消化管出血の原因

- 消化性潰瘍—UGIBの最も一般的な原因であり，発生率は約30〜50％である．内視鏡検査で潰瘍病変を調べることで予後情報を得ることができる．患者の約20％は，活動性出血や血塊付着，非出血性血管の所見を示す．これら所見のある患者の約1/3で，さらなる出血を呈することがあり，バイポーラ電気凝固，ヒータープローブ，注射療法（無水アルコール，1：10,000アドレナリンなど），クリップによる内視鏡治療が有効である．内視鏡検査で確認された潰瘍が問題なく綺麗だった場合，再出血のリスクはほぼゼロである．再出血予防の処置をとらないと，約10〜50％が再出血に苦しむことになる．予防には主に3つの戦略がある：
  - *Helicobacter pylori*（ピロリ菌）の除菌は再出血率を5％以下に減少させる．
  - 非ステロイド性抗炎症薬（NSAIDs）を服用している場合は中止する．
  - プロトンポンプ阻害薬（PPI）の無期限投与（内服を守らないと7年で再出血発生率42％）．
- びらん性胃炎，食道炎，十二指腸炎—約10〜15％の症例にみられ，粘膜に限局する．粘膜には動脈や静脈がないため，このような「裂け目」によって大出血は起こらない．これらびらんの最も重要な誘発因子はNSAIDsの使用である．NSAIDsを長期服用している患者の50％が胃びらんを起こすと推定されている．その他の原因としては，ストレス，飲酒，ピロリ菌感染などがある．重症患者では内

臓血流の低下により粘膜の完全性が損なわれ，ストレスに関連した胃粘膜傷害を起こしやすい．潰瘍形成が起こらない限り，重篤な出血は起こらないはずだが，元々が重症であるため，出血した際の死亡率は非常に高い．
- Mallory-Weiss 裂傷―UGIB による入院の約 2～10％を占める．嘔吐やむかつき，咳に続く吐血という典型的な病歴を示すのが一般的である．80～90％の患者では，出血は自然に止まる．通常，胃食道接合部の胃側にみられ，再発率は低く，10％程度と推定される．活動性出血の場合は，内視鏡的な対応をすべきである．
- その他の原因―悪性腫瘍，食道炎，血管異形成や血管奇形（Osler-Weber-Rendu 症候群，Dieulafoy 病変など），大動脈瘻などが挙げられるが，UGIB の原因としては一般的ではない．

出血性消化性潰瘍を発症した後，NSAIDs を継続する必要がある患者にはどのような選択肢があるか？

- シクロオキシゲナーゼ 2 選択的 NSAID と PPI 療法．
- 心血管疾患の二次予防のために低用量アスピリンを服用している場合は，出血イベント後できるだけ早く（1～7 日以内に）再開する必要がある．
- 心血管疾患の一次予防のためのアスピリンであれば，UGIB を発症したほとんどの患者で中止すべきである．

> 病歴から，John は最近になってアルコールによる肝硬変の診断を受けたと判断した．

肝硬変と静脈瘤発生の関与は？

肝静脈圧較差（HVPG：hepatic venous pressure gradient）とは，門脈圧と肝静脈圧の差である．門脈圧亢進症は，門脈圧が 5 mmHg 以上の場合に起こり，肝硬変と最も関連する．興味深いことに，HVPG が 12 mmHg 未満であれば，静脈瘤は発生せず，出血の危険性はほとんどない．HVPG が 12 mmHg を超えても，出血のリスクと圧較差の間にはほとんど相関がない．門脈圧亢進に反応し，門脈体循環の側副静脈路経由の血液流入によって静脈瘤形成が起こり，最も一般的には食道遠位部や胃に発生する．静脈瘤は，小腸や大腸，肛門直腸領域にも発生することがある．

非肝硬変性門脈圧亢進症の原因としては，Budd-Chiari 症候群，門脈血栓症，収縮性心膜炎などがある．

肝硬変の Child-Pugh 分類について

このスコアは，多くの肝疾患の生存予測に用いられ，肝硬変では，静脈瘤出血や特発性細菌性腹膜炎などの主要な合併症の可能性を予測できる．ビリルビン，INR，アルブミン，腹水，脳症について 5～15 の間で点数をつけて分類する：
- スコア 5～6：クラス A（「代償性肝硬変」）
- スコア 7～9：クラス B
- スコア 10～15：クラス C

スコア 7 以上は非代償性肝硬変を示す．Child-Pugh スコアは，肝移植候補者の評価と肝硬変患者の予後予測に使用されていたが，移植患者のリストアップに関しては，別のスコアに取って代わられた（Case 19 参照）．

> 輸液のボーラス投与を続けているにもかかわらず，John は依然として頻拍（現在 120/分）であり，血圧は接触時より低下している（95/60 mmHg）．

John の出血源は？

最も可能性が高い出血源は，食道静脈瘤破裂である．食道静脈瘤は，肝硬変患者における門脈圧亢進性出血の最も一般的な部位であり，肝硬変患者の約 50% にみられるが，ほとんどの肝硬変患者で最終的には静脈瘤を発症する．

静脈瘤出血時の輸血に推奨されるヘモグロビン値は？

現状，ヘモグロビン値が 70 g/L（7 g/dL）以下になった場合に輸血投与が推奨されている．90 g/L（9 g/dL）の閾値と比較して，再出血，多臓器不全，死亡が減少するというエビデンスがある．さらに，ヘモグロビン値が 100 g/L（10 g/dL）を超える患者への輸血は避けるべきである．しかし，心疾患の既往（末梢血管手術，心不全，虚血性心疾患など）や，（乳酸値の上昇により示唆される）組織低酸素の存在，血行動態など，より高い閾値での輸血を必要としうる他要因も考慮する必要がある．

急速な失血では，輸血の目安として検査室でのヘモグロビン値を用いることができない場合がある．このような状況では，臨床的な血行動態の評価を繰り返し，出血量を定期的に推定し，場合によってはリアルタイムのトロンボエラストグラフィを用いて輸血を行う．

急性 UGIB におけるトラネキサム酸の役割は？

急性消化管出血患者の死亡率と血栓塞栓症イベントに関する，トラネキサム酸の高用量 24 時間投与の効果を HLAT-IT 研究で評価した．この研究では，トラネキサム酸投与によって死亡率は減少せず，消化管出血の治療戦略に組み込むべきではないと述べている．

静脈瘤出血の治療法

非内視鏡的治療
■ 薬物療法—肝内抵抗を減少させるか，門脈血流を減少させることを目的とする．使用可能な薬剤として以下がある．
- Terlipressin—バソプレシンの合成アナログで，作用時間が長く，安全性が高い．プラセボと比較して死亡率を減少させることが示されている唯一の薬剤である．英国では食道静脈瘤出血に対して認可されている．
- ソマトスタチン—この天然に存在するペプチドは，全身の血管系に影響を与えることなく，内臓血

管の収縮を引き起こす．門脈圧を低下させ，バソプレシンと比較して副作用が少ない．
- オクトレオチド─ソマトスタチンアナログで，内視鏡治療と併用するのが最もよく，米国ではソマトスタチンが入手できないため代わりに使用されている．

■バルーン圧迫止血──一般的に大量静脈瘤出血の場合に使用され，他の治療法が無効な場合や，すぐに施行できない場合，内視鏡検査の準備中などに，活動性静脈瘤出血をコントロールするために使用される．これは，最終的な治療が行われるまでの一時的な措置と考えたほうがよいが，内視鏡技術の向上に伴い，バルーン圧迫止血の使用経験は劇的に減少している．ほとんどの患者で出血コントロールは可能だが，バルーン収縮後の再出血のリスクは高い．最も一般的に使用されているバルーン装置はSengstaken-Blakemore チューブで，食道バルーン膨張用，胃バルーン膨張用，胃吸引用の3つのポートがある．チューブを50 cm の位置まで通し，胃バルーンを推奨空気量（約400〜500 mL）まで膨らませる．胸部 X 線で正しい位置が確認されたら，横隔膜の抵抗を感じるまでチューブをゆっくりと引き戻す．穿孔リスクがあるため，膨張時間を制限する必要があるが，出血コントロールのために食道バルーンも必要になると，穿孔リスクが最も高くなる．バルーンの留置期間と抜去タイミングは，内視鏡チームと綿密に調整する必要がある．現在の診療では，食道バルーンが拡張されることはほとんどない．

■経頸静脈性肝内門脈体循環短絡術（TIPS：transjugular intrahepatic portosystemic shunt）─経皮的アプローチにより，門脈体循環シャントを形成する．拡張可能な金属製ステントを血管造影の誘導下で進め，門脈と肝静脈の間に直接門脈大静脈シャントを形成し，肝実質を迂回して門脈圧を大幅に低下させる．急性静脈瘤出血が内視鏡的治療や薬物療法に反応しない場合，この手技を考慮すべきである．90％以上の患者において，活動性出血を抑制することができ，再出血は 20％未満である．HVPG＞20 mmHg の患者や Child-Pugh 分類 C の患者では，24〜48 時間以内に TIPS を施行することで死亡率が低下することが示されている．TIPS を受けた患者の最大 20％に脳症が発症し，5〜15％の症例でシャントの狭窄／完全閉塞が起こる．

内視鏡的治療

■バンド結紮術─この手技は，活動性食道静脈瘤出血のコントロールやその後の食道静脈瘤の処理に適した方法である．結紮は，内視鏡の先端に取り付けられたキャップに静脈瘤を吸引し，キャップから外れたゴムバンドで結紮する．バンド結紮により最大 90％の患者で急性出血をコントロールできる．結紮後のまれな合併症として，食道狭窄や結紮後潰瘍出血がある．また，食道静脈瘤が胃の近位部まで達している場合，成功率は低くなる．

■硬化療法─硬化性の血栓形成性溶液を静脈瘤内や静脈瘤の近傍に注入する．バンド結紮が失敗した場合に，出血コントロールのために施行されることが一般的だが，合併症の発生率が高くなる．

■ステント留置術─バルーン圧迫止血と比較して，重篤な合併症やさらなる出血を引き起こすことなく，15 日生存率が向上することが証明されている．また，輸血の必要性が少なく，出血もよりコントロールしやすい．

静脈瘤出血患者における予防的抗菌薬の役割は？

ランダム化比較試験とメタ解析から得られたエビデンスによると，静脈瘤出血患者に対する予防的抗菌薬投与により，総死亡率，細菌感染による死亡，再出血，入院期間の減少が示唆されている．静脈瘤出血症例の最大 20％に細菌感染がみられ，最大 50％が院内感染を発症することから，予防的抗菌薬の使用は理にかなっていると考えられる．さらに，感染症を発症した肝硬変患者では静脈瘤出血が起こりやすい．キノロン系抗菌薬やセファロスポリン系抗菌薬がよく使用されているが，耐性菌がいると効果

が激減するので，施設のガイドラインに従うべきである．

> John を診察し始めてから約 1 時間後，再度大量吐血した．一気におとなしくなり，痛みにしか反応しなくなった．酸素飽和度は高流量酸素投与下で 85%，血圧は 70/50 mmHg である．

どう対応する？

生命が脅かされる状況である．
- 緊急挿管と人工呼吸―意識レベル低下によって気道保護反射が失われ，胃に血液が充満している可能性があり，誤嚥のリスクも非常に高く，確実な気道確保のために気管挿管を行う（Introduction の Section 2 を参照）．大量吐血により気道が閉塞する可能性があるため，効果的な吸引と豊富な経験に基づいた気道サポートが不可欠である．さらに，適切な個人用保護具（フェイスシールド，エプロン，手袋など）を用意し，使用する．
- 大出血を宣言する―継続的な輸液蘇生の一環として，John には血液製剤が必要である．大量出血を起こしていることは明らかであり，輸血部門にこの緊急事態を知らせることで，できるだけ早く血液製剤を入手できるようにする．大量出血のプロトコルについては，施設の方針を確認すること．
- バルーン圧迫止血を検討する―前述したように，バルーン圧迫止血は，確実な内視鏡治療へのつなぎとして検討できる．
- 専門医の助けを借りる―緊急内視鏡検査を急ぐため，オンコール内視鏡チームにも緊急事態であることを伝える．

> 訓練を受けたアシスタントとともに，John の挿管に成功した．施設の大出血プロトコルに従って輸血を開始する（赤血球輸血 1：新鮮凍結血漿 1 など）．コンサルトした緊急内視鏡のオンコールチームを準備しているなか，INR が 2.3 であると報告を受けた．

大量輸血（MT：massive transfusion）の定義は？

最も一般的な定義は以下のとおり：
- 24 時間以内に 10 単位以上の輸血．
- 血液製剤の継続投与が必要と予測される状況で，1 時間以内に 4 単位以上の赤血球輸血．
- 3 時間以内に総血液量の 50% 以上が血液製剤に置換される．

出血を助長する凝固異常のある患者にも上記定義はあてはまるが，凝固異常に関しては特に触れられていない．

大量輸血に伴う合併症は？

即時型・早期型・遅延型や，免疫型と非免疫型など，合併症を分類する方法は複数ある．ここでは合併症を6つのカテゴリーに分類する：

1. **凝固異常**
■ 晶質液や大量輸血による希釈異常
■ 希釈性血小板減少症
2. **保存血液関連**
■ 炎症反応亢進
■ 免疫抑制
■ 血球溶血
■ 代謝性アシドーシス
■ 高カリウム血症による心停止
■ 低カルシウム血症
■ 低マグネシウム血症
3. **免疫抑制と感染**
■ 感染（細菌，ウイルスなど）
■ 入院期間延長
■ 死亡率増加
4. **肺関連傷害**
■ 輸血関連急性肺損傷（TRALI）
■ 急性呼吸窮迫症候群（ARDS）
5. **代謝**
■ 嫌気性代謝
■ 乳酸産生
■ 低体温
6. **輸液過多**

一般的に，非大量輸血においても痛み，発熱，アナフィラキシーの合併症を伴うことがある．

英国では，輸血に関連した重篤な副作用は，英国の血液監視システムであるSHOT（Serious Hazards Of Transfusion）に報告する必要がある．

今回のINRの結果は内視鏡検査の実施に影響を与える？

内視鏡検査は，INR正常化の治療中であっても延期すべきではない．このような凝固異常に関して，血液内科医にアドバイスを求めることは有用である．通常，肝疾患やワルファリン治療による凝固異常は新鮮凍結血漿（FFP）で治療できる．肝硬変患者では，INRは凝固促進因子の変化のみを反映しているが，抗凝固因子（プロテインC，プロテインSなど）の数値も変化しており，複合的な凝固障害であることが多い．このような状況では，トロンボエラストグラフィは血液製剤投与の指針になるかもしれない．患者が抗血小板療法（クロピドグレルやアスピリンなど）を受けている場合は，血小板輸血が必要になる場合がある．ワルファリンを服用している場合は，FFPやプロトロンビン複合体濃縮製剤（Beriplex®など）（訳者注：本邦ではケイセントラ®など）でINRを補正することができる．さらに，急

性 GIB 患者において血小板値が $50 \times 10^9/L$（$5.0 \times 10^4/\mu L$）以下に低下した場合には，血小板輸血の適応となる．

急性 UGIB による入院後の死亡リスクを高める要因

UGIB 患者の死亡率は 3〜14％である．以下のリスク因子は死亡リスクの上昇と関連している：
- 来院時ショック（収縮期血圧＜100 mmHg など）
- 高齢
- 進行した上部消化管悪性腫瘍の存在
- 腎不全，肝不全，播種性癌などの併存疾患
- 消化性潰瘍からの活動性／噴出性出血，非出血性可視血管などの特定の内視鏡所見
- 再出血は，死亡率を 10 倍に増加させる

> 内視鏡チームが到着し，緊急内視鏡検査を行った．出血性食道静脈瘤をみつけ，静脈瘤バンド結紮を成功させた．継続的な蘇生措置で，John は安定化の徴候を示し始めた．

もっと学びたい人へ

- Jameson, J., Fauci, A., Kasper, D. et al. (2018). Harrison's Principles of Internal Medicine. New York: McGraw-Hill Education. Chapter 44. 消化器出血に関する信頼できる情報．
- Kamboj, A., Hoverston, P., and Leggett, C. (2019). Upper gastrointestinal bleeding: etiologies and management. Mayo. Clin. Proc. 94（4）: 697–703. UGIB の病因と管理に関する簡潔なレビュー．
- García-Pagán, J., Caca, K., Bureau, C. et al. 2010). Early use of TIPS in patients with cirrhosis and variceal bleeding. N. Engl. J. Med. 362: 2370–2379. TIPS の早期施行により治療失敗と死亡率が大幅に減少したことを示したランダム化比較試験．

Part II The Cases

換気困難の患者

The Patient Who Is Difficult to Ventilate

> 夜勤の開始時，45歳のSusanの診察を依頼された．Susanは下気道感染による敗血症で，早朝に入院した．救急外来到着時，興奮し，重度の低酸素状態であったため，挿管してICUに搬送された．1日を通し，徐々に換気が困難になってきている．看護スタッフによると，血液ガスが悪化し，「人工呼吸器と戦っている」状態だという．

人工呼吸器との非同調の原因は？

- ■不適切な設定や換気モードによる人工呼吸器との非同調—Susanはおそらく挿管時に筋弛緩薬を投与されているだろう．はじめは，人工呼吸器で強制換気を行うように設定されていたはずだが，筋弛緩薬が代謝され，自発呼吸ができるようになっていると思われる．
  - 人工呼吸は，自発モード，強制モード，それらを組み合わせた併用モードに分けられる．吸気呼気比，呼吸数，吸気立ち上がり時間など，不適切に設定されうるパラメータが複数ある．自発モードや併用モードでは，患者の呼吸開始を検出し，換気をサポートするように人工呼吸器を設定できる．通常，目標の圧や換気量をサポートし，これらの呼吸がうまくいくかどうかは，患者の呼吸力学，臨床状態，人工呼吸システムの流動力学による．サポートが不十分な場合，患者はそれを補うために呼吸仕事量を増やすことがある．
  - 強制換気が患者自身の呼吸と同調していない場合，人工呼吸器は呼気に転じているが患者はまだ吸い足りないという状況になりうるし，その逆の状況も起こりうる．その結果，不快にみえる呼吸パターンが生じ，不規則な1回換気量と高いピーク圧を伴うことが多い．呼吸仕事量が増加し，肺内の剪断力による肺胞損傷のリスクやガス交換が悪化する可能性がある．
- ■痛み，苦痛，不十分な鎮静—多くの患者は気管チューブの存在に苦痛を感じているため，鎮静が必要なことが多い．ほかにもSusanにとって悩みの原因となりうるものは数多くある．例えば，Susanはせん妄を起こし，幻覚を見ているかもしれない．感染症による胸膜痛や，血管留置デバイスによる痛みがあるかもしれない．その他，胸腔ドレーン，手術創，既存の慢性／非定型疼痛症候群なども，クリティカルケアにおける疼痛の原因である．Susanは人工呼吸器のサポートが必要だが，適切な鎮静も必要で，通常RASS 0〜−2を目指す（Case 11参照）．一般的には，オピオイドと鎮静薬（レミフェンタニルとプロポフォールなど）を併用する．
- ■機器の問題やETTのずれ—すべてのガス管やフローセンサーを含め，患者から人工呼吸器までの回路のすべての要素を評価し，機器に問題がないか系統的に調べる．ETTがずれて気管支挿管（訳者注：気管挿管ではなくより深くに挿管されている状況）となり，片肺換気となったかもしれない．特にPEEPが高い場合，カフが声帯の上にずれてリークを起こし，人工呼吸器による陽圧が低下している可能性もある．フロートリガーを使用している場合，リークや人工呼吸器回路内の気流の障害により，リークを補正し人工呼吸器サポートをトリガーさせるために，より強い吸気努力が必要になる可能性がある．
- ■回路内の抵抗の増加—水が溜まったHMEF（熱水分交換フィルター）やチューブのよじれによって，

気流に対する抵抗は大幅に増加する．その抵抗は圧力変化を流量で割ったものに等しい．

$$R = \frac{P}{Q}$$

（R：流れに対する抵抗，P：圧力差，Q：流量）
この関係を以下のHagen-Poiseulleの法則と組み合わせると，

$$Q = \frac{\pi P r^4}{8 \eta l}$$

（Q：流量，P：圧力差，r：半径，η：粘度，π：パイ，l：長さ）
ガスの粘度と呼吸回路の長さが一定であると仮定すると，以下の逆関係が明らかなことがわかる．

$$R \propto \frac{1}{r^4}$$

したがって，半径が少しでも小さくなると，患者はこの抵抗の増大とガス流量の減少を克服しようと必死になるため，呼吸仕事量（呼吸補助筋の使用，頻呼吸，頻脈など）が増大することになる．

■呼吸器敗血症の悪化─Susanの明らかな不快感は，臨床状態の悪化による可能性がある．Susanはごく最近入院したが，病気の経過がはっきりしていない．呼吸器敗血症が悪化している可能性があり，初期の人工呼吸器サポートが不十分になっているかもしれない．抗菌薬の効果はまだ期待できない．網羅的な敗血症スクリーニング（血液培養，肺炎球菌とレジオネラ菌の尿中抗原スクリーニング，鼻咽頭吸引検体，インフルエンザスワブ検査を含む）が行われていることを確認し，微生物の専門家と現在の抗菌薬を再検討する．

■新たな病態─呼吸器敗血症に加えて新たな問題を発症した可能性がある．Susanの肺病理学，クリティカルケアチームが実施した介入，その他の偶発的な何かと関連しているかもしれない．Susanを診察する際には，気胸，胸水，肺虚脱，痰の詰まりなどの所見がないか，広い視野をもって観察しないといけない．急性の問題に集中して見逃されたかもしれない他臓器の問題を除外するために，全身的な評価が行われているかを確認する．皮膚に発疹（髄膜炎菌性敗血症，麻疹など）がないか，腹部に腹膜炎がないか，すべての侵襲的カニューレが清潔で適切な位置にあるか，などを忘れずに評価する．

Susanの呼吸器敗血症の原因は？

呼吸器敗血症は，市中肺炎や院内肺炎から起こる可能性がある．Susanの場合は市中肺炎（CAP）であり，おそらく細菌性かウイルス性であろう．
元々元気であった成人における<u>細菌性</u>の原因には，以下のものがある：
■定型
- 肺炎球菌（症例の約50％）
- インフルエンザ桿菌
- *Moraxella catarrhalis*

■非定型
- 肺炎マイコプラズマ
- 特に淀んだ水に曝露している場合は，*Legionella pneumophila* の可能性もある

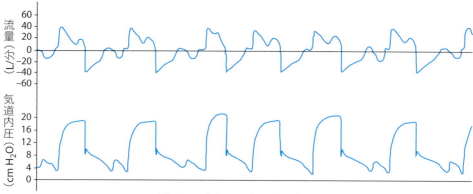

図 8-1　患者の圧力と流量波形

出典：Theophilus Samuels.

- クラミジア属
■ Susan の病状の重症度から，黄色ブドウ球菌やグラム陰性菌も考慮すべきである．二次的な細菌感染により，ウイルス感染からの回復が難しくなる場合もある．

ウイルス性の原因には以下のようなものがある：
■ インフルエンザウイルス―A／B 型インフルエンザによる「季節性インフルエンザ」．肺炎球菌に次いで，A 型インフルエンザが CAP の最も一般的な原因である．分類には表面蛋白（赤血球凝集素とノイラミニダーゼ）が用いられる．すぐに除外できない場合は，経験的治療（オセルタミビルなど）を開始することがある．C 型インフルエンザは軽度の感染しか起こさず，D 型インフルエンザは主にウシに感染する．
■ コロナウイルス―SARS-CoV（Case 24 参照）などの感染の可能性がある場合は，患者を隔離し，FFP3 マスク着用の必要性を検討する．

その他の原因としては以下のようなものがある：
■ 免疫抑制（HIV や免疫抑制薬の使用など），基礎疾患（肺線維化や閉塞性肺疾患など），めずらしい病原体への曝露（最近の海外旅行やカビへの曝露など）の原因を探るのが賢明であろう．いずれにも当てはまらない場合，原因が真菌である可能性は低いが，Susan が治療に反応しない場合は，真菌感染の可能性を検討すべきである．

　Susan を診察し，以下のことがわかった．体重 82 kg，身長 165 cm，BMI 30.1．人工呼吸器は SIMV（synchronised intermittent mandatory ventilation）モード：FiO$_2$ 0.85，PEEP 12 cmH$_2$O，設定呼吸数 14 回/分（実測呼吸数 35〜40 回/分），1 回換気量 120〜700 mL〔理想体重（IBW）57 kg〕．

　心拍 125〜130/分（洞調律），ノルアドレナリン 0.45 µg/kg/分で MAP 65 mmHg，血圧 95/50 mmHg．胸部は人工呼吸器と非同調な動きで（図 8-1），呼吸補助筋を使用している．ピーク圧アラームが断続的に聞こえる．

体温 38.4℃．アモキシシリン/クラブラン酸合剤とクラリスロマイシンが投与されている．プロポフォール 150 mg/時とフェンタニル 100 μg/時で RASS-2 に鎮静されている．また，尿量が 6 時間前から 0〜10 mL/時に減少していることに注意する．
　ほかには異常所見なし．
　初回血液検査結果— Hb 104 g/L（10.4 g/dL），WBC 14.2×10^9/L（14,200/μL），CRP 256（0.256 mg/dL），血小板 92×10^9/L（9.2×10^4/μL），尿素 9 mmol/L（24 mg/dL），クレアチニン 157 μmol/L（1.77 mg/dL）．
　動脈血ガス分析— pH 7.10，PaO$_2$ 7.2 kPa（54 mmHg），PaCO$_2$ 9.3 kPa（69.75 mmHg），塩基余剰−6.4 mmol/L．乳酸値は 3.6 mmol/L（入院時 3.1 mmol/L）．
　胸部 X 線では，広範な肺浸潤影がある．

臨床状況の評価は？

　診察と流量・気道内圧波形から，Susan は人工呼吸器と同調しておらず，圧外傷（barotrauma）と無気肺損傷（atelectrauma）のリスクがある．昇圧薬の必要量が増し，尿量が減少していて，状態は悪化しているようである．酸素供給量が減少し，呼吸仕事量の増加と発熱により酸素要求量が増加している．さらなる悪化を防ぐために，この時点で介入が必要である．

SIMV（synchronised intermittent mandatory ventilation）とは？

　人工呼吸器がプログラムされた呼吸数で強制呼吸を行い，同時に自発呼吸も行えるように設定された換気量制御モードである．例えば，設定呼吸回数が 14 回/分の場合，基本的に人工呼吸器は 60 秒間に 14 回の呼吸を均等に行い，14 回の呼吸はすべて設定した換気量での強制換気となる．自発呼吸があれば，人工呼吸器はそれを感知し，設定された最大呼吸数まで強制換気を行う．自発呼吸がなければ，設定呼吸回数の強制換気が行われる．患者が設定呼吸回数以上の呼吸をしている場合，プレッシャーサポートを設定しなければ，その呼吸には換気補助は入らない．

人工呼吸器のモード

　人工呼吸器のモードを分類する方法はいくつかある．膨大な数の人工呼吸器メーカーが新しい換気モードを次々と開発しているため，最新のモードは複数のカテゴリーにまたがっていることも多く，命名法も様々である．
　以下は分類の一例である：
■従来モード
　●圧制御（プレッシャーコントロール）—アシストコントロール，SIMV，プレッシャーサポート
　●換気量制御（ボリュームコントロール）—アシストコントロール，SIMV
■Adaptive モード（訳者注：患者の呼吸様式／状態に応じてサポートを適宜調整するモード）
　●シンプル—アシストコントロール，SIMV，ボリュームサポート
　●アドバンス—ASV（adaptive support ventilation）
■二相性モード

- BIPAP（biphasic positive airway pressure：二相性陽圧換気）
- APRV（airway pressure release ventilation：気道内圧開放換気）

他の分類法としては，以下もある：
■強制換気か自発呼吸か
■コントロール（人工呼吸器からの強制送気）かサポート（患者の自発呼吸を感知して送気）か
■トリガーモード（訳者注：人工呼吸器が送気開始するタイミング）—時間，圧，換気量，フロー，神経アシスト（NAVA）
■サイクリングモード（訳者注：吸気から呼気に転じるタイミング）—時間，換気量，フロー

知っておくべき人工呼吸器の非同調は？

■トリガーの非同調
- Delayed triggering（トリガー遅延）—患者の吸気努力と人工呼吸器の送気サポートとの間に遅延がある．
- Ineffective effort（非効果的努力）（訳者注：ミストリガーと表現されることもあろう）—患者の吸気努力が人工呼吸器の換気のトリガーにならない．
- Autotriggering（オートトリガー）—患者の自発的な吸気努力なしに人工呼吸器が換気を行う．心拍による振動やフローセンサーチューブ内の水滴で時々みられる．
- Flow asynchrony（流量の非同調）—人工呼吸器が送気する流量が患者の要求に対して不十分である．

■送気終了時の非同期
- Double triggering（二重トリガー）—1回の患者の吸気努力で，呼気がないまま2回の換気が行われる．
- Early cycling（早期サイクリング）—設定された呼吸が患者にとって短すぎるため，人工呼吸器の呼気中に自発吸気努力が起こる．
- Delayed cycling（遅延サイクリング）—人工呼吸器の送気時間が患者自身の自発吸気よりも長い．

ピーク圧とは？　プラトー圧との違いは？

ピーク圧とは，人工呼吸器が全気流抵抗（上気道と肺胞）に打ち勝つために発生する圧力のことである．

$$PIP = QR + \frac{V_t}{C} + PEEP$$

（PIP：peak inspiratory pressure，最高吸気圧，Q：flow，流量，R：resistance，抵抗，V_t：tidal volume，1回換気量，C：compliance，コンプライアンス，PEEP：peak end-expiratory pressure，最高呼気終末圧）

ピーク圧は吸気中に測定され，急なピーク圧単独の上昇は，人工呼吸器チューブの閉塞，気管チューブのよじれ，気管支痙攣などが原因の可能性がある．

プラトー圧は，細い気道と肺コンプライアンスをより反映するため，吸気休止中に測定する必要がある．

$$P_{plat} = \frac{V_t}{C}$$

（P_{plat}：plateau pressure，プラトー圧，V_t：1回換気量，C：compliance，コンプライアンス）

プラトー圧とピーク圧の両方が高い場合，無気肺，肺水腫，急性呼吸窮迫症候群（ARDS），気胸などによる肺コンプライアンスの低下を示唆する．詳細については，Case 24を参照されたい．

Susan の人工呼吸器非同調への対応は？

■換気モードを変更する―筋弛緩薬を使用していない患者で，特にCO_2が高く，軽い鎮静状態の場合，SIMVは自発呼吸に対して圧補助があっても忍容性が低いかもしれない．人工呼吸器の波形が不規則であることを加味すると，Susanの呼吸数が設定呼吸回数より非常に多いという事実は，人工呼吸器による換気が多いことを証明している．1回換気量は2～12 mL/kgの範囲で変動している．Susanの1回換気量は低1回換気量換気である約340 mL（6～8 mL/IBWkg）とするのが理想的である．
■人工呼吸器の設定を調整する―人工呼吸器の流量波形を評価し，Susanの個々の要件に応じて調整する．そのためには，高度な人工呼吸器設定（圧立ち上がり時間，トリガー感度など）を変更する必要がある．慎重に検討すれば，わずかな調整でも人工呼吸の忍容性を劇的に改善することができる．
■鎮静薬の増量―人工呼吸器換気の忍容性の向上を目指す．
■筋弛緩薬を検討する―適切な鎮静でもSusanの呼吸ドライブをコントロールできない場合，筋弛緩薬を追加する必要があるかもしれない．

Susanの容態が改善し，人工呼吸器からの離脱が進んでいるのであれば，適切な換気量を達成するようにプレッシャーサポートを設定した完全自発換気モードへの変更がよいかもしれない．しかし，病状が悪化している患者には，通常，人工呼吸器からのサポートを強め，鎮静を強めることで人工呼吸換気の忍容性を高める方が適切である．

> Susanは重症呼吸器敗血症で，多臓器不全を合併している．人工呼吸器との同調をよくするために，鎮静を深めることにした．プロポフォールの注入速度を200 mg/時に，フェンタニルの注入速度を200 μg/時に上げた．十分な鎮静が得られたら，ロクロニウムを50 mgボーラス投与し，人工呼吸器をPEEP 10 cmH$_2$Oのプレッシャーコントロールで換気量保証モードに設定した．
> ベテランのICU看護師が，入院前に撮影した胸部X線からARDSを疑っている（図8-2）．

ARDS とは？

ARDSとは，急性びまん性炎症性肺損傷であり，血管透過性亢進，肺重量増加，肺胞含気の喪失をもたらす（Ranieriら，JAMA，2012）．生理的死腔が増加し，肺のコンプライアンスが低下する．診断には，Berlin定義によれば，胸部X線で両側浸潤影を伴う低酸素血症（心不全や体液過多では説明できない）があり，PEEP 5 cmH$_2$O以上であることが必要である．重症度には3つのカテゴリーがある（表8-1）．

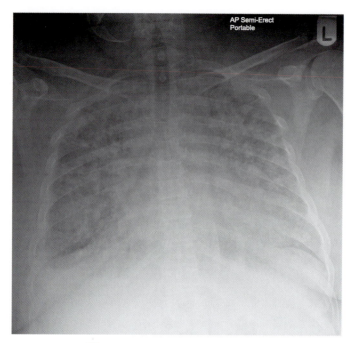

図 8-2　ARDS を示唆する胸部 X 線

表 8-1　ARDS の重症度

重症度	PaO$_2$/FiO$_2$（P/F）比	30 日死亡率
軽症	200〜300 mmHg または 26.6〜40 kPa	27%
中等症	100〜200 mmHg または 13.3〜26.6 kPa	32%
重症	＜100 mmHg または＜13.3 kPa	45%

Murray スコアとは？

　肺損傷重症度スコア（LISS や Murray スコア）は 1988 年に Murray らによって提唱された．このスコアは肺損傷の重症度を評価するために使用され，ARDS 患者が ECMO（体外式膜型人工肺）を必要とするかどうかの判断に役立つが，転帰を予測するために設計されたものではない．この複合スコアリングシステムは，4 つのパラメーターの異常の程度を点数化したものである：
- 胸部 X 線写真の浸潤影の程度
- P/F 比
- PEEP 値
- 呼吸器系コンプライアンス

　合計点が 3 点以上の場合は，ECMO センターへの相談を検討する．

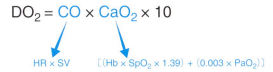

図 8-3　酸素供給式

DO_2：酸素供給量（mL/分），CO：心拍出量（L/分），HR：心拍数，SV：1 回心拍出量（mL），CaO_2：血中酸素含有量（mL/dL：10 倍すると mL/L になる），Hb：ヘモグロビン（g/L），SpO_2：酸素飽和度（%），PaO_2：酸素分圧（kPa），1.39：Hb 1 g 当たりの酸素結合容量，0.003：血中溶存酸素量（100 mL の血液中に 0.003 mL の酸素ガスが溶存）．
出典：Theophilus Samuels．

ARDS における筋弛緩薬使用のエビデンスは？

エビデンスには議論の余地がある．2010 年の ACURASYS 試験では，ARDS の早期から cisatracurium を持続注入することで 90 日死亡率が改善することが示された．

2019 年に行われた ROSE 試験（Re-evaluation Of Systemic Early neuromuscular blockade）は，以前の試験結果に異議を唱え，死亡率に対する有益性のエビデンスは示されなかった．

すべての EBM（evidence-based medicine）と同様に，これらの発表された研究は批判される可能性があり，過度の外挿は潜在的な問題をはらんでいる．他のいくつかの研究では，人工呼吸器非同調の増加と転帰の悪化との関連が報告されている（Zhou ら，Sci Rep, 2021 など）．合理的なアプローチは，人工呼吸器の設定，鎮静，鎮痛などをすべて最適化してみることであろう．そして，患者が潜在的に有害な圧と換気量で人工呼吸器非同調が継続するのであれば，筋弛緩薬の導入を検討する．

> 治療介入により，Susan の状態は落ち着いたようにみえ，30 cmH₂O 未満の圧で 1 回換気量 340 mL を容易に達成している．心拍は 105/分程度まで低下したが，血圧も低下した．ノルアドレナリンは，65 mmHg の MAP を目指して 0.65 μg/kg/分まで増量している．体温は 38.6℃．直近の悪化を評価・管理しているこの 60 分間で，尿は出ていない．

Susan に多量のノルアドレナリンが必要な理由は？ 血行動態を改善するに手段は？

Susan は敗血症性ショックである．敗血症の病態生理は完全には解明されていないが，細菌感染がインターロイキン（IL）（特に IL-1 と IL-6）や腫瘍壊死因子（TNF-α）のような炎症性サイトカインの放出を誘導し，全身的な炎症反応を引き起こしていると考えられている．血管拡張によって全身の末梢血管抵抗が減少し，毛細血管からのリークによってさらに悪化する．Susan の胸部 X 線の変化は，過剰な間質液と一致する．尿量減少は，腎灌流の減少を反映している可能性がある．

Susan は，肺の間質領域を含むサードスペースに体液を失いやすい状態にあるが，おそらく血管内容量は不足している．（ガス交換をさらに悪化させる）肺への体液貯留は避けるべきだが，昇圧薬の必要量を減らし，末端臓器の灌流を維持するためには，循環血液量の最適化が必要である．

酸素供給式（図 8-3）の心拍出量要素の増加を目指す．

1 回心拍出量は前負荷，心収縮力，後負荷に依存するため，Susan の臨床評価に基づいた必要性に応じて，この段階で輸液，昇圧薬，強心薬を考慮する．臨床評価と輸液管理にはベッドサイドでの心臓超音波検査を取り入れるのが理想的である（Case 1 参照）．

心拍出量モニタリングを行うことにした．ベッドサイドで，中心静脈カテーテルに接続された 50 mL のシリンジを使用し，モニターを観察しながら加温した 250 mL の晶質液を投与した．Susan の SVV は 24％から 18％に減少し，収縮期血圧は 92 mmHg から 96 mmHg に上昇した．さらに 3 回の輸液を行った．SVV は 11％になり，ノルアドレナリンを 0.47 μg/kg/分に減らした．次の動脈血ガス分析では，ガス交換は変化していないが，代謝性アシドーシスが続いており，塩基余剰は －7.5 mmol/L（乳酸 2.9 mmol/L）である．酸素飽和度は輸液負荷にもかかわらず維持されているが，ガス交換が改善するまで PEEP を最低 10 cmH$_2$O に維持するよう指示を残した．

腎代替療法を開始すべきか？　早期腎代替療法と後期腎代替療法のエビデンスは？

　Susan の ICU 滞在は比較的短い．以前の腎機能は正常であったとすると，ICU 入室時の血液検査では AKI と診断できる．ここ数時間尿量が減少している．

　早期腎代替療法を支持する強力なエビデンスはなく，何をもって「早期」とするか「後期」とするかについての真のコンセンサスもない．AKIKI，ELAIN，IDEAL-ICU 試験は相反する結果を示している．しかし，これらの試験は微妙に異なる問題を提起しており，試験デザインに大きな違いがあるため，メタ解析は困難である．クリティカルケアにおける多くの臨床的問題と同様に，個々の患者を評価し，どのように治療を進めるかについて臨床的判断を下すことが最善の指針である．

　VasCath™（透析用血管内留置カテーテル）を挿入し，数時間経過観察することにした．輸液と昇圧薬の最適化にもかかわらず尿量が低下したままであれば，状態が悪化し続ける可能性を考慮し，今夜にでも持続的静脈-静脈血液濾過を開始することになるであろう．重度のアシドーシスは，心収縮力低下，ヘモグロビン酸素解離曲線のシフト，肺血管抵抗増加，酵素機能低下などを引き起こす可能性がある．Susan のアシドーシスは呼吸器系の要素が大きいが，代謝系の要素を改善することで，過呼吸に耐えやすくなり，肺保護換気を継続できるようになる．

ステロイド開始のエビデンスは？

　いくつかの先行研究とは対照的に，あるメタ分析（Wu WF ら，Am J Emerg Med, 2018）では，重症 CAP におけるグルココルチコイドの使用は，院内死亡リスクと入院期間の両方を減少させる可能性が示唆されている．

　ステロイドはまた，血行動態不安定の際に好影響を与え，昇圧薬投与量と投与期間の減少が期待されるため，クリティカルケアでは使用されている．しかし，ステロイドは，ARDS，敗血症，高用量昇圧薬との併用に関しては，相反するエビデンスがあるため，クリティカルケアでは依然として論争の的となっている．グルココルチコイドはボーラス投与か点滴投与かどちらですべきかについても不明確なままである．

　敗血症ガイドライン（2021 年）では，敗血症性ショックでノルアドレナリン ≧0.25 μg/kg/分を少な

くとも 4 時間必要とする場合，ヒドロコルチゾンによる治療を開始することを提案している．

> 本症例の施設では，難治性の敗血症性ショックに対しステロイドが使用される傾向がある．ヒドロコルチゾン 50 mg を 1 日 4 回で処方する．介入の効果を確認するために 1 時間後に戻ってきた．動脈血ガス分析は以下のとおりである：pH 7.12, PaO_2 6.5 kPa（48.75 mmHg），$PaCO_2$ 10.5 kPa（78.75 mmHg），塩基余剰 −7.2 mmol/L，乳酸 4.7 mmol/L．

重症 ARDS の重症低酸素血症に対するレスキュー法は？

酸素化を最適化するために関連する人工呼吸器設定を調整し（PEEP，FiO_2，吸気/呼気比など），筋弛緩薬を考慮することに加えて，以下の手技を検討できる：

- 腹臥位（prone positioning）─この手技は，以下に挙げる他の手技よりも多くのエビデンスにより支持されている．臨床試験データのなかには矛盾するものもあるが，エビデンスの重要性としては ARDS における腹臥位の有益性を支持している．特筆すべきは，PROSEVA 試験（Geurin ら，NEJM 2013）で，重症 ARDS における有意な死亡率改善効果が示されたことである．
- APRV（airway pressure release ventilation：気道内圧開放換気）─APRV には小規模なエビデンスはあるが，大規模な多施設共同試験ではまだ評価されていない．
- ECMO（extracorporeal membrane oxygenation：体外式膜型人工肺）─ARDS における ECMO の使用を支持するエビデンスはいくつかあるが，これは非常に侵襲的な手技である．血管内カニューレが大きく，積極的な抗凝固療法が必要なため，合併症を引き起こす可能性がある．さらに，ECMO は英国内の少数のセンターでしか実施されていないため，利用可能な施設は限られている．
- HFOV（high-frequency oscillatory ventilation：高頻度振動換気法）─HFOV を検討した 2 つの臨床試験が 2013 年に New England Journal of Medicine 誌に発表された（OSCAR, OSCILLATE）．1 つは死亡率に差はなく，もう 1 つは死亡率の上昇を示唆した．それ以来，HFOV は成人患者にはあまり使用されなくなった．
- 吸入肺血管拡張薬─吸入一酸化窒素とエアロゾル化プロスタサイクリンはレスキュー療法に使用されることがあるが，研究データは限られており，不明確である．
- リクルートメントマニューバー─「open lung」戦略を実施するために，様々な方法（段階的リクルートメント操作など）が提案されているが，有効性を支持する強力なエビデンスはない．実際，ART 試験（2017 年）では，リクルートメント操作に関連した死亡率の増加が示された．リクルートメント操作は慎重に使用し，経験豊富な臨床医が選択した患者にのみ行うべきである．

> Susan を腹臥位にすることを決め，看護師に血液濾過の準備をするように依頼した．

腹臥位の方法は？

- チーム編成—気道管理訓練を受けた医師を頭側に1名，訓練を受けたその他スタッフ6名が補助に付く（施設のプロトコルによる）．
- スタッフは眼保護具を含む適切な個人防護具（PPE）を着用する．
- すべてのラインとチューブが固定され，Susan の頭側か足側のほうにまとまっていることを確認する．
- 圧を受ける可能性のある部位を支え，クッションとなり，腹部が自由になるようなパッドが十分に準備されていることを確認する．
- 胃管からの経腸栄養を中止し，胃管を吸引する．
- 筋弛緩薬のボーラス投与を行い，「Cornish pasty」法を用いて Susan をうつ伏せにする．患者の下にシーツを敷き，その上にもう1枚のシーツをしっかりと巻き，注意を払いながら，患者をうつぶせにできるようにする．腹部を自由にし，圧迫点を保護するために複数の枕が使用する．

腹臥位による酸素化改善の機序は？

- 正常肺への血流増加による換気／灌流マッチングの改善
- 機能的残気量（FRC）の増加
- 無気肺の減少
- プラトー圧の均一化
- 右室後負荷を軽減させうる経肺圧の均一化
- 分泌物排出の促進

Susan を安全に腹臥位にした後の，（血液濾過に加えて）今後の管理は？

- 腹臥位管理には，人工呼吸器パラメータの設定と，腹臥位を維持する時間の指示が必要である．
  - 患者が安定していれば，16時間腹臥位を維持する．
  - 1時間後に動脈血ガス分析をチェックし，酸素化の改善を確認する．
  - 定期的な圧迫点の評価と「水泳姿勢」での腕と頭の交互の動きを4時間ごとに行う．
  - 定期的な吸引．
  - 高 PEEP で肺保護換気を行う．必要に応じて筋弛緩薬を使用する．腹臥位と APRV の併用を考慮する．
  - ECMO 導入の可能性について ICU 指導医に連絡する．
  - クリティカルケアの維持管理を確認する．胃管の留置と栄養，血栓予防，血糖コントロール，ストレス潰瘍予防などを検討する．
  - さらなる画像診断として胸部 CT が考えられるが，Susan の状態はまだ安定していない．仰臥位に戻した際に正式な心臓超音波検査を依頼する．
  - Susan の家族に電話し，容態の変化について状態の変化について最新情報を伝える．Susan は既婚で2人の小さな子供がおり，3人の兄弟ともとても仲がよい．

ICU 指導医がちょうど病院に到着し，（位置によって制限はあるが）ベッドサイドで心臓と肺の超音波検査を行った．ICU 指導医が地域の ECMO 紹介センターに電話するも，引き受けたいがあいにく今は空床がないという．朝にはまた連絡をするが，その間は腹臥位を継続するようにとのことであった．APACHE II スコアは 23，SOFA スコアは 10．

本症例の考えられる転帰は？

Susan は重症市中肺炎である．入院時の CURB-65（錯乱，尿毒症，呼吸数，血圧，65 歳以上）スコアは 4 で，30 日後の死亡予測リスクは 27.8％の最高リスク群である．APACHE II スコアでは，死亡率はおよそ 40％である．SOFA スコアでは死亡率は 40〜50％である．どのスコアリングシステムを使うにせよ，Susan はクリティカルケアで死亡する可能性がかなり高い．このことを近親者に伝え，必要であれば家族への支援と子どもの保護も行うべきである．

敗血症や多臓器不全以外の肺炎合併症は？

- 胸水貯留
- 膿胸
- 肺膿瘍
- 肺線維症

ICU に入院して 4 日後，Susan は急速に改善し始め，入院 5 日目に抜管．その 2 日後に一般病棟に転棟し，3 週間の入院の末，自宅に戻った．6 週間後の胸部 X 線に異常はなく，仕事に復帰する予定である．呼吸器外来と ICU フォローアップ外来を受診することになる．

もっと学びたい人へ

- Arnal, J. (2018). Monitoring Mechanical Ventilation using Ventilator Waveforms. Cham: Springer. 人工呼吸器波形の詳細を探究する有用な教科書．
- Kallet, R. (2015). A comprehensive review of prone position in ARDS. Respir. Care 60 (11): 1660-1687. COVID-19 以前の腹臥位に関する有用なレビュー．
- Cilloniz, C., Torres, A., and Niederman, M. (2021). Management of pneumonia in critically ill patients. BMJ 375: e065871. 米国からの最新技術のレビュー
- Slutsky, A. and Villar, J. (2019). Early paralytic agents for ARDS? Yes, no and sometimes. N. Engl. J. Med. 380: 2061-2063. ARDS における筋弛緩薬の論説．

Part II　The Cases

胸痛の患者

The Patient with Chest Pain

> 日中，院内の内科急性期病棟で緊急コールがあり対応した．到着すると，34歳女性のGraceという患者が，頻呼吸（呼吸数30回/分）で，15 L/分の酸素投与下で酸素飽和度96%の状態であった．110/分の頻拍，血圧120/70 mmHg，38℃の発熱がある．Graceの意識は清明で，質問に適切に答えることはできるが，呼吸困難で長い会話は途切れ途切れになる．Garceは突然の左胸痛（それにより深呼吸しにくくなっている）と，触診で痛みを伴う左ふくらはぎの腫れを訴えている．Graceを安定させるための処置はすでに開始されている．

この症例で最も考えられる状態悪化の原因は？

臓器別アプローチで考えられる原因は以下のとおりである：
- 呼吸器—肺炎，肺塞栓症，喘息急性増悪，自然気胸
- 心血管—急性心筋梗塞，大動脈解離，アナフィラキシー，鎌状赤血球症による急性胸部症候群
- 筋骨格系—外傷（肋骨骨折など）
- 消化器—消化管穿孔，急性膵炎

呼吸困難，突然発症の胸膜性胸痛，触診によるふくらはぎの圧痛，頻呼吸，頻脈，発熱を呈していることから，臨床的に急性肺塞栓症（PE）を強く疑う．

PEの管理は？

PEの管理で重要なことは，臨床評価や診断検査と同時に安定化を図ることである．患者を2つのカテゴリーに分類することが推奨される：
- 血行動態安定
- 血行動態不安定

急性高リスク肺塞栓症における血行動態不安定の定義は？

- 心停止
- 閉塞性ショック—収縮期血圧（SBP）＜90 mmHgや，十分な輸液蘇生と末梢臓器灌流が得られているにもかかわらず，SBP≧90 mmHgを達成するために昇圧薬が必要となる．
- 持続性低血圧—SBP＜90 mmHgやSBP減少幅≧40 mmHgが15分以上持続し，新規発症の不整脈，循環血液量減少，敗血症が原因でないもの．

現在，Grace は血行動態的に安定しているようなので，診察を続ける．Grace によると，過去 12 か月間に 3 回の流産を経験し，最近，抗リン脂質抗体陽性が確認されたとのこと．尿による妊娠検査は陰性であった．

抗リン脂質抗体と Grace の症状との関連は？

静脈／動脈血栓症の発症と妊娠中の罹患（反復性流産など）は，抗リン脂質症候群（APS）と一致する．APS は静脈血栓塞栓症（VTE）の後天的リスク因子であり，現在の臨床症状の原因として PE が最も疑わしいという推察の裏付けになる．Euro-Phospholipid Project（2002）が 1,000 人の APS 患者のベースラインの特徴を報告しており，38.9％が深部静脈血栓症（DVT）を，14.1％が PE を呈するという結果は注目に値する．

VTE リスクを高める他のリスク因子は？

- 遺伝的リスク因子―プロテイン C／S 欠乏症，アンチトロンビンⅢ欠乏症，第 V 因子 Leiden 変異
- 後天的リスク因子―年齢，肥満，VTE の既往，悪性腫瘍，血管炎，妊娠，ホルモン補充療法，経口避妊薬
- ICU 関連リスク因子―長期間の不動状態（人工呼吸管理，筋弛緩薬，鎮静薬など），大腿静脈カテーテル，血栓予防薬の用量不足や未投与

PE の診断に役立つ血液検査は？

- 動脈血ガス―胸部 X 線が正常である場合の低酸素血症は，PE を疑うべきである．しかし，約 14〜24％の患者で PaO_2 は正常である．肺胞-動脈（A-a）較差の増大は少なくとも 60％の患者にみられ，呼吸性アルカローシスを伴う二酸化炭素の低下は約 40％の患者にみられる．動脈血中二酸化炭素上昇は，大きな PE による死腔増加で起こりうる．
- 血清 D-ダイマー―架橋フィブリンからの分解産物の指標である．PE の可能性が低い患者でこの値が正常であった場合，その後 3 か月以内に VTE の頻度が増加しないことが知られているため，追加の診断検査は必要ない．
- トロポニン I／T―急性 PE 患者の 30〜60％でトロポニン I／T が上昇する．トロポニン値の上昇は，PE 患者全般や来院時血行動態安定の PE 患者において，死亡リスクの上昇と関連している．高感度トロポニン T 測定は，入院中の臨床転帰不良を除外する高い陰性的中率を有している．
- B 型ナトリウム利尿ペプチド（BNP）と N 末端（NT）proBNP―心筋の伸展に反応して放出され，BNP と NTproBNP の値は，急性 PE における右室機能障害と血行動態障害の重症度を反映する．これらのバイオマーカーは，早期臨床転帰不良を除外するのに有用であり，高い感度と陰性的中率を示す．

PEでみられる心電図異常は？

　PE を発症した患者の 70% は，頻拍と非特異的な ST 部分と T 波の変化を呈する．古典的な S1Q3T3 パターン（I 誘導での S 波，III 誘導での Q 波，III 誘導での陰性 T 波）や新規の不完全右脚ブロックがみられるのは 10% 未満である．

PE と診断された患者の予後不良に関連する心電図異常は？

- 頻拍（>100/分）
- 新規の完全右脚ブロック
- 心房性不整脈（心房細動など）
- aVR の ST 上昇
- S1Q3T3 パターン
- 前壁領域の ST 変化や陰性 T 波

胸部 X 線をオーダーする理由は？

　現在の症状の他の原因を調べることが主である．PE においては，胸水貯留や無気肺などの非特異的な所見が最も一般的である．胸部 X 線は患者の最大 1/5 で正常である．

PE 診断の "ゴールドスタンダード" とされる画像診断法は？

　CT 肺血管造影（CTPA）は，PE を検出するための最も感度が高く，特異的な画像診断法である（特に PE 診断プロトコルの一部として利用される場合）．

PE 疑いの患者に CTPA を行う利点と欠点は？

利点
- PE 疑いに対する高い診断精度を有する
- 他疾患の診断が可能である
- 先進国では広く利用可能な技術である

欠点
- 非常に状態が悪い患者では病院内搬送が危険な可能性
- 撮影中，患者への即時対応が不可能
- 造影剤の静脈内投与によりアナフィラキシーを起こす可能性
- 大量の電離放射線を使用する
- 静脈内造影剤の使用により腎障害が悪化する可能性

CTPA の結果で確定診断が困難となる状況は？

- アーチファクト（患者の動き，金属異物，機器のコード類など）
- 心拍出量異常による肺動脈とその分枝の造影効果が最適でない場合

表 9-1 Wells と modified Wells における臨床的確率評価の基準とスコアリングシステム

基準	点数
DVT の臨床所見（下腿浮腫や圧痛）	3
他疾患よりも PE を疑う	3
頻拍（＞100/分）	1.5
過去 4 週間における不動（＞3 日）or 手術	1.5
DVT／PE の既往	1.5
血痰	1
悪性腫瘍	1
＜Wells criteria での臨床的確率評価＞	合計点
高リスク	＞6
中リスク	2〜6
低リスク	＜2
＜modified Wells criteria での臨床的確率評価＞	合計点
PE らしい	＞4
PE らしくない	＜4

DVT：深部静脈血栓症，PE：肺塞栓症．

■病的な肥満／体型

PE で使用される検査前確率スコアは？

　最も広く受け入れられているのは，Wells criteria と modified Wells criteria である．これらは，臨床的リスク変数を加算して検査前確率を算出する（表 9-1）．Wells criteria は，PE が疑われる外来患者に対して最も有効であり，高齢者では正確性に欠ける可能性がある．しかし，特に入院患者においては D-ダイマー測定を併用することで，PE 診断の特異度と感度が向上する．D-ダイマーが陰性で確率が低いと判断された場合，PE は効率的に除外される．

Wells criteria による Grace の PE 発症率は？

　鑑別リストのなかで PE が最も妥当な診断であると考えて 3 点，Susan の臨床症状（ふくらはぎの圧痛や下腿腫脹など）で 3 点，100/分以上の頻拍で 1.5 点となり，合計 7.5 点である．このことから，標準的な Wells criteria では急性 PE である可能性が高く，修正版では "PE らしい" ことが示唆される．

PE 診断における心臓超音波の役割は？

　血行動態不安定で高リスクの PE が疑われる患者において，心臓超音波で右室の過負荷や機能障害が

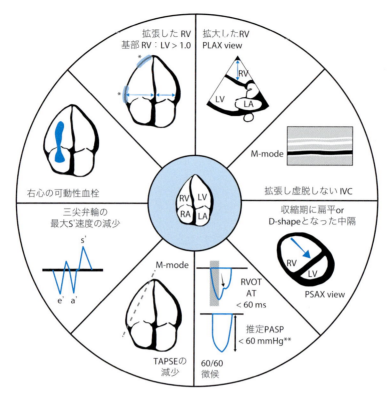

図 9-1 急性 PE において示しうる心エコー所見
RV：右心室，LV：左心室，LA：左心房，RA：右心房，PLAX：傍胸骨長軸像，s'：三尖弁輪の最大収縮期速度（女性では正常 9〜17 cm/秒），e'：三尖弁輪の最大初期拡張期速度，a'：三尖弁輪の最大後期拡張期速度，TAPSE：三尖弁輪面収縮期偏位（正常値 ≧ 17 mm），RVOT AT：右室流出路加速時間（グレーの部分：正常 > 130 ミリ秒），PASP：肺動脈収縮期圧，PSAX：傍胸骨短軸像，IVC：下大静脈，収縮中期ノッチ（黒矢印），＊McConnell's sign：RV 中間自由壁が運動障害となり，心尖部と基部が相対的に温存される（薄い青の部分），＊＊三尖弁逆流ジェットの最大速度から推定（正常 < 2.8 m/秒）．
出典：Theophilus Samuels．

証明されなければ，原因としての PE は事実上否定的である．このような場合，心臓超音波は急性弁膜症や重度の左室収縮機能障害など，他病態の診断に役立つが，急性 PE がなくても，右室の過負荷や機能障害がみられることもある．

経胸壁心臓超音波（TTE）の解釈は，特に右心系に焦点を当てた場合，描出が悪く評価が難しくなりうるが，右室機能障害の程度は，肺スキャンにおける灌流障害の程度と直接的な相関がある．

心エコー所見には以下のものがある（図 9-1）：
- 右室の局所的な縦方向の機能低下
- 右室腔サイズの増大―25％以上の患者にみられる
- 三尖弁逆流
- 中隔壁の奇異性運動―右室の圧力過負荷の可能性がある
- McConnell's sign―右室中間自由壁が運動障害を起こし，心尖部と基部は相対的に温存される
- 右心腔内の可動性血栓―死亡率が高い
- 拡張し虚脱しない下大静脈
- 「60/60」徴候―収縮中期ノッチ右室流出路（RVOT）加速時間 < 60 ミリ秒と，推定肺動脈収縮期圧 < 60 mmHg（三尖弁逆流ジェット速度から推定）を同時に呈する

PEにおける右室機能障害と予後との関連は？

右室機能障害（RVD）があると，死亡率や塞栓関連の有害事象が増加する．ショックと重度RVDを有する患者の死亡率は65％に達する．血行動態が安定していれば，RVDのあるPE患者の死亡率は8〜14％である．RVDのないPE患者の死亡率は3％未満である．

PE患者の転帰不良に関連する他の因子は？

ICOPER試験で，以下の臨床的特徴が3か月死亡の有意な独立した予測因子であることが示された：
- 70歳以上
- 悪性腫瘍
- うっ血性心不全
- 慢性閉塞性肺疾患
- 低血圧
- 頻呼吸
- 右室壁の運動低下

転帰予測因子として最も有力な臨床的特徴は？

ICOPER試験において，低血圧（収縮期血圧＜90 mmHg）が3か月後転帰の最も有力な予測因子であることが明らかになった．

> Graceの状態は悪化し始め，傾眠傾向である．直近の20分間で，輸液負荷したにもかかわらず，低血圧（80/40 mmHg）が持続している．心臓超音波で，右心室の収縮機能低下と拡張を確認した．動脈血ガス分析は，pH 7.0，PaO_2 6 kPa（45 mmHg），$PaCO_2$ 11 kPa（82.5 mmHg），HCO_3 11 mmol/L，乳酸 7.4 mmol/L，K^+ 5.1 mmol/L．D-ダイマー測定は陽性である．胸部X線は正常．

当面の懸念は？

Graceの状態はかなり悪化しており，明らかに血行動態不安定である．昇圧薬サポートとともに人工呼吸器管理を必要としている（人工呼吸器管理を行っても，V/Qミスマッチのために酸素化改善はわずかかもしれないと意識しておくことが重要である）．

> Graceの状態が悪化しているため，ICU指導医と協議の結果，麻酔科の同僚のサポートを得て，挿管し人工呼吸器管理を行うことにした．

Graceに気管挿管を行う前・挿管中・後で考慮すべき手順の概要

挿管前
- 近親者になぜこの処置が必要なのか，理想的には処置前など，できるだけ早く説明する．Graceの状態不良を考えると，リスクがないわけではなく，死に至る可能性があることを伝える．
- 緊急事態であるため，Graceを「より安全な」環境（オペ室など）に移すことは不可能であり，事実上「病棟」と同条件での処置となる．IntroductionのSection 2に沿った準備を徹底する．
- 処置前に動脈血圧モニタリングを検討するが，それによって挿管が遅れてはならないため，もし不可能なら，チームの1人が中心脈拍（大腿動脈など）を連続的に触診するように割り当てるべきである．

挿管中
- さらに血行動態が不安定になることが予想されるので，導入薬と投与量を適宜調節する．

挿管後
- 挿管したら，吸気のプラトー圧が高くならないように注意する．プラトー圧が高いと有害な低血圧を引き起こす右心障害を悪化させる可能性がある．

　問題なく挿管を終え，プラトー圧の上昇を避けるために人工呼吸器を装着する．中心静脈ラインが留置され，ノルアドレナリンを 0.6 μg/kg/分まで急速に増量する．導入から30分後，血圧は 85/40 mmHg と低いままであり，SpO_2 は 90〜92%（FiO_2 1.0），130/分とさらに頻拍になっている．気管チューブの忍容性のために，最小限の鎮静薬を投与している．身体診察とベッドサイドの肺超音波検査では，気胸の所見はない．

現時点で起こっていることは？

　蘇生処置を行っても血行動態不安定なままであり，低血圧，低酸素血症，右室機能障害を考慮するとおそらく massive PE である可能性が高い．導入薬の初期の心抑制作用も挿管後の低血圧に関与しているかもしれない．しかし，Grace は導入前からすでに低血圧が持続しており，導入薬を投与してから十分な時間が経過しているので，導入薬と持続鎮静が現時点で重要な要因になるとは考えにくい．

現時点で Grace の CTPA への搬送は安全か？

　現在，挿管・人工呼吸器管理となり，組織灌流を改善するために昇圧薬のサポートが必要となっており，生命を脅かす massive PE である可能性が高い．様々な介入にもかかわらず，状態はさらに悪化する可能性があり，このような状況での院内搬送はリスクがないとは言えない．結局のところ，CTPA を行うかどうかは利益と害の関係であり，上級医からの意見と話し合いが必要である．診断を確定するために CTPA が絶対に必要なわけではないが，（急性大動脈解離のような他の原因を除外するためなど）継続的な管理方針の決定には有用だろう．

ICU 指導医との話し合いの後，ICU に向かう途中で Grace を CT 撮像に搬送することにした．CT で，右室機能障害を伴う massive PE が確認された．

現時点での治療の優先順位は？

救命の可能性のある治療を開始すべきである：
- 血栓溶解療法—血栓溶解薬の使用は，血行動態不安定な PE 患者に対する治療法として広く受け入れられている．血栓溶解療法が最も有効なのは，症状発現から 48 時間以内である．血栓溶解療法は，適切と判断されれば，症状が 6〜14 日経過した患者にも有効である．出血リスクが高い患者，血栓溶解療法が一度でも失敗した患者，血栓溶解療法が効果的に血栓を溶解する前に死亡する可能性が高い患者では，血栓溶解療法の有無にかかわらず，カテーテルによる血栓除去を検討する．臨床的に不安定な状態が続き，36 時間経過しても心臓超音波で右心機能障害が変わらない場合は，血栓溶解療法は不成功と判断される．
- 血栓除去術—血栓溶解療法が明らかに禁忌である患者には，血栓を外科的か経カテーテル的に除去することができる．しかし，すべての施設でこの治療ができるわけではないので，病院間搬送が必要になることがある（特に外科的治療が必要な場合は，経験豊富な外科医と人工心肺装置が必要になる）．外科的血栓除去術は診断と治療の両方を同時に行うことができ，血栓溶解療法が無効であった場合の選択肢の 1 つである．外科的血栓除去術は，特に高齢者では死亡率が高いとされているが，血栓溶解療法と比較し 30 日死亡率に差がないというエビデンスが示されている．

血栓溶解療法の絶対禁忌と相対的禁忌について

絶対禁忌
- 3 か月以内の虚血性脳血管障害
- 既知の頭蓋内悪性新生物
- 既知の頭蓋内器質的脳血管障害
- 頭蓋内出血の既往
- 大動脈解離の疑い
- 活動性の出血
- 最近の脊椎や脳神経外科手術
- 最近の重大な頭蓋内頭部外傷や顔面外傷

相対的禁忌
- 75 歳を超える
- 抗凝固療法
- 妊娠
- 最近の内出血
- 心肺蘇生 > 10 分
- 認知症
- 3 週間以内の大手術

■ 3 か月以内の脳血管障害の既往

> 血栓溶解薬を投与することにした．

PE に使用できる血栓溶解薬は？

PE の治療に使用される薬剤には以下のものがある（https://bnf.nice.org.uk　2022 年 10 月 1 日アクセス）：

- 遺伝子組換え型プラスミノゲンアクチベーター（rtPA）（アルテプラーゼ）―初回に 10 mg を 1～2 分かけてボーラス投与し，その後 90 mg を 2 時間かけて点滴静注する．体重 65 kg 未満の患者には，最大投与量が 1.5 mg/kg を超えないようにすることが推奨される．
- ストレプトキナーゼ―250,000 単位を 30 分かけて投与し，その後 100,000 単位を 1 時間ごと 24 時間かけて投与するか，1～2 時間かけて 1,500,000 単位を投与する．
- ウロキナーゼ―4,400 単位/kg を 10～20 分かけて負荷投与し，その後 4,400 単位/kg を 12 時間かけて投与する．

薬剤，投与量，投与プロトコルについては，施設の処方法を確認すること．

急性 PE における血栓溶解療法の主な利点と欠点について

利点
- 血行動態―肺動脈圧，右室機能（右室後負荷の減少など），肺灌流が短期的に改善する．これらの短期的な改善が初期段階以降も持続するかどうかは，現在のところ不明である．
- 使いやすさ―この治療法は広く利用でき，投与も容易である．

欠点
- 出血―抗凝固療法（ヘパリンなど）と比較して，全身性血栓溶解療法は大出血や頭蓋内出血のリスクを増加させる．しかし，高リスクの患者（心原性ショックなど）では，血栓溶解療法による死亡率や PE 再発率の低下という利益が，出血の害を上回ると考えられる（大出血の発生率 9.9%，頭蓋内出血の発生率 1.7%）．

> Grace へ血栓溶解療法が行われた．人工呼吸器管理を行い，平均動脈圧を 60～65 mmHg に維持するため，昇圧薬のサポート（ノルアドレナリン 0.1 μg/kg/分）を要している．

PE 治療における肺血管拡張薬の役割は？

肺血管を拡張して右室後負荷を減少させるという理論的利点は魅力的である．しかし，今のところ，

肺血管拡張薬（一酸化窒素，エポプロステノールなど）を PE 治療に使用した大規模なランダム化比較試験はなく，その使用は推奨されていない．

> Grace はその後 72 時間の経過で改善傾向であり，心臓超音波でも右室機能が著明に改善していた．

PE に伴う早期／後期合併症は？

3 か月以内に起こりうる早期合併症には以下のようなものがある：
- 血行動態破綻／心原性ショック—低血圧による死亡の最大のリスクは発症後 2 時間以内であるため，抗凝固療法のみではなく，血栓溶解療法を早期に考慮することが不可欠である．来院時や来院後に低血圧であった患者は，最長 72 時間にわたって死亡リスクが高く，集中治療室やそれに準じる病棟でのケアが望ましい（特に右室機能障害がある場合）．
- 再発—発症から少なくとも 2 週間は再発のリスクがある．そのリスクは徐々に減少し，3 か月後には約 6％になる．悪性腫瘍と診断され，抗凝固療法を治療レベルに維持できない場合，再発の可能性が高くなる．
- 脳卒中—急性 PE 患者に卵円孔開存（PFO）があると，脳卒中のリスクが高まると考えられている．脳卒中と一致する神経症状が現れたら，可能であれば PFO の適切な検査を行うべきである．

後期合併症には以下のようなものがある：
- 再発—PE の再発リスクは抗凝固療法を効果的に行うことで低下するが，悪性腫瘍などのリスク因子がある場合には増加する．
- 死亡—現在のエビデンスでは，PE 患者をマッチさせた対照群と比較した場合，30 年後の死亡率が 3 倍に増加することが示唆されている．これらの死亡のほとんどは，悪性腫瘍，敗血症，心筋梗塞，心不全，脳卒中など，他の原因であることに注意が必要である．
- 慢性血栓塞栓性肺高血圧症（CTEPH）—めずらしい合併症だが，最初の症状から 2 年以内に息切れと運動耐容能の低下を呈する．さらに，末梢浮腫や労作時胸痛などの右室機能障害の症状を呈することがある．
- 心血管—心房細動や心血管イベントの発症が増加する．

> Grace は 5 日目に抜管に成功し，その後呼吸器チームの管理のもと一般病棟に転棟した．

もっと学びたい人へ

・Konstantinides, S., Meyer, G., Becattini, C. et al. (2020). 2019 ESC guidelines for the diagnosis and management of acute pulmonary embolism developed in collaboration with the European Respiratory Society (ERS). The task force for the diagnosis and Management of Acute Pulmonary Embolism of the European Society of Cardiology (ESC). *Eur. Heart J.* 41: 543-603. 急性肺塞栓症患者の管理に関連するいくつかの重要ポイントに関する包括的なガイドラインであり，右心室の病態に関する素晴らしい記述も含まれる．

Part II The Cases

10 院外心停止の患者

The Out-of-Hospital Cardiac Arrest Patient

夜勤中に救急部門に呼ばれた．救急部門チームが院外心停止（OHCA）の68歳男性Garyの到着に備えている．Garyは午前1時頃，トイレで倒れているところを妻に発見された．救急隊の到着を待つ間，妻は10分間の一次救命処置を行った．救急隊員はGaryに気管挿管し，心拍再開（ROSC）まで30分間のCPRを継続した．初期リズムはショック可能（心室細動）であり，6回のDCショックを行った．現在，救急部門に搬送中である．

心停止の定義は？

心停止は，有効な循環の停止（触知可能な脈拍がないことで確認される）を引き起こす突然の心機能の低下として定義され，迅速な医療介入によって可逆的になりうるものである．介入が遅れたり不適切であると，救命の可能性が著しく低下し，永続的な神経学的／心理学的ダメージのリスクが高まる．医療介入がなければ死に至る．

救命の連鎖とは？

英国蘇生協議会（UK Resuscitation Council）は，救命の連鎖を一連のイベントとして「リンク」と表現しており，同じように適切に実行することで心停止患者の救命可能性が最大化する：
- 心停止を直ちに認識し，助けを呼ぶ（第1のリンク）
- 効果的なCPRを速やかに開始する（第2のリンク）
- できるだけ早期に除細動を行う（第3のリンク）
- 蘇生後のケアの最適化（第4のリンク）

英国におけるOHCAのおおよその生存率は？

英国でOHCAを発症し，生きて自宅に戻れる症例は10例に1例以下と推定されている．神経学的／機能的な回復は，生存者間でかなり差がある（通常の生活ができる状態から，永続的な昏睡状態や植物状態まで）．

OHCAの原因は？

OHCAを心臓イベントと非心臓イベント（NCEs）に分類すると，ある集団ベースの症例集積観察研究では，NCEsが死亡原因の62.5%であることが示された．原因はOOHCASという頭字語を用いて以下のように分類することができる：
- Obstructive（閉塞性）—肺塞栓症（PE），心タンポナーデ
- Oxygen（低酸素血症）—喘息，慢性閉塞性肺疾患（COPD）急性増悪，気道閉塞，溺水

- Hypovolaemia（循環血液量減少）―大出血（外傷，消化管出血，急性大動脈解離）
- Cerebrovascular disease（脳血管疾患）―脳卒中，急性頭蓋内出血
- Anaphylaxis（アナフィラキシー）（distributive：分布性）
- Sepsis（敗血症）

　心停止中に可逆的な原因を特定し治療するために，英国蘇生協議会は 4 Hs と 4 Ts の備忘録として使用することを勧めている：
- Hypovolaemia（循環血液量減少）
- Hypoxia（低酸素血症）
- Hypo/hyperthermia（低／高体温）
- Hypo/hyperkalaemia（低／高カリウム血症）
- Tension pneumothorax（緊張性気胸）
- Tamponade – cardiac（心タンポナーデ）
- Thrombosis（血栓症）―心筋梗塞や肺塞栓
- Toxins（中毒）

> 救急車の到着を待っている間，救急医が血栓溶解療法を行う準備をするよう提案している．

心停止における血栓溶解療法のエビデンスは？

血栓溶解療法の有効性
- 2006 年に行われた 1 つの前向きコホート研究と 7 つの後向きコホート研究を調査したメタ解析によると，CPR 中に血栓溶解療法を行うことで，閉塞した冠動脈の血流を改善／再確立することができるため，ROSC の可能性が有意に高まることがわかった．そのうち 7 つの研究では組織プラスミノゲン活性化因子（tPA）を，1 つの研究では遺伝子組換え tPA とともに抗凝固療法としてヘパリン，アスピリン，ヘパリン+アスピリンのいずれかを併用していた．予想どおり，重篤な出血（生命を脅かす出血や輸血を必要とする出血と定義）のリスクは血栓溶解療法群で高かったが，二次出血が死亡につながるという明確なエビデンスはなかった．また，この患者集団には生存バイアスが内在しているため（血栓溶解療法を受けた患者では生存率が高いため出血リスクが高くなるなど），出血リスクは理論的には低かったかもしれない．

血栓溶解療法への疑念
- 二重盲検多施設共同の心停止における血栓溶解療法試験（TROICA，2008）では，tenecteplase の使用はプラセボと比較して転帰の改善をもたらさなかった．この試験は 1,050 人の患者を登録した後，無益であるとして早期に中止され，頭蓋内出血の発生率は治療群で高かった．この試験では選択基準に懸念があり，血栓溶解療法の賛否に対する最終的な答えにはならず，抗凝固療法にアスピリンやヘパリンを意図的に使用しなかったことが批判された．

心停止後のすべての患者に冠動脈造影を直ちに行うべき？

　ST上昇のある心停止蘇生後患者には，経皮的冠動脈インターベンションの可能性を考慮し，冠動脈造影（CA）が推奨されている．しかし，ST上昇を伴わない場合の冠動脈造影の有用性はまだ不明である．これらの処置がすぐにできなかったり，処置開始まで時間がかかるようであれば，他の蘇生後の処置を遅らせないことが重要である．

> 　救急隊員から，Garyは活発で概ね健康な人だったようだと申し送りを受けた．既往歴として，高血圧と高コレステロール血症の治療歴がある．挿管され，1回換気量 500 mL で 12 回/分の呼吸数で人工呼吸管理されている．自発呼吸はない．モニタリングによると，心拍 100/分，100％酸素投与下で酸素飽和度 99％，血圧 100/50 mmHg である．
> 　Garyを診察していると，心電図と侵襲的血圧モニターがフラットになり，カプノグラフィがゼロになった．直ちに中心脈拍を確認し，心停止状態であることを宣言する．医療チームは，英国蘇生協議会のガイドラインに従って，標準的な成人のALS処置を開始した．

心停止中のマネジメントにおける心臓超音波の役割

　経験豊富な医師であれば 10 秒の脈拍チェック中に心臓超音波による評価ができるかもしれない．以下のような判断に役立つ：
- 心室細動（VF）―細かいVFは，ときおり心停止と間違われることがあり，心臓超音波で発見することができる．これにより除細動の遅れを回避できる可能性がある．
- 循環血液量減少――般的に，下大静脈が完全に虚脱した状態で，左心室が小さく充満していない場合は，積極的な輸液蘇生と原因究明の必要性を示唆する．
- 心タンポナーデ―特徴的な所見は心停止中にみられないことがあるため，心嚢液貯留がある場合は，直ちにドレナージを考慮すべきである．現在のエビデンス（class I）では，経験豊富な術者による合併症のリスクを大幅に軽減するため，心嚢穿刺は超音波ガイド下で行うべきであるとされている．
- 肺塞栓症―右室機能障害（左室疾患や既知の肺疾患がない場合）は，肺塞栓症の可能性を示唆する．まれに，右心房や右心室，肺動脈，あるいはその両方に血栓をみつけることで，診断が確定することもある．

心停止時の予後予測に心臓超音波を使用できるか？

　心窩部心臓超音波の評価で，心臓の活動がまったくない「心停止」は，予後が極めて不良であることを示す．このような場合，心筋の動きがないことを確認するためにMモードを用いると，「バーコード」のような外観が描出される．

Gary はさらに 3 回のサイクルの CPR と VF への 3 回のショックの後，ROSC した．血圧を維持するために強心薬の投与が必要である．さらに状態が安定した後，Gary を安全に重症治療室へ搬送し，蘇生後の管理を行う．中心静脈カテーテルと動脈ラインを挿入した．動脈血ガス（FiO_2 1.0）は，pH 6.9，PaO_2 55 kPa（412.5 mmHg），$PaCO_2$ 7.1 kPa（53.25 mmHg），HCO_3 8 mmol/L，塩基余剰 −20 mmol/L，乳酸 15 mmol/L である．

動脈血ガス分析結果の解釈は？

動脈血ガス分析は明らかに重度の代謝性と呼吸性の混合性アシデミアであり，OHCA 患者によくみられる所見である．効果的な人工呼吸管理により，呼吸停止に伴う初期の重度の高二酸化炭素血症を改善させることができる（十分な心拍出量があると仮定して）．重炭酸塩の減少と著明な塩基不足は，患者の血液中に存在する生理的緩衝物質を反映しており，増加した水素イオン（酸）を中和することを目的としている．乳酸の増加は，末梢組織で起こる嫌気性代謝の増加によるものである．PaO_2 が高いことは，吸入酸素分圧が 1.0 であることを考慮すると，高酸素血症を反映している．

高酸素血症と心停止の関連性は？

2018 年に行われたシステマティックレビューとメタ解析では，2008〜2017 年の間に発表された 16 の観察研究が調査され，計 40,573 人の成人患者が含まれた．これらの研究のうち 6 研究は OHCA 患者のみを，8 研究は OHCA と院内心停止（IHCA）の両方の患者を，残りの 2 研究は IHCA 患者のみを対象としていた．著者らは，これらの研究のうち 10 研究を定量的に分析することに成功し，以下のことを報告した：
- 心停止中の高酸素血症は死亡率の有意な低下と関連していた
- 心停止蘇生後の高酸素血症は死亡率の上昇と関連していた

心停止した急性期患者における高酸素血症の影響に関する別のシステマティックレビューでは，CPR 中や心停止蘇生後 24 時間の高酸素血症と転帰不良との間に関連性はなかった．しかし，重度の高酸素血症〔PaO_2 > 39.9 kPa（299.25 mmHg）と定義〕は，院内死亡率の上昇と独立して関連しているようであることもわかった．

現在，高酸素血症が OHCA の臨床的転帰に及ぼす影響を示すエビデンスレベルは低い．蘇生後ケア中の高酸素血症は，生存率の低下や神経学的転帰の悪化と関連する可能性がある．

OHCA 蘇生後昏睡患者における 33°C の低体温目標の役割は？

The Targeted Temperature Management 2（TTM2）試験は，昏睡状態の OHCA 蘇生後の 1,850 人を初期波形から調査した．まとめると，33°C の低体温療法は正常体温（体温 > 37.7°C を防止）と比較し，6 か月後死亡率の低下と関連しないことがわかった．OHCA 蘇生後昏睡患者に対して現在推奨されている介入は，最初の 72 時間における発熱（> 37.7°C）への積極的治療のみである．

OHCA 蘇生後昏睡患者における MAP 目標の役割は？

　The Carbon dioxide, Oxygen and Mean arterial pressure After Cardiac Arrest and REsuscitation（COMACARE）試験（訳者注：心停止蘇生後における二酸化炭素や酸素，平均動脈圧と転帰との関連に関する研究）の一部で，正常低値（65〜75 mmHg）群と正常高値（80〜100 mmHg）群を検討した．研究者らは，48 時間後の神経特異的エノラーゼ（NSE；後述）を主要評価項目とした．6 か月後の神経学的転帰は副次的転帰の 1 つであった．ICU に入室後，指定された目標血圧にすることは可能であったが，NSE の血清濃度や副次的転帰のいずれにおいても，2 群間に差はなかった．

> 　Gary の MAP 目標を 75 mmHg とした．入院 3 日目まで，24 時間以上鎮静薬を中止していたにもかかわらず，神経学的な回復の徴候を示さなかった．Gary の妻と娘に会い，彼の予後について話し合うこととした．

OHCA 蘇生後患者の神経学的転帰不良の予測法は？

　予後予測は，理想的には，心停止後 72 時間経過し，鎮静薬を使用せず，正常体温で，可能であれば昏睡や麻痺の他の原因が改善されるまで延期されるべきである．
- 対光反射（PLR：pupillary light reflex）―72 時間以上経過した時点で対光反射がないことは，心停止後の神経学的転帰不良の強い予測因子であり，特異度は高いが感度は低い．しかし，この所見は評価者に依存することがあり，定性的であるため，神経予後診断における再現性には疑問がある．PLR を用いた新しい検査法として，瞳孔径，PLR，収縮速度を定量的に測定できる自動赤外線瞳孔計がある．最近の研究では，この方法は臨床医による標準的な PLR 測定と比較して，特異度と感度の両方が高いことが示唆されている．
- 角膜反射―角膜反射が両側とも消失している場合，神経学的転帰不良の可能性が示唆される．しかし，角膜反射は PLR よりも鎮静薬や筋弛緩薬の影響が残りやすいため，特異度は低く，感度も同様に低い．
- ミオクローヌス―心停止後 48 時間以内に起こるミオクローヌス状態（30 分以上の持続的かつ全身性のミオクローヌスと定義）の出現と神経学的転帰不良は，ほぼ例外なく関連している．ミオクローヌスは他の指標と併用してのみ用いるべきであり，PLR よりも確実な予測因子ではない．ミオクローヌスがある場合には，他の良性型の低酸素後ミオクローヌス（Lance-Adams 症候群など）を除外するために脳波検査を行うことが推奨される．
- 脳波―昏睡患者において，ROSC 後 77 時間（中央値）の burst suppression と背景抑制（周期性放電の有無にかかわらず）の同定は，特異度 100％，感度 50％で神経学的転帰不良を予測した．最近のエビデンスによると，心停止後 24 時間以内に連続脳波を測定した場合，等電点，低電圧，同一バーストを伴う burst suppression の存在は，6 か月後の神経学的転帰不良を予測することができる．しかし，これらの所見の感度は低い．脳波は昏睡患者における低酸素後発作の除外にも役立つ．
- Bispectral Index（BIS）―この自動脳波分析法は麻酔深度のモニターに使用されている．覚醒している患者の最大値は 100 で最小値は 0 だが，これは信号のない平坦な脳波に相当する．最近，BIS 0 が 30 分以上続くと，特異度 100％，感度＞60％で神経学的転帰が不良であることが示された．
- 短潜時体性感覚誘発電位（SSEP）―N20（20 ミリ秒の陰性ピーク）SSEP の両側欠如は，ROSC 後 72

時間に評価される最も強い予測因子の1つである．高い精度と正確さで神経学的転帰不良を予測する．他のモダリティと同様，SSEPは感度が低い（50％を超えることはまれ）．SSEPは脳波よりも鎮静の影響を受けにくいが，電気的干渉を受けやすい．

■神経特異的エノラーゼ（NSE）—これは解糖系酵素エノラーゼの細胞特異的アイソザイムで，神経細胞と末梢神経内分泌細胞に非常に特異的である．エノラーゼには3つのアイソザイムがあり，エノラーゼ-ガンマは神経細胞に特異的である．NSEは脳損傷の定量的測定や，OHCA蘇生後昏睡患者の診断と転帰の改善に役立つことが示されている．NSEは低体温や鎮静の影響を受けないが，溶血の影響を受ける．転帰不良を100％予測するには高値（＞97 ng/mL）である必要がある．この検査は日常的に利用できるものではないので，神経学的転帰不良を予測できる他の検査と組み合わせて使用すべきである．神経内分泌腫瘍や小細胞癌で起こりうる偽陽性のリスクを軽減するために，複数の時点（24，48，72時間など）でのサンプリングが現在推奨されている．

■ニューロフィラメント軽鎖（NFL）—24時間経過した時点でのNFLは，6か月後の神経学的転帰不良の極めて特異的な予測因子であることが判明した．NSE，脳CT，SSEP，脳波，臨床所見よりも高い予測能を有することが示されている．

■脳CT—CT上の灰白質／白質境界の不明瞭化は脳浮腫を示唆し，低酸素性虚血性脳損傷の主な所見の1つである．灰白質と白質の密度の比（GWR）は，このような患者の予後予測に用いられる．心停止後24時間以内にGWR＜1.22であると，98％の特異度で院内死亡率を予測できるが，蘇生後患者の予後不良／良好の区別をすることはできない．今のところ，心停止蘇生後患者への神経予後評価として，いつCTを行うべきかについてのコンセンサスは得られていない．GWR評価のない全脳浮腫の存在は，非常に高い特異度と低い感度で，ROSC後24時間以内の神経学的転帰不良（CPC 3～5）を予測する．これらの所見がROSC後24時間から7日後にも存在する場合，特異度と感度はさらに上昇する．

■MRI—現在のガイドラインでは，MRIはROSC後2～5日の予後予測に使用できるとされている．最新のエビデンスによると，MRIはROSC後3時間以内に実施すれば，神経学的転帰を予測することさえできる．しかし，MRIの使用は心停止後の不安定な患者に限られているため，予後研究において選択バイアスがかかりやすい．加えて，MRIは他の予測指標との併用や専門施設でのみ推奨されている．

これらの検査と臨床所見（臓器不全など）を含む多面的なアプローチによって，このような潜在的に困難な状況でも頑強な神経予後評価が可能になることを忘れてはならない．

良好な神経学的転帰を示唆する所見とは？

神経学的転帰不良のマーカーを同定するために多くの研究が行われてきたが，神経学的転帰良好の予測因子は最近になって認識されるようになった（国際的なガイドラインにはまだ含まれていない）．
■早期脳波反応性の存在
■ROSC後1日目から2日目までの聴覚弁別能の改善（聴覚刺激に対する脳波反応の分析による）
■ROSC後1週間以内にMRIで拡散強調画像の異常がないこと

The Cerebral Performance Category（CPC）Scaleとは？

心停止蘇生後患者の神経学的転帰を評価するために使用される（表10-1）．

表 10-1　Cerebral Performance Category（CPC）

カテゴリー	コメント
1	脳機能は良好で，注意力があり，仕事もでき，普通の生活ができるが，軽度の心理学的／神経学的障害がある可能性がある．
2	大脳機能は中程度だが，自立した日常生活（公共交通機関の利用など）には十分である．環境が整えば働けるかもしれない．
3	重度の脳機能障害で，日常生活を他者に依存し，歩行可能な状態から半身不随の状態まであり，通常は施設に入所する．
4	恒久的な昏睡状態や植物状態
5	確定した脳死や死亡

CPC と心停止後長期予後との関係は？

　2008〜2015 年にコロンビア大学医学部で治療された 300 人以上の患者のレビューによると，退院時の CPC は臨床転帰の予測にはならないことが示唆された．神経学的，心理学的障害が軽度〜まったくない患者の約 50％は，1 年後でも予後不良であった．

The modified Rankin Scale（mRS）とは？

　mRS は QOL と生存率の両方を評価することを目的とし，OHCA 研究で広く使用されているツールである．この尺度は 7 点満点で，回復がよいほど点数が低くなり，評価者間の信頼性が一貫していることが示されている．症状がまったくない患者には 0 点，死亡した患者には 6 点が与えられる．良好な転帰は一般的に 0〜3 点の間と考えられている．

OHCA 後の転帰分類に CPC や mRS のような指標を用いることの欠点は？

　これらのスコアは，完全に主観的である転帰を評価するために，厳密に客観的尺度を用いているという本質を理解することが重要である．これらの還元主義的な尺度では，患者やその近親者が感じたり経験したりする神経障害の状態について，考慮されないことは明らかである．

　5 日目，Gary は神経学的回復の兆しがみえ始め，心停止から 8 日後に抜管に成功し，その後 ICU から転棟した．6 か月後，Gary は他者から比較的自立できる程度の神経学的機能を有しているが，記憶と想起に軽度の問題が残っている．

もっと学びたい人へ

・Advanced Life Support, 8e. London: Resuscitation Council UK. 英国の蘇生ガイドラインの決定版．
・Sandroni, C., Nolan, J., Andersen, L. et al.（2022）. ERC-ESICM guidelines on temperature control after cardiac arrest in adults. Intensive Care Med. 48: 261-269. 体温管理に関するラピッドプラクティスガイドライン．

Part II　The Cases

11　低ナトリウム血症の患者

The Patient with Hyponatraemia

朝の引き継ぎで，重症低ナトリウム血症の管理目的に HDU（High Dependency Unit）（訳者注：本邦における HCU と同義）に入室したばかりの Gladys という 80 歳の女性患者の申し送りがあった．Gladys は入院の 7 日前に，足部浮腫を含む心不全症状のためにフロセミドを処方されていた．夫と 2 人暮らしで，歩行器を使えば平屋の自宅内を歩くことができるが，転倒を懸念しほとんど外出していない．Gladys は軽度の錯乱状態にあり，血清ナトリウム濃度が 105 mmol/L であることを検査室からの電話で確認した．

低ナトリウム血症の定義

低ナトリウム血症は，血清ナトリウム濃度が 135 mmol/L 未満と定義され，入院患者に最もよくみられる電解質障害である．

血清ナトリウム濃度，発症時間，症状，血清浸透圧，体液量による低ナトリウム血症の分類

表 11-1 参照．

症状の重症度による低ナトリウム血症の説明

表 11-2 参照．

重篤な生化学的低ナトリウム血症の患者のなかには，臨床的に軽度の症状しか示さない例もあれば，中等度の生化学的低ナトリウム血症で重大な神経症状を呈する例もある．高齢患者は非特異的症状（吐き気，倦怠感，食欲不振など）を呈しやすいので，それらがあれば低ナトリウム血症を考慮する必要がある．低ナトリウム血症の管理は，その程度よりも，臨床症状や所見によって行うことが推奨されている．中等度〜重度の症候性低ナトリウム血症により，脳浮腫関連の症状が起こる可能性がある．

ナトリウムの恒常性障害の背景にある病態生理は？

ナトリウム障害を説明する際の基本原理の核は，水分の摂取と排泄の間に生じる不均衡にある．血清浸透圧は，水分の摂取と排泄〔抗利尿ホルモン（ADH）分泌の増加や減少など〕を含む緊密に制御された恒常性維持機構によって，ほぼ一定のレベルに維持される．

本症例の重度の低ナトリウム血症は，高血圧症に対するフロセミド療法が原因である可能性が高い（サイアザイド系利尿薬が原因であることが一般的だが）．フロセミドは，Henle ループ（太い上行脚）の内腔膜にあるナトリウム-カリウム-塩化物の共輸送機構をブロックすることによって作用する．この受容体をブロックすることによって，フロセミドは 2 つのメカニズムにより水，ナトリウム，カリウム，塩

表 11-1　低ナトリウム血症の分類
体液量を用いた低ナトリウム血症の分類は曖昧であると考えられる．この文脈では，体液量の状態が細胞外液量（extracellular fluid volume：ECF）を指すのか，有効循環血漿量（effective circulating volume：ECV）を指すのか，全身の水分量を指すのかが明確でないことが多い．この曖昧さを軽減するために，ECV と ECF という用語を使用することが解決策の1つであろう．

分類	カテゴリー	パラメータ／カットオフ値
血清ナトリウム濃度	軽症 中等症 重症	130〜135 mmol/L 125〜129 mmol/L ＜125 mmol/L
発症時間	急性 慢性	＜48 時間 ＞48 時間
症状	中等度 重症	中等度の症状がある 重度の症状がある （上記は生化学的な低ナトリウム血症の程度によらない）
血清浸透圧	低浸透圧性 非低浸透圧性	＜275 mOsm/kg ≧275 mOsm/kg
体液量	過剰 正常 不足	臨床評価

表 11-2　症状の重症度による低ナトリウム血症の分類

重症度	症状
軽症	非特異的，無症状のこともある
中等症	嘔吐を伴わない吐気 頭痛 混乱
重症 （血清ナトリウム＞130 mmol/L では可能性は低い）	心停止 嘔吐 意識レベル低下（GCS≦8） 痙攣発作 異常で深い傾眠

化物および他の電解質の尿排泄量を増加させる：
- 遠位ネフロンへの溶質移動の増大．これらの溶質は，水の再吸収を防ぐ浸透圧物質として作用する．
- 髄間質液の浸透圧が上昇すると，Henle のループから髄間質へのイオンの吸収が減少する．その結果，対流増幅系（countercurrent multiplier system）が破壊される．

この両方の影響により，腎臓の尿を希釈したり濃縮したりする能力も低下する．

Gladys を診察する前に，オーダーされた血液検査の結果を確認する．

血清浸透圧の正常値は？

血清浸透圧の標準的な基準範囲は 280～296 mOsm/kg である．正常な血清浸透圧は厳密に管理されており，健康な人の場合，1日を通しての変化は 0.5％未満である．血清浸透圧（Posm）は以下の式で推定できる：

$$\text{推定 Posm} = (2 \times \text{血清ナトリウム}) + \text{血清血糖値} + \text{血清尿素}$$

この関係から，健康な場合，血清浸透圧の主な決定因子は血清ナトリウム濃度（細胞外浸透圧の約 94％を占める）であることがわかる．しかし，腎疾患がある場合は，尿素と血糖の影響を考慮する必要がある．

浸透圧の定義．osmolality と osmolarity の違いは？

Osmolarity は溶媒 1 L あたりの溶解粒子数を指し，Osm/L で表される．Osmolality は溶媒 1 kg 中の溶解粒子数で，Osm/kg で表される．体液の生理機能を考える場合など，希薄溶液の際には，両者の違いは重要ではないが，溶媒の体積は温度によって変化するため，osmolarity は温度に依存すると考えられる．したがって，osmolality は溶媒の質量に基づいているため温度に依存せず，生体系では osmolality が好ましい用語である．

低ナトリウム血症が低張性であるかの確認はなぜ重要か？

低張性低ナトリウム血症は非低張性低ナトリウム血症とは異なる管理が必要である．非低張性低ナトリウム血症では脳浮腫は起こらず，このような患者では，高血糖性低ナトリウム血症を除外することも重要である．血清血糖値が上昇した場合，血清ナトリウム濃度の測定値を補正するために計算式がいくつかある．血清浸透圧を推定する際，低ナトリウム血症は低張性，等張性，高張性のいずれでもなりうる．これは，どの浸透圧活性物質が存在し，それらが計算に組み込まれているかどうかによって推定値が異なるためである．逆に，測定された血清浸透圧が 275 mOsm/kg 未満であれば，低ナトリウム血症は常に低張性であることが確認される．

正常な血清浸透圧は生理学的にどのように維持されているか？

血清浸透圧を維持するために 2 つの基本原則があり，細胞内や細胞外の体液量の変化が体内でどのように処理されるかを考える際に念頭におく必要がある．
- 細胞膜が多くの溶質（ナトリウムや塩化物など）に対してほぼ完全な不透過性を有しているため，細胞内や細胞外コンパートメント内の浸透圧物質（水に完全に解離して溶ける物質の量）の数は比較的一定に保たれる．
- 水は細胞膜を素早く移動できるため，2 つのコンパートメント間の浸透圧平衡はほぼ等しいままであり，体液コンパートメント間に浸透圧勾配は存在しない．例外は腎髄質で，尿を濃縮する必要があるため，浸透圧は体の他の部分よりはるかに高くなる．

これらの原則を念頭におき，血清浸透圧を正常に保つために起こる生理学的変化をまとめると，以下のようになる：

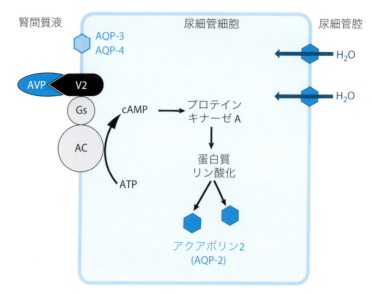

図 11-1　腎尿細管細胞に対する抗利尿ホルモンの作用
アクアポリン 3 と 4 チャネルは細胞外への水の通過を可能にする．これらのアクアポリンの制御は AVP とは無関係のようである．
AC：アデニル酸シクラーゼ，AQP-3/AQP-4：アクアポリン 3/4 チャネル，AVP：アルギニン・バソプレシンまたは ADH，cAMP：サイクリック・アデノシン三リン酸，Gs：G 刺激蛋白質，V2：バソプレシン 2 受容体．
出典：Theophilus Samuels.

- 血漿浸透圧の変化は，視床下部前部の視索上核付近にある浸透圧受容体と呼ばれる特殊な細胞によって感知される（浸透圧が上昇すると，浸透圧受容体は収縮する）．これらの視床下部の浸透圧受容体は，収縮に比例して視索上核と室傍核にある細胞を刺激する．
- 視索上核と室傍核の両方は，下垂体後葉に突き出る軸索延長を有する．刺激後，カルシウムイオンに対する膜透過性が増加し，その結果，貯蔵された ADH の循環中への放出が増加する．
- ADH の血中濃度は，腎臓の集合管に挿入されるアクアポリン（水チャネル）の割合に影響を与え，その結果，自由水に対する腎臓の透過性が変化し，濃縮尿／尿量低下や希釈尿／尿量増加のように腎臓の排泄能が変化する．

浸透圧受容体は浸透圧の変化を迅速に感知することができ，その結果，数分以内に ADH が著しく増加する．さらに，細胞外液の浸透圧の上昇に反応して喉の渇きを誘発する．

ADH の働き

抗利尿ホルモン（アルギニン・バソプレシンとしても知られる）は，2 型バソプレシン受容体（V2R）に結合し，刺激性 G- 蛋白質共役機構を介して，細胞内環状アデノシン一リン酸（cAMP）数とプロテインキナーゼ A 活性の増加をもたらす．そして，アクアポリン -2 水チャネルの作用を通じて，腎臓の集合管の水分透過性を増加させる（図 11-1）．

健常な場合，最大活動時の浸透圧 1,200 mOsm/kg から 50 mOsm/kg という低濃度まで，腎臓は尿濃度を劇的に変化させることができる．

しかし，重症患者のように病的な状態では，この範囲はかなり狭くなる．これは，1 日の溶質負荷が増減すると，血清ナトリウム濃度を正常範囲内に維持するために，これらの変化に反応する腎臓の能力が低下するからであり，重要なことである．

ADH の合成と放出に影響を及ぼす他の要因は？

上述のように血漿浸透圧が重要な役割を果たす一方で，動脈圧が低く，有効循環血漿量が少ない場合に，より強力ではないものの，ADH 放出の刺激が同様に生じる．したがって，低血圧患者で血漿浸透圧が低く，ADH の血中濃度が高いことは妥当である．ADH を増加させうる他の要因としては，疼痛，ストレス，低酸素血症，過呼吸，吐き気，薬物（アドレナリンなど）がある．

> カルテと検査結果を確認し，Gladys の診察に向かう．測定血清浸透圧は 233 mOsm/kg である．Gladys は傾眠傾向で，GCS 11（E3V3M5）に低下しており，低張性低ナトリウム血症による重篤な症状であると評価する．

重症症候性低ナトリウム血症の管理

原因や急性・慢性にかかわらず，重症症候性低ナトリウム血症は，適切なモニタリングを行い，直ちに治療する必要がある（図 11-2）．

現在推奨されているガイダンスでは，治療開始後 1 時間以内に血清ナトリウム濃度を 5 mmol/L 上昇させることを目標としている．この閾値によって，脳浮腫の即時のリスクを最小限に抑えるとともに，浸透圧性脱髄と急速な過剰補正のリスク低減が期待される．

上記補正は，150 mL の 3％高張食塩液（または同等のもの）を 20 分かけて静脈内投与することで達成できる．この最初の点滴が終了したら，血清ナトリウム濃度を測定しながら，2 回目の 150 mL 3％高張食塩液の点滴を開始することが推奨される．このプロセス全体を，血清ナトリウム濃度が 5 mmol/L 上昇するか症状が改善するまで，2 回繰り返すことができる．目標が成功した場合は，3％高張食塩液の投与を中止し，可能な限り少量の 0.9％食塩液を投与して，原因特異的治療が開始されるまで静脈ラインを確保する．

血清ナトリウム濃度の上昇は，治療開始後 24 時間以内に 10 mmol/L 未満に抑えるべきである（最初の 5 mmol/L を含む）．その後，血清ナトリウム濃度の上昇は，130 mmol/L に達するまで，24 時間ごとに 8 mmol/L に制限すべきである．

> Gladys は上記のような治療を受け，血清ナトリウムは治療開始後 1 時間で 5 mmol/L 増加したが，臨床症状は改善しない．臨床評価からは，GCS 低値に対する他の明らかな原因はない．

本症例の重症症候性低ナトリウム血症に対する次の手は？

　脳が回復するのに時間がかかるため，重篤な症状の患者はすぐには改善しないことを念頭においておく．

　一方で，血清ナトリウム濃度が 5 mmol/L 上昇したにもかかわらず，Gladys は臨床的改善がみられないため，150 mL の 3％高張食塩液（または同等のもの）の点滴を続けるべきである．症状が改善し，血清ナトリウム濃度が計 10 mmol/L 上昇するか，130 mmol/L に達するまで，血清ナトリウム濃度を 1 mmol/L/時で上昇させることが目標となる．3％高張食塩液の点滴を行っている間は，血清ナトリウム濃度を 4 時間ごと測定するのが理想的である（図 11-2）．

　血清ナトリウム濃度が 10 mmol/L 上昇（最初の 5 mmol/L を含む）しても症状が改善しない場合は，低ナトリウム血症による症状ではない可能性が高く，他の原因を探す必要がある．

低ナトリウム血症の補正遅れや過度な急速補正の懸念は？

　ナトリウム濃度の急激な低下による重篤な低ナトリウム血症の補正が遅れると，脳の浸透圧適応能力を超えてしまい，不可逆的な脳障害や持続的な脳浮腫による死につながる可能性がある．脳浮腫による神経学的後遺症への脳保護の必要性を加味せずに，過度な急速補正を行うと，治療後約 3〜10 日後に浸透圧脱髄症候群（OMS：osmotic demyelination syndrome）を引き起こす可能性があり，クリティカルケアからの回復後にも起こるかもしれない．OMS は MRI で見られる脳幹の特定の異常によって特徴付けられ，臨床的には以下の症状がみられる：
- 意識レベルの変動
- 仮性球麻痺
- 構音障害
- 運動失調
- 嚥下障害

　OMS は，患者やその家族にとって壊滅的なダメージを与える可能性があり，多くの場合，不可逆的である．

浸透圧性脱髄症候群発症のリスク因子リスト

　CCHASM という語呂で以下のように定められている：
- Chronic hyponatraemia：慢性低ナトリウム血症
- Cirrhosis：肝硬変
- Hypokalaemia：低カリウム血症
- Alcoholism：アルコール中毒
- Serum sodium：血清ナトリウム＜105 mmol/L
- Malnutrition：栄養不良

血清ナトリウム濃度が急激に上昇した場合（すなわち急速な過剰補正）の対応は？

　血清ナトリウム濃度の急速な過剰補正の管理に関するエビデンスは不足している．電解質を含まない

Case 11 低ナトリウム血症の患者

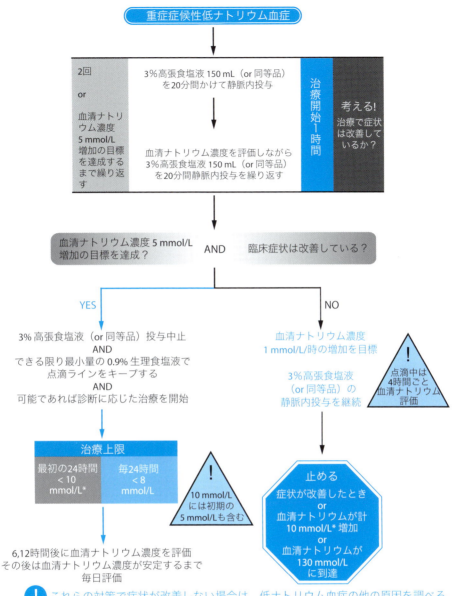

図 11-2 重症症候性低ナトリウム血症の管理アルゴリズム
あらかじめ 150 mL の 3％高張食塩液のバッグを用意しておくことが理想的である．3％高張食塩液の調製には時間がかかり，必要な NaCl の正確な量を計算する際に誤差が生じやすい．重篤な低ナトリウム血症の症状については本文を参照．
（訳者注：本邦での 3％高張食塩液の調製は，0.9％生理食塩液 500 mL から 100 mL を捨て，残り 400 mL に 10％食塩液 10 mL を 6 本混注で作成するのが一般的である．）
出典：Theophilus Samuels．

　自由水（例：5％ブドウ糖溶液）やデスモプレシンの使用は，急速な過剰補正の場合に血清ナトリウム濃度を低下させることができる．
　しかし，急速な過剰補正がある場合に血清ナトリウム濃度を再低下させようとする場合は，事前に専門医の助言を得ることを強く推奨する．また，過剰補正の発生は症例自体が複雑であることの現れかもしれず，追加治療の効果を予測することはさらに困難な可能性がある．このような症例は，管理に関して経験豊富な専門医に相談すべきである．

治療を続けて 3 時間以内に Gladys の意識レベルは改善し，より機敏に反応するようになった．その後 24 時間，血清ナトリウム濃度は臨床像に応じて上昇を続けている．指導医から，今回の低ナトリウム血症の原因を調べるよう指示があった．

血清中や尿中の電解質濃度がナトリウム障害の病因特定に臨床的にどのように役立つか？

まず，水分の正味の排泄量を最終的に決定するのは，浸透圧ではなく尿中の電解質濃度であることを理解することが重要である．そのため，例えば，尿浸透圧が高くても自由水の純排泄量が減少することがあるが，これは電解質がほとんど存在しない過剰な溶質（尿素など）の結果である．したがって，尿中の電解質濃度が血清濃度より低い場合は，自由水が排泄されていることを示唆している．逆に，尿中に自由水が排泄されない場合，尿中の電解質（ナトリウムやカリウムなど）濃度は血清中よりも高くなる傾向がある．

低ナトリウム血症の原因診断に役立つ尿検査は？

尿浸透圧と尿中ナトリウム濃度が用いられる（図 11-3）．これらの検査の実施は，症候性低ナトリウム血症患者の治療よりも優先すべきではなく，患者の状態が安定した後に行う．

尿浸透圧

- シンプルな方法で，溶質摂取量に対する水分摂取量の過剰を簡単かつ迅速に確認することができる．
- 低ナトリウム血症診断の第一歩として推奨される．
- スポットの尿検体で尿浸透圧 ≦100 mOsm/kg であれば，常に尿が最大に希釈されていることを示している（水分過剰摂取や beer potomania など）．
- 尿浸透圧＞100 mOsm/kg の場合，次のステップとして，根本原因を特定するために尿中ナトリウム濃度を測定する．

尿中ナトリウム濃度

- 数値を正しく解釈するためには，尿検体と血清検体の両方をほぼ同時に採取する必要がある．
- 尿中ナトリウム濃度の閾値は 30 mmol/L であれば，体液状態を判定する上で良好な感度と許容可能な特異度が得られる．
- 尿中ナトリウム濃度が 30 mmol/L 以下であれば，利尿薬を使用している患者であっても，有効循環血液量が少ないことが示唆される．
- 利尿薬併用は尿中ナトリウム濃度の解釈を難しくするかもしれないが，それでも利尿薬は低ナトリウム血症の一因と考えるべきである．

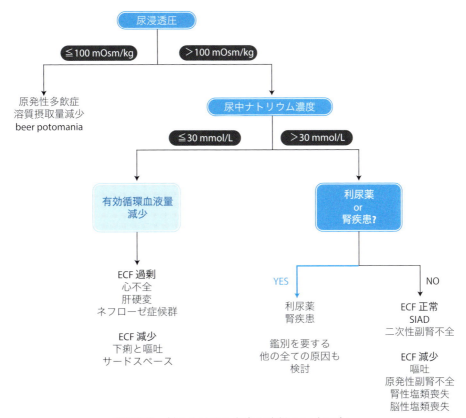

図 11-3 低ナトリウム血症の診断アルゴリズム

ECF：細胞外液，SIAD：抗利尿ホルモン不適合分泌症候群
出典：Adapted from Spasovski, G., et al.(2014). Clinical practice guideline on diagnosis and treatment of hyponatraemia. Eur. J. Endo. 170：G1-G47.

　　入院 4 日目，朝の採血で Gladys の血清ナトリウムは 136 mmol/L であった．Gladys は急に混乱し，興奮し，幻覚を見ているようだったので，再評価を依頼された．看護スタッフも，せん妄に苦しんでいると考えている．RASS（Richmond Agitation-Sedation Scale）は＋3 である．

RASS とは

　RASS は重症患者の覚醒度と興奮行動を評価するために用いる尺度の 1 つである．このスケールの範囲は－5〜＋4 である（**表 11-3**）．RASS はすべての入院患者に使えるが，鎮静の過不足を避けるため，人工呼吸管理を行っている患者に使用することが多い．人工呼吸管理下患者の RASS 目標は－2〜0 である：

- 鎮静を最小限に抑える
- 死亡率の減少
- 人工呼吸期間の短縮
- ICU 滞在期間の短縮

表 11-3　Richmond Agitation-Sedation Scale（RASS）

スコア（状態）	臨床症状
＋4（好戦的）	・明らかに好戦的で暴力的 ・スタッフへの差し迫った危機
＋3（非常に興奮）	・デバイス類の引っ張りや抜去 ・攻撃的な動作
＋2（興奮）	・意図的でない運動が頻繁 ・人工呼吸器と非同調
＋1（落ち着きがない）	・不安で絶えずそわそわ ・攻撃的ではなく，動きも激しくない
0（意識清明）	・平穏で落ち着いている
−1（傾眠）	・完全に清明ではないが，呼びかけで10秒以上の開眼とアイコンタクトでの応答がある
−2（軽度鎮静）	・呼びかけに開眼し，短時間（10秒未満）のアイコンタクトでの応答がある
−3（中等度鎮静）	・呼びかけに体動あるが，アイコンタクトなし
−4（高度鎮静）	・呼びかけに無反応だが，刺激で体動あり
−5（昏睡）	・呼びかけにも身体刺激にも無反応

RASS は Confusion Assessment Method for ICU（CAM-ICU）（後述）との併用が検証されている．

せん妄とは？

せん妄とは，意識，注意，認知の障害で，短期間に発症し，変動し，知覚の変化（幻覚など）を伴うものと定義される．

せん妄の病型は？

臨床的に，3つの病型が確立されている：
■低活動型せん妄はおそらく最も一般的な病型であるが，誤診されることも多く，66～84％の患者で認識されないと報告されている．典型的には，患者は協調的で受動的にみえるが，不注意や反応性の低下の徴候を示し，思考を整理することができない．
■過活動型せん妄はよく知られており，認識しやすいせん妄の病型だが，他の病型に比べるとはるかに頻度が低く，純粋な過活動型はさらにまれである．なお，この病型は予後がよい．幻覚を見たり，興奮したり，闘争的・攻撃的・非協力的になったりすることがあり，患者やスタッフを身体的危害のリスクにさらす可能性がある．
■混合型せん妄は，その名のとおり，攻撃的な行動と静かな混乱が交互に現れることが多い．

重症患者におけるせん妄の発生率は？

せん妄の発生率は，重症患者集団によって異なるが，内科系集中治療室では患者の最大80％に発症す

る可能性がある．脳神経外科や外傷の術後患者もリスクが高い．重症患者におけるせん妄の発生率は，院内の他の診療領域と比較して最も高い傾向がある．人工呼吸器装着患者のせん妄発生率は 70％に達し，混合型せん妄が優勢で，次いで低活動型が多い．

せん妄リスク因子の概要は？

修正可能なリスク因子
- 低酸素血症
- 高二酸化炭素血症
- アシドーシス
- 感染症
- 脱水や便秘
- ポリファーマシー（アヘン，ベンゾジアゼピン，抗コリン薬の使用を含む）
- 尿道カテーテルの刺激
- 尿閉
- 代謝異常（低ナトリウム血症など）

修正不可能なリスク因子
- 年齢
- 認知機能低下
- 認知症
- うつ病
- 肝機能障害

ベンゾジアゼピン系薬剤はせん妄発症にどのような影響を及ぼすか？

　ベンゾジアゼピン系薬剤は，重症疾患におけるせん妄の独立したリスク因子と考えられており，そのリスクは種類間でほとんど差がない．ロラゼパムの場合，低用量でもせん妄に移行する可能性が高いことを示唆するエビデンスがある．

クリティカルケアにおけるせん妄のスクリーニング法は？

　せん妄のスクリーニングには 2 つの方法がある．これらは挿管患者でも検証されている．
- CAM-ICU は，せん妄の手短な評価法であり，医療スタッフがベッドサイドで簡単に実施できる（特異度 81％，感度 96％と報告されている）．クリティカルケアでは，実施前に鎮静状態を評価する必要があり，RASS が－3 以上であれば評価が可能である．せん妄の特徴は以下の 4 段階で順次評価される：
  - <u>急性発症で変動する経過があるか？</u>―家族や看護師から，患者のベースラインの精神状態に変化があったかどうか，その変化が 1 日中変動していたかどうかを尋ねる．もし変化があれば次のステップに進む．もし変化がなければ，CAM-ICU 陰性である．
  - <u>注意を集中すること困難か？</u>―"ＳＡＶＥＡＨＡＡＲＴ" や "ＣＡＳＡＢＬＡＮＣＡ" というフレーズを綴る際に，"Ａ" という文字が聞こえたら手を握ってもらう．（"Ａ" と聞いて手を握らなかったり，別の文字で手を握ったり）エラーが 3 つ以上発生した場合，評価を継続する．エラーが 2 つ以下の場合，

CAM-ICU 陰性である．
- 意識レベルの変化があるか？─これは基本的に第一段階の RASS スコアである．RASS 0（例：注意力があり，落ち着いている）以外であれば，CAM-ICU 陽性とみなされ，そうでなければ，次の最後の段階の評価が行われる．
- 思考は混乱しているか？─この段階では，患者の思考が支離滅裂であるかどうか（とりとめのない会話や無関係な会話など），考えの流れが乱れているかどうか，1 つの考えから次の考えへの切り替えが予測できないかどうかを判定する．この段階で，患者に複数の誤りがあれば，CAM-ICU 陽性とみなされる．

■The Intensive Care Delirium Screening Checklist（ICDSC）は 8 つの特徴を評価する：
- 意識レベルの変化
- 不注意
- 見当識障害
- 幻覚
- 精神運動興奮／遅滞
- 不適切な気分／発話
- 睡眠／覚醒周期の乱れ
- 症状の変動

ICDSC は特異度 99％，感度 66％ と報告されている．ICDSC は一定期間にわたる情報収集が必要であるため，CAM-ICU よりも時間がかかる．

〔訳者注：CAM-ICU と ICDSC については訳者追加表 1（302 頁），表 2（304 頁）も参考にされたい〕

> Gladys はますます興奮し，夫を求めて泣き叫ぶようになった．CAM-ICU 陽性である．緊急血清ナトリウム濃度の再測定の結果は 136 mmol/L で，ここ 24 時間安定している．

せん妄の管理は？

せん妄とそれに伴う合併症を減らすには，一次予防が最も効果的だが，多くの重症患者において，ある程度のせん妄は事実上避けられない．せん妄の管理は，非薬理学的対策と薬理学的対策に分類できる．

非薬理学的対策

基本的な患者管理原則を早期かつ積極的に適用することが重要である．
■早期の離床
■不必要な騒音や刺激を減らす（特に夜間）
■頻回の状況説明

RASS 0（注意力があり落ち着いている）または − 1（眠気を催す）になるように，毎日集中的に鎮静を中断（「鎮静保持」）し，目標に基づいた鎮静を行うことで，重症患者の鎮静薬や鎮痛薬（プロポフォールやフェンタニルなど）への曝露を減らし，患者の転帰を改善することが示されている．しかし，これは特に術後患者の疼痛軽減とのバランスをとる必要があり，局所麻酔法の使用が有用である可能性があるが，まだ十分に検証されていない．入院中の患者ケアへの家族参加は，せん妄エピソードの評価法を教えることで，患者だけでなく家族にとっても有益であろう．

薬理学的対策

　薬物はせん妄の厄介な症状（通常は過活動型）を治療するために使用され，せん妄そのものを治療するものではない．理想的には，薬物療法は非薬理学的対策をし尽くした場合や，不適切と考えられる場合（例：自分自身や他人に危険を及ぼすような重度の興奮状態の患者）にのみ使用されるべきである．このような状況でよく使用されるのが，ブチロフェノン系のハロペリドールで，呼吸を抑制せず，ドーパミン D_2 受容体を部分的に遮断することで効果を発揮する．せん妄の治療に使用されるすべての薬剤と同様に，その安全性と有効性に関するエビデンスはほとんどなく，認知機能障害の期間を延長させ，精神作用により患者の意識レベルが低下する可能性もある．

The ICU Liberation Bundle（ICU 離脱バンドル）とは？

　このバンドルは，せん妄を減らし，疼痛管理を改善し，成人重症患者の長期的影響を軽減するのに役立つことが示されている．このエビデンスに基づいたバンドルの構成要素は，ABCDEF という頭字語を使って説明される：
- Assess, Prevent and Manage Pain：痛みの評価，予防，管理
- Both Spontaneous Awakening Trials（SAT）and Spontaneous Breathing Trials（SBT）：自発覚醒トライアル（SAT）と自発呼吸トライアル（SBT）の両方
- Choice of Analgesia and Sedation：鎮痛と鎮静の選択
- Delirium Assess, Prevent and Manage：せん妄の評価，予防，管理
- Early Mobility and Exercis：早期離床／リハビリテーション
- Family Engagement and Empowerment：家族の参加と協力

　年齢，重症度，人工呼吸の有無を調整した研究で，ABCDEF バンドル（www.iculiberation.org）の使用により，生存率を改善し，せん妄のない日数を増加させることが示されている．しかし，せん妄予防プロトコルが重症患者のせん妄を予防できるかどうかについては，強力なエビデンスがまだない．

ICU でせん妄を経験した患者の転帰は？

　患者転帰は悪い．重症患者において，せん妄は死亡率，在院日数の延長，人工呼吸期間の延長，長期的な認知機能障害の独立した予測因子であることが示されている．せん妄が長期化した重症患者は，長期的な認知機能障害のリスクが最も高い．

> 　看護スタッフは，Gladys が見当識障害と家族とのふれあいが足りないため（55 年連れ添った夫を求め続けているため）にせん妄状態になっているのではないかと考えている．同日の遅くに，Gladys の夫が訪ねてきた．夫が Gladys のそばに座り，手を握り，優しく語りかけると，Gladys はリラックスし，協調的になった．せん妄治療に薬は必要なく，Gladys は翌日一般病棟に転棟した．

もっと学びたい人へ

- Spasovski, G., Vanholder, R., Allolio, B. et al.（2014）. Clinical practice guideline on diagnosis and treatment of hyponatraemia. Eur. J. Endo. 170: G1-G47. 欧州の集中治療医学会と連携して作られた，低ナトリウム血症の管理に関するエビデンスに基づいた素晴らしいガイドライン．
- Sessler, C., Gosnell, M., Grap, M. et al.（2002）. The Richmond Agitation-Sedation Scale. Am. J. Respir. Crit. Care Med. 166: 1338-1344. 成人重症患者の RASS を評価した画期的な論文．

Part II　The Cases

12　てんかん重積の患者

The Patient in Status Epilepticus

> 外来の蘇生部門で若い男性を診察するよう頼まれた．その男性は今日の夕方，パブの外で痙攣発作を起こしているのを発見された．そばにいた人が男性を回復体位にし，救急車を呼んだ．男性は身分証明書を携帯しておらず，身なりも乱れ，友人もいなかった．救急隊員は鼻咽頭と口腔咽頭の両方の気道を確保し，ロラゼパムを2回投与した．明らかな痙攣発作を呈することなく，病院到着時 GCS は3であった．しかし現在，再び痙攣発作を起こし始めている．

痙攣発作の原因は？

■既知のてんかん―世界中で約 6,000 万人が，英国で約 50 万人がてんかんを患っている．この男性がてんかんであるかどうかは不明である．定期的な突発性発作に苦しんでいるかもしれないし，薬を服用していないかもしれない．感染症や毒素などの未知の原因で発作閾値が低下している可能性もある．

■単発の痙攣発作や新規発症のてんかん―成人の約 20 人に 1 人は，人生のどこかで痙攣発作を起こす．この発作がてんかんに進行する場合もあれば進行しない場合もあり，生涯続く場合もあれば続かない場合もある．新規発症のてんかんは，20 歳未満や 65 歳以上で発症する可能性が高い．

■擬発作，虚偽性発作障害，非てんかん性発作―虚偽性発作とてんかん様発作を鑑別することは非常に困難である．虚偽性発作を呈する患者は，てんかんを併発していることも多い．過剰な治療は，患者を医原性損傷のリスクにさらすため（例：ベンゾジアゼピン系薬剤による不必要な治療は，気道障害や気管挿管の必要性につながる），このような症例の管理は困難である．しかし，治療を避けることは，患者を気道閉塞のリスクにさらす可能性もある（例：非てんかん性発作が疑われるが，実際には本当の発作活動により GCS が低下している場合）．

■髄膜炎／脳炎―髄膜炎は髄膜の炎症で，脳炎は脳自体の炎症である．感染性の原因には，細菌，ウイルス，真菌，寄生虫などが含まれる．非感染性の原因としては，SLE（全身性エリテマトーデス）や，まれに薬物反応（NSAIDs など）もある．髄膜炎菌性敗血症は見逃せない診断である．最も一般的な症状は，精神状態の変化，頭痛，項部硬直，羞明，痙攣発作である．紫斑や点状皮疹は髄膜炎菌に続発する敗血症に伴う皮内出血の徴候かもしれない．

■頭蓋内出血―動脈瘤に続発するくも膜下出血や脳内出血のように，突然自然出血が起こることがある（Case 15 参照）．

■頭蓋内占拠性病変―痙攣発作は，固形腫瘍（原発性／続発性），リンパ腫，膿瘍などの進行性病態の徴候である可能性がある．小さな病変であれば，症状はないか，あっても軽度なので，許容されるかもしれない．病変が大きくなると，病変自体や周囲の浮腫，その結果として生じる腫瘤効果によって症状が現れることがある．局所的な神経学的徴候がないか患者を診察し，脳の画像診断を行って腫瘍やリング状増強病変を探す．

　WHO は 2016 年に分子データと病理組織学を統合し，中枢神経系腫瘍を再分類した．増殖率や転移の可能性などの特徴に基づく 2007 年の悪性度分類システムは，現在も一般的に使用されている．

英国では，毎年 4,000 人以上が悪性度の低い腫瘍（grade ⅠやⅡ）と診断され，約 5,000 人が悪性度の高い grade ⅢやⅣと診断されている．grade Ⅳの多形膠芽腫は，すべての頭蓋内腫瘍の約 15% を占める最も一般的な原発性脳腫瘍であり，発生率は 10 万人に約 2 人である．生存期間中央値は 15 か月，5 年生存率は 4% である．

- 外傷性脳損傷—患者は口論に巻き込まれたり，暴行を受けたりした可能性がある．外傷の徴候がないか検査し，頭皮をできるだけ注意深く調べる．血腫は毛髪の下に隠れていることがある．外傷を疑う理由がある場合は，その旨を主治医チームに伝え，ATLS® のガイダンスに従って外傷コールを再発動する．
- 薬物／毒物／過剰摂取／離脱症状—患者はパブの外で発見された．アルコールを飲んでいた確証はないが，この可能性は念頭におくべきである．重度のアルコール離脱症状は，痙攣発作，振戦せん妄，幻覚を伴うことがある．慎重に管理しなければ，致命的になる可能性がある．てんかん重積状態のほぼ 10% 近くは，抗うつ薬，オピオイド，娯楽用薬物，覚醒剤，殺虫剤などの薬物や毒物によるものである．このプロセスに関与する神経伝達物質には，GABA やグルタミン酸がある．アンフェタミン誘導体やコカインなどの薬物は高熱を引き起こす可能性があり，それ自体で痙攣発作を引き起こすことがある．
- 代謝的要因—高血糖や低血糖，電解質異常，腎不全による二次的な尿毒症など，他の隠れた要因を考慮すべきである．先天性代謝異常の多くは，神経毒の蓄積を避けるために慎重な管理が必要である．例えば，フェニルケトン尿症では，フェニルアラニン水酸化酵素が欠損しているため，細心の食事管理が必要である．食事療法を行わない場合，フェニルアラニンが蓄積し，知的障害や痙攣発作を起こすこともある．幸いなことに，この病気はまれであり（約 1 万人に 1 人），通常は乳幼児期に発見され，慎重な管理によって症状の発現を防ぐことができる．

> 診察では，上肢と下肢に強直間代性運動がある．口の周りに嘔吐物があり，後頭部に大きな軟らかい血腫と肘の周りにかすり傷がある．痙攣発作前の血圧は 135/89 mmHg，心拍 110/分 洞調律，呼吸数 24 回/分，体温 35.8°C，血糖 6.4 mmol/L（約 115 mg/dL），乳酸 6.5 mmol/L，pH 7.14，非再呼吸式マスクで 15 L/分で PaO_2 9.3 kPa（69.75 mmHg），$PaCO_2$ 7.6 kPa（57 mmHg），塩基余剰 − 7 mmol/L．

主な懸念事項は？

生命を脅かす問題
- 気道が保護されていない状態で痙攣発作が続いている
- 低酸素血症と誤嚥を示唆する所見
- 頭部外傷の痕跡（痙攣発作の原因か，痙攣発作中の転倒による二次的な外傷か）
- 手足の骨折や脊髄損傷などの潜因的な外傷の可能性

痙攣発作の根本的な原因の特定
- 前後の病歴が不明
- 代謝性アシドーシスと呼吸性アシドーシスが混在する高乳酸血症

強直間代性発作の持続的かつ過剰な筋活動の後に，血清乳酸値が上昇することがある．発作により乳酸値が上昇した場合，発作のコントロールができれば，乳酸値は急速に低下する．そうでなければ，他の原因を考慮する．

管理の優先事項は？

ABCDE アプローチにのっとり，酸素を投与し，助けを呼ぶ．本患者は挿管が必要な可能性が高く，気道確保が困難かもしれないため，早めに助けを呼ぶ．管理の優先事項は以下のとおりである．
- 頸椎固定による気道管理
- 痙攣発作の停止
- （外傷性頭部損傷を含む）痙攣発作の原因究明と治療
- 痙攣発作に起因するあらゆる問題の究明と治療

てんかん重積状態の定義と病態生理学は？

てんかん重積状態には，痙攣性のものと非痙攣性のものがある．国際抗てんかん連盟（ILAE）は 2017 年にてんかん重積状態を再定義した．てんかん重積状態とは，意識の回復を介さずに 5 分以上持続する痙攣発作活動や反復痙攣発作である．

アスパラギン酸，グルタミン酸，アセチルコリンなどの興奮性神経伝達物質や GABA などの抑制性神経伝達物質が関与して，神経伝達の調節障害が起こる．てんかん重積状態（痙攣性・非痙攣性）は，ATP 枯渇と乳酸蓄積によると思われる認知障害や神経細胞の壊死を伴う．

難治性痙攣性てんかん重積の薬理学的管理は？

NICE ガイダンス CG137（2021 年更新），では，酸素，ブドウ糖，チアミンの静脈内投与が規定されており，抗てんかん薬については BNF を参照するよう勧めている（訳者注：British National Formulary の略で，英国で使用される医薬品の情報をまとめた書籍のこと．抗てんかん薬の種類や用途，副作用，投与量などの情報が記載されているが，英国で使用される情報であり，日本で使用される情報と異なる場合があるため，注意が必要）．適切な抗てんかん薬には，ロラゼパム静注，ジアゼパム静注，フェノバルビタール静注，ジアゼパム直腸投与がある．執筆時点では，エビデンスに基づく望ましい二次治療はないが，選択肢としてはレベチラセタム静注，バルプロ酸静注，フェニトイン静注が挙げられる．

てんかんの分類

ILAE は 2017 年にてんかんの分類を改訂した（「複雑部分型」や「二次性全般化」などの用語は使用されなくなった）．
発作タイプ
- 焦点性発症―意識の有無，運動性発症の有無
- 全般化発作―運動性発作（強直間代）か非運動性発作（欠神）か
- 不明発症―運動性の有無，分類不能

てんかんタイプ
- 焦点性

- ■全般性
- ■全般性／焦点性合併
- ■不明

病因
- ■構造的　例：外傷性脳損傷，開頭術後，脳卒中など
- ■遺伝性　例：点突然変異，モザイク，多型，神経線維腫症などの症候群など
- ■感染症　例：HIV，マラリア，結核など
- ■代謝性　例：ミトコンドリア障害，クレアチン障害，ピリドキシン障害など
- ■免疫性　例：Rasmussen 症候群など
- ■不明

> 　　外傷はあるものとして管理すべきであるとチームに警告した．用手正中固定法を行い挿管した．抗痙攣作用のあるチオペントンを導入薬として使用した．プライマリサーベイでは，生命を脅かすような傷害はなさそうである．フェニトインの投与を開始し，頭頸部 CT のために CT 室へ搬送した．頸部に放射線学的異常はない．頭部 CT で認められた唯一の異常は，後頭部の頭蓋外軟部組織の腫脹である．胸部 X 線で右肺底部に浸潤影がある．さらなる管理のために集中治療室に搬送する．初回血液検査の結果：Hb 124 g/L (12.4 g/dL)，WBC 24×10^9/L (24,000/μL)，CRP 106 (10.6 mg/dL)，血小板 134×10^9/L (13.4×10^4/μL)，INR 1.4．

本患者に抗菌薬を投与するか？

　髄膜炎の可能性があるので，除外できるまで抗菌薬で治療をする．下気道感染の X 線的証拠もある．既存の感染症が発作閾値を下げている可能性がある．以上から，施設のプロトコルに従って細菌性髄膜炎やウイルス性髄膜炎に対する微生物をカバーすることは合理的だろう．例えば，セフトリアキソン 2 g を 1 日 2 回とアシクロビル 10 mg/kg を 1 日 1 回，それぞれ静脈内投与する．

髄膜炎の起因菌は？

　髄膜炎は誰にでも起こる可能性があるが，患者層によって病原体の特徴は異なる．
- ■新生児―最も一般的な細菌は，B 群連鎖球菌，大腸菌，肺炎球菌，リステリア，サルモネラである．
- ■小児や（本患者のような）若年成人―最も一般的な細菌は，髄膜炎菌（MenB は英国で最も一般的な菌株），肺炎球菌やインフルエンザ桿菌 b 型である．一般的なウイルス性の原因としては，ヘルペスウイルス，エンテロウイルス，フラビウイルス，麻疹などがある．
- ■免疫不全―結核や真菌感染などの他の原因を常に考慮する必要があり，特に既往歴が乏しく，免疫抑制状態にある可能性のある本患者ではなおさらである．
- ■高齢者（60 歳以上）―若年者と同様の原因であるが，リステリアが加わる．免疫力が低下しているため，感染しやすい．

脳症の原因は？

- 感染—細菌，ウイルス，真菌，寄生虫，プリオン
- 低酸素／無酸素—低酸素性虚血性脳症
- 代謝—カルシウム，血糖，ナトリウムの異常など
- アルコール，薬物，毒物—シアン化物，一酸化炭素，水銀や鉛などの重金属など．化学療法薬は，低酸素性虚血性脳症によく似た症状を呈する脳症を誘発することがある．
- 肝—アンモニア
- 腎—尿素
- 自己免疫—橋本病など
- 栄養欠乏—ビタミン B1 欠乏／ Wernicke 病など
- 高血圧
- 外傷性—慢性外傷性脳症

ステロイドの投与は？

2015 年の Cochrane レビュー（Brouwer et al.）では，急性細菌性髄膜炎における副腎皮質ステロイドの効果に関するエビデンスをレビューしている．25 の研究を分析した結果，副腎皮質ステロイドが細菌性髄膜炎における難聴と神経学的後遺症を軽減することを支持する中程度の質のエビデンスがあるが，死亡率への影響はなかった．

上記は細菌性髄膜炎の典型的な症状ではないが，デキサメタゾン 10 mg の点滴静注を開始するのが妥当かどうかについては，大きな懸念事項である．肺炎球菌性髄膜炎が確認された場合，ステロイドは 4 日間継続すべきであるが，別の原因がみつかったり，肺炎球菌性髄膜炎の可能性が低い場合は，デキサメタゾンの投与中止も検討される．

集中治療室でのプランは？

適切な臓器サポートを行い，原因を究明し，安全が確認され次第，患者を起こして神経学的評価を行う．

臓器サポート
- 必要に応じて侵襲的モニタリング—動脈内モニタリングは最低限必要である．
- 肺保護換気

疾患管理
- 痙攣発作のコントロールと神経観察を行い，定期的に頻繁に瞳孔を評価する．
- 除外されるまで髄膜炎の治療を行う．
- 下気道感染症の治療を考慮する．誤嚥性肺炎が疑われる場合は，抗菌薬治療はしない（訳者注：抗菌薬治療をしてもよいと思われるが，原文では "Do not treat suspected aspiration pneumonitis with antibiotics" となっている）．
- 安全が確認され次第，鎮静薬を中止し，神経学的評価を行う．
- 頸椎は X 線学的に異常はないが，神経学的に十分な評価をし，問題ないことを確認するためには，患者が覚醒し，協力できないといけない．鎮静薬を使用している間は，頸椎正中固定で管理する．
- 創部を洗浄し，外科的診察を依頼する．

根本的な原因を調べる

- 肺炎球菌とレジオネラの尿中抗原スクリーニング，インフルエンザウイルス検査のスワブ，創部スワブ，喀痰検体，腰椎穿刺による髄液ウイルス PCR などの敗血症フルスクリーニング．
- 肝機能検査，アンモニアによる代謝スクリーニング．
- 血中薬物濃度―パラセタモール，サリチル酸塩，アルコール，毒物スクリーニング．
- 特に薬物歴，発作歴，発作の他のリスク因子の有無（髄膜炎への曝露など）に重点をおいた病歴聴取．
- 外傷の secondary survey の完遂．

基本的な集中治療管理

- 腰椎穿刺後の静脈血栓塞栓症予防．
- ストレス潰瘍予防．
- 本患者は不潔で栄養失調にみえるので，リフィーディングシンドロームを予防するためにビタミン B と C を補充する．
- NG チューブを挿入し，栄養補給を開始する．
- 体温管理．
- 可能であれば近親者の所在を確認する．

鎮静薬投与後 24 時間経過しても，患者は挿管されたままであり，発作活動はみられないが，覚醒しているようにもみえない．GCS は 3，瞳孔は左右 3 mm で等しく対光反応はある．初回腰椎穿刺の結果は以下のとおり：WBC 4/μL，RBC 1/μL，微生物はみられず，キサントクロミーなし（訳者注：くも膜下出血や髄膜炎などによって赤血球が溶血し，髄液がビリルビンの黄色調を呈する所見のこと）．人工呼吸器は自発呼吸で，プレッシャーサポート 10 cmH$_2$O，PEEP 6 cmH$_2$O，FiO$_2$ 0.30 で PaO$_2$ 8.4 kPa（65 mmHg），PaCO$_2$ 6.3 kPa（47.25 mmHg）である．心血管系や腎臓のサポートは必要ない．WBC 18×10^9/L（18,000/μL），CRP 64（6.4 mg/dL）．体温 37.1°C．警察によると患者の名前は Bruce で，19 歳の近親者のないホームレスであるとのこと．Bruce は薬物乱用とてんかんの問題を抱えており，フェニトインを服用していることがわかった．

神経学的な改善が遅いことの懸念は？

- 非痙攣性てんかん重積状態かもしれない．
- 最初の頭部 CT ではわからなかった重大な脳損傷があるかもしれない．
- 未知の毒素が循環していたり，特定されていない代謝的原因の可能性．
- Bruce はホームレスで，薬物乱用歴があるため，HIV や結核性髄膜炎にかかりやすい．
- 薬を服用していないか，過剰摂取をしている可能性．

抗微生物薬は？

ウイルス PCR の結果はまだ出ていない．白血球数は増加していて，神経学的に顕著な回復を遂げていない．

髄膜炎の原因がウイルスである可能性が残っているので，アシクロビルは継続する．髄液のグラム染

色で微生物は見当たらなかったが，検体を処理する間は抗菌薬を継続し，24時間後に微生物の専門医と再度検討するのが妥当だろう．

管理の次のステップは？

神経学的管理
■神経内科へコンサルトし診察を依頼．
■鎮静薬を使用せず，神経観察を頻繁に行う．
■抗痙攣薬を追加する．

検査
■フェニトイン濃度を測定するために血液検体を提出．
■脳波を依頼する．
■HIV評価のために血液を提出．
■抗酸菌検体の提出を検討する．

保護
■Bruceには近親者がいないので，IMCA（independent mental capacity advocate：独立意思決定能力支援人）が必要である．

集中治療における脳波の役割とその仕組みは？

脳波は非痙攣性てんかん重積状態の鑑別に不可欠である．それ以外にも，脳波はてんかん様活動のタイプの鑑別に役立ち，脳症の診断や評価にも役立つ．脳波トレース内の特定のパターンは，代謝性脳症の様々な原因を示唆することがある．

連続脳波はすべての施設でできるわけではないが，神経集中治療専門病棟ではよく使われ，大量の脳波データは専門家の解釈が必要である．多くの施設では，麻酔深度モニタリングに使用されるBIS（bispectral index）やE-エントロピーなどの改良型脳波システムを利用している．これらのモニターはアルゴリズムを使用して脳波データを統合・解釈し，より少ない簡略化された変数を生成する．

脳波波形を大別すると以下のようになる：
■アルファ波（8〜15Hz）—通常の安静状態で主に発生するが，昏睡状態の患者でも検出される．
■ベータ波（16〜31Hz）—患者が覚醒しているときに優位になる．ベンゾジアゼピン系薬剤の投与後にもみられることがある．
■シータ波（4〜7Hz）—ぼーっとしていたり眠気を催したときによく検出される．シータ波の変化は，特定の脳症や脳の特定の領域の病変を示唆することがある．
■デルタ波（<4Hz）—徐波睡眠に多くみられる．特異的な変化は，脳症や脳の特定の領域の病変を示唆することがある．
■ガンマ波（>32Hz）—体性感覚皮質に由来し，ガンマ波のパターンの変化は認知機能の低下と関連することがある．
■Mu（8〜12Hz）—感覚運動皮質に由来し，通常，眠気状態で最も顕著に現れる．

米国など一部の国では，脳波は脳死診断に用いられる検査の1つである．英国では，低酸素性虚血性脳症の患者に対応する際，予後予測の一環として脳波が用いられることがある．脳死に関するさらなる考察はCase 16を参照．

IMCA とは何か？　本症例で IMCA が必要になる理由は？

　IMCA（独立意思決定能力支援人）は，自分自身で特定の重要な決定を下すことができない人々に対し，法的保護を提供するために 2005 年の精神能力法で導入された．Bruce は意識がなく自分で意思決定をすることができないため，IMCA がこの役割を果たす必要がある．

> 　フェニトインの値は正常範囲内である．脳波所見は非痙攣性てんかん状態状態と一致する．別の抗痙攣薬であるレベチラセタムを追加する．微生物学的検査は今のところ陰性で，HIV 検査も陰性である．薬物濃度が治療範囲内となり，すべての鎮静薬を中止して 24 時間が経過しても，Bruce はまだ目を覚まさない．コンサルトした神経内科医と相談し，バーストサプレッションを試みることにした．

バーストサプレッションとは？

　脳外科手術中の神経保護など，さまざまな状況で行われるが，難治性てんかん重積状態の治療に最も利用されている．強力な裏付けとなるエビデンスは限られており，広く合意されたプロトコルもない．理論的には，バーストサプレッションにより脳内の神経伝達の乱れをリセットすることができる．

　一般的に，チオペントン，プロポフォール，揮発性麻酔薬などの静注薬や吸入薬を用いて鎮静される．脳波の連続測定は必須であり，麻酔深度は脳波のバーストサプレッション比が 1：10 になるように調整される．深い麻酔は低血圧を誘発する可能性があるため，慎重な血圧管理とともに動脈内モニタリングが必要である．

　バーストサプレッションは通常 24 時間維持される（施設の慣行による）．その後，鎮静を弱め，神経学的な再評価を行う．

> 　24 時間バーストサプレッションに成功した．鎮静が解除されると，Bruce は目を覚まし，神経学的所見は正常で，臨床的に頸椎は問題ないと判断した．入院 6 日目に抜管し，その後発作はなく，一般病棟へ転棟となった．

一般病棟転棟後のフォローアップのために，どのような未解決課題に留意する？

- 弱い立場にある若者であり，保護や社会福祉サービスの助けが必要である．
- 特に，Bruce がホームレスのままで，強固な支援ネットワークがない場合は，コンプライアンスに問題が残るかもしれない．
- 神経学的なフォローアップと投薬の見直しが必要である．
- 腰椎穿刺の髄液ウイルス PCR の結果がまだ戻っていないため，結果が出て内科チームが再検討するまでアシクロビルを継続する．

もっと学びたい人へ

- NICE Epilepsy: Diagnosis and Management. CG137（2012）London: NICE.
- Robinson, C. and Busl, K.（2019）. Meningitis and encephalitis management in the ICU. Curr. Opin. Crit. Care 25（5）: 423-429. 髄膜炎の ICU 管理に関する有益なレビュー文献.
- Lapointe, S., Perry, A., and Butowski, N.（2018）. Primary brain tumours in adults. Lancet 392（10145）: 432-446. 原発性脳腫瘍の病理と管理に関する素晴らしいまとめ.

Part II The Cases

13 低血圧の患者

The Patient Who is Hypotensive

> 病棟で急変コールがあった．86 歳の Joan という患者で，昨日の朝から入院している．自宅で倒れて入院し，尿路感染症（UTI）の治療を受けている．今日の午後，Joan の反応がなくなり，血圧 62/35 mmHg，心拍 145/分，呼吸数 35 回/分であった．

Joan の突然の病状悪化の原因は？

- 敗血症―UTI の治療を受けており，尿路敗血症の可能性が高い．
- 心血管イベント―急性心筋梗塞（AMI），不整脈（心房細動など）．
- 肺塞栓（PE）―massive PE は血行動態破綻を呈することがある．
- 頭蓋内イベント―急性脳卒中，脳内出血，痙攣発作．
- 代謝性や低血糖イベント―重度の低ナトリウム血症は，不整脈を引き起こす可能性がある．低血糖は痙攣発作を誘発する可能性がある．
- 薬物反応―投薬に反応して起こる重篤なアナフィラキシー．
- 不顕性出血―初期評価において，下血（訳者注：黒色便）／血便（鮮血便）の診察に際し，患者の脱衣など適切に評価できる状態であることを確認する．

ショックの定義は？

ショックは，細胞による酸素の不適切利用に関連した急性循環不全の一形態であり，生命を脅かすものである．細胞機能不全は，循環が組織の代謝要求を満たすのに十分な酸素を供給できないときに起こる．

ショックの分類は？

- 循環血液量減少性―心臓への静脈還流が実質的に減少している状態（例：出血，水分摂取不十分の持続的な下痢や嘔吐など）．
- 血液分布異常性―（訳者注：血管拡張などの）血管内容積の分布異常に起因する，相対的な血液量減少と考えられる（例：敗血症，アナフィラキシー，脊髄損傷など）．
- 閉塞性―血流抵抗の増大が組織の低灌流につながる場合に起こる（例：肺塞栓症，心タンポナーデ，緊張性気胸など）．
- 心原性―心筋の収縮力不足（例：虚血，梗塞，不整脈など）．

ショックの分類は臨床医にとって非常に貴重なものであるが，これらのショックが併発することもあれば，異なる時期に発症することもある（敗血症性心筋症により心原性ショックを発症した敗血症性ショック患者など）．

Case 13 低血圧の患者　141

　内科チームは 500 mL の輸液を行い，Jaon の反応はわずかによくなったが，まだ会話は混乱している．下肢挙上によって Joan の血圧は現在 83/40 mmHg である．心拍は 135/分，体温は 38.3℃，血糖値は 6.7 mmol/L（120 mg/dL）．10 L/分酸素下で SpO$_2$ は 96％，呼吸数は 30 回/分で高止まりしている．

最も可能性の高い原因は？

Joan の病状悪化の最も可能性の高い原因は，敗血症や敗血症性ショックである．

敗血症の定義

　敗血症と敗血症性ショックに関する第 3 回国際コンセンサス定義（Sepsis-3）では，敗血症は感染に対する宿主の反応異常によって引き起こされる，生命を脅かす臓器機能障害と定義されている．

敗血症性ショックの定義

　Sepsis-3 では，敗血症のサブセットとして敗血症性ショックを定義しており，循環・細胞・代謝の深刻な異常により，敗血症単独と比べて死亡リスクの上昇（院内死亡率＞40％）と関連している．臨床的には，循環血液量減少がない状態で，平均動脈圧を 65 mmHg 以上に維持するために昇圧薬が必要であることや，血清乳酸値が 7 mmol/L 以上であることで同定される（訳者注：ガイドライン上は血清乳酸値＞2 mmol/L が定義だが本文のとおりに記載した）．

qSOFA スコアについて

　The quick Sequential Organ Failure Assessment（qSOFA）スコアは，簡単に測定でき，繰り返し測定できる以下の 3 つの基準から構成される（2 点以上で敗血症による転帰不良と関連付けられ，qSOFA 陽性とみなされる）．
- 収縮期血圧低値＜100 mmHg
- 呼吸数＞22/分
- 意識状態の変容（GCS＜15）

　ICU 外で患者が qSOFA 陽性であれば，敗血症の可能性に注意を払うべきである．このスコアは魅力的で非常に簡単に使用できる（例えば，臨床検査に頼らず，ベッドサイドで測定できる）が，診断というよりむしろ予測ツールと考えるべきである．また，転帰を予測するという点では他のスコアリングシステムよりも劣ることが示されているため，ICU に入室した患者には使用すべきではない．qSOFA は Sepsis-3（2016 年）において，敗血症のスクリーニングに重要な役割を果たしたが，最新のガイダンス（2021 年）では，敗血症や敗血症性ショックの単一のスクリーニングツールとして使用することは推奨されていない．

表 13-1　NEWS2（Royal College of Physicians）

生理学的項目	スコア						
	3	2	1	0	1	2	3
呼吸数（回/分）	≦8		9〜11	12〜20		21〜24	≧25
SpO₂ スケール 1（%）	≦91	92〜93	94〜95	≧96			
SpO₂ スケール 2（%）	≦83	84〜85	86〜87	88〜92 ≧93 室内気	93〜94 酸素投与下	95〜96 酸素投与下	≧97 酸素投与下
室内気 or 酸素投与？		酸素投与		室内気			
収縮期血圧（mmHg）	≦90	91〜100	101〜110	111〜219			≧220
脈拍（回/分）	≦40		41〜50	51〜90	91〜110	111〜130	≧131
意識				清明			CVPU
体温（℃）	≦35.0		35.1〜36.0	36.1〜38.0	38.1〜39.0	≧39.1	

CVPU：confused, responds to voice, responds to pain, unresponsive＝混乱，声に反応，痛みに反応，無反応．
SpO₂ スケール 2 は，目標範囲が 88〜92％（高二酸化炭素性呼吸不全）の場合に使用する．

NEWS2 について

NEWS2 は以下の 6 つの単純な生理学的パラメータに基づいた総合的なスコアリングシステムである（**表 13-1**）．
- 呼吸数
- 酸素飽和度
- 収縮期血圧
- 脈拍数
- 意識レベルまたは新たな錯乱
- 体温

　パラメータが正常値から離れるほど，より高いスコアが割り当てられる．さらに，酸素投与されている場合は，合計点に 2 点が加算される．2017 年以降，NHS England（NHSE）は，敗血症が疑われる患者の臨床状態悪化を検出するための早期警告スコアとして NEWS2 の使用を推奨している．救急部門と一般病棟の両方で，有害な転帰の予測において qSOFA よりも優れていることがエビデンスで示されている．感染の徴候や症状のある患者や，感染リスクが高く臨床的に症状が悪化している患者において，NEWS2 スコアが 5 点以上上昇した場合，緊急対応すべきである．現在，Joan はこのスコアリングシステムで合計 15 点をつけている．

敗血症における臓器機能不全の同定は？

　The Sequential (Sepsis-related) Organ Failure Assessment (SOFA) スコアが 2 点以上上昇することで同定される．

表 13-2　SOFA スコア

	0	1	2	3	4
PaO$_2$/FiO$_2$ (mmHg)	≧400	300〜399	200〜299	100〜199 +人工呼吸	<100 +人工呼吸
血小板数 ×10^3/μL	≧150	100〜150	50〜99	20〜49	<20
GCS (Glasgow Coma Scale)	15	13〜14	10〜12	6〜9	<6
総ビリルビン (μmol/L)	<20	20〜32	33〜101	102〜204	>204
平均動脈圧 (MAP) or 昇圧薬使用 (μg/kg/分)	低血圧なし	MAP <70 mmHg	ドパミン ≦5 or ドブタミン (いかなる量でも)	ドパミン>5 or アドレナリン<0.1 or ノルアドレナリン≦0.1	ドパミン>15 or アドレナリン>0.1 or ノルアドレナリン>0.1
クレアチニン (μmol/L) or 尿量	<110 (1.2 mg/dL)	110〜170 (1.2〜1.9 mg/dL)	171〜299 (2.0〜3.4 mg/dL)	300〜440 (3.5〜4.9 mg/dL) or 尿量<500 mL/日	>440 (5 mg/dL) or 尿量<200 mL/日

SOFA スコアについて

　SOFA スコアはクリティカルケア領域ではよく知られており，スコアが高いほど死亡リスクが高くなる．このスコアは敗血症を診断するものではないが，感染で死亡するリスクの高い患者を特定することができる．総スコアの算出には時間がかかるため，急性臓器機能障害の認識が遅れる可能性がある（表13-2）．

敗血症による低血圧の機序は？

　敗血症で低血圧を引き起こす可能性のある因子はいくつかあり，その管理は臨床医にとって最も困難な課題の1つである．
- ■循環血液量減少と心臓充満の低下—炎症性メディエータの放出により内皮細胞表面の完全性が損なわれる．その結果，重度の毛細血管漏出と組織への体液の滲出が起こり，静脈拡張により静脈還流が減少する．この血液量の再分布により，血管壁張力，平均全身充満圧，静脈還流，心臓充満，心拍出量，動脈血圧を維持できなくなる．毛細血管漏出が継続するため，十分な輸液蘇生を行っても循環血液量減少の管理が困難な場合がある．
- ■血管拡張—心拍出量が正常〜多いにもかかわらず，末梢の血液分布異常が続くことがあり，「血液分布異常性ショック」と呼ばれ，微小循環と大循環の両方が影響を受ける．例えば，心筋，脳，骨格筋への血流を維持するために，内臓循環から血液がシャントされる．
- ■心筋機能障害—駆出率の低下により両心室機能が低下する．原因としては，心筋の生体エネルギーの

障害，循環炎症性サイトカイン，心アドレナリン作動性シグナルの変化などが考えられる．それにもかかわらず，適切な輸液蘇生が達成されれば，結果として生じる頻脈，細動脈拡張，両心室拡張（Frank-Starlingの法則による1回心拍出量増加）により，高い心拍出量が得られる．

> 入院時の尿定性検査では白血球と亜硝酸塩が陽性で（検査室に検体を送ったが尿沈査は未着），アモキシシリン/クラブラン酸を4回静脈内投与済である．検査室には以前の尿検体はない．ここ24時間で，WBCが16（16,000/μL）→ 32×10^9/L（32,000/μL），CRPが35（3.5 mg/dL）→ 186（18.6 mg/dL）に増加している．NEWS 2は15と高いままである．

"hour-1バンドル"とは？

2018年にSurviving Sepsis Campaign（SSC）から，最初の1時間以内に完了すべき敗血症と敗血症性ショックの初期蘇生バンドルが発表された（"hour-1バンドル"）．継続的な蘇生に加えて：
- 乳酸値の測定．
- 抗菌薬投与前に血液培養を採取する．
- 広域スペクトルの抗菌薬投与（施設のガイドラインに従う）．
- 低血圧や乳酸値≧4 mmol/Lに対し，晶質液30 mL/kgの急速投与を開始する．
- 輸液蘇生中や輸液蘇生後の低血圧に対し，MAP≧65 mmHgを維持するために昇圧薬投与を開始する．

これらの目標は非常に理想的ではあるが，実際の診療では，特に初診時に敗血症の診断が考慮されていない場合，時間内ですべての対応ができるとは限らない．

"hour-1バンドル"開発の意義とは？

敗血症や敗血症性ショックは，急性心筋梗塞や急性脳卒中と同様，内科エマージェンシーとみなされるべきである．迅速な評価と治療が患者の転帰の改善につながることは，これまで広く示されてきた．たとえ蘇生を完了するのに1時間以上かかるとしても，"hour-1バンドル"に記載されている蘇生と治療対策を直ちに開始することが最も重要である．

どの抗菌薬を開始するか？

アモキシシリン/クラブラン酸を4回投与したにもかかわらず，Joanは敗血症性ショックを起こした．したがって，施設のガイドラインと微生物の専門家からのアドバイスに応じて，血液培養の後，別のβ-ラクタム/β-ラクタマーゼ阻害薬（ピペラシリン-タゾバクタムなど）に変更し，相乗効果を期待してアミノグリコシド（ゲンタマイシンなど）を併用することも1つの選択肢だろう．

> Joan を ICU に搬送する手配をする．すぐにベッドを確保できず，少なくとも 1 時間はかかると聞いたため，蘇生処置と搬送準備を進めている間に，ベッドサイドで心臓超音波を実施することにした．

心臓超音波はショックの原因鑑別にどのように役立つか？

- 循環血液量減少性または血液分布異常性―下大静脈（IVC）を肋骨下アプローチで描出した際に，IVC が小さく（＜1 cm），虚脱していれば，輸液投与が有効な可能性がある（詳細は Case 1 を参照）．加えて，傍胸骨短軸像で乳頭筋がほぼ完全に消失するような左心室（LV）の過収縮が描出される場合も，輸液の有効性を示唆することがある．
- 心原性ショック―左室収縮機能の評価は，傍胸骨像と心尖部像から迅速に行える．心室壁がどの程度収縮し，心室中心に向かって内側に移動しているかに注意を向けるべきである．左室収縮機能が著しく低下している場合，特にそれが新規所見であれば心原性ショックを強く示唆する．右室機能は心尖部像を用いて，心室サイズを左心室と視覚的に比較することによって評価できる（右室が左室幅の 2/3 を超える場合，拡張していると考えられる）．
- 閉塞性ショック―拡張期に右房と右室の圧迫を伴う心囊液貯留は心タンポナーデを示唆する．逆に，自由壁の収縮が乏しく，肥大を伴わない右室拡張は，巨大肺塞栓症の可能性がある．

　心臓超音波は，様々なタイプのショックに対し，他の臨床所見と組み合わせることで，診断や継続的な管理に役立つ貴重な情報を得られる．しかし，超音波検査は十分な病歴聴取と身体診察に代わるものではないことを忘れてはならない．利用可能なすべての所見を統合することは，単一の所見から推論するよりもはるかに有用である．例えば，悪性腫瘍であることがわかっている患者が，心臓超音波で右室が正常に機能しているにもかかわらず，重大な低血圧を発症している場合，巨大肺塞栓症の可能性は非常に低くなる．

> 病棟で 1 L の輸液を 250 mL ずつ静脈内投与したが Joan の血圧は改善せず，現在 89/45 mmHg，MAP 60 mmHg，心拍 134/分洞調律，呼吸数 28 回/分である．動脈血ガスの乳酸値は 4.6 mmol/L である．

この時点での対応は？

- 酸素流量を 10〜15L/分に増やす．
- 侵襲的血圧モニタリングのために動脈カテーテルを留置し，乳酸測定を繰り返す．
- 中心静脈カテーテルを留置しノルアドレナリン投与を開始する．一方で，何らかの理由で CVC 留置が現実的でない場合は，末梢から昇圧薬を開始し，MAP を回復させるという方法が次第に受け入れられてきている．ただし，短期間に限る（施設のガイドラインを参照）．

- 尿道カテーテルを挿入し，1時間ごとに尿量をモニターする．
- 敗血症スクリーニングを抜けなく行う．
- 微生物の専門家と連絡を取り，最も可能性の高い病原体や施設の耐性パターンを考慮しながら，抗菌薬の選択について話し合う．
- 推奨上限である 30 mL/kg まで輸液投与を継続する．
- ICU 入室について指導医へ相談する．

敗血症で推奨される昇圧薬は？

　ノルアドレナリン（NA）は敗血症における昇圧薬の第一選択である．高用量では，NA は強い血管収縮を引き起こし，血圧が維持されているにもかかわらず組織灌流が低下する可能性があることに留意すべきである．MAP＞65 mmHg を維持するための第二選択薬としては，NA を増量する代わりに，バソプレシンを開始すべきである（通常，NA の用量が 0.25〜0.5 µg/kg/分の範囲にある場合）．NA とバソプレシンの両方が目標 MAP に達しない場合は，アドレナリンを追加することができる．

昇圧薬の作用

- ノルアドレナリンは内因性カテコラミンで，α-1/β-1 アドレナリン作動性受容体を介して作用を発揮し（β-2 受容体にはほとんど作用しない），敗血症の初期治療薬として選択される．α-1 受容体の活性化は環状アデノシン 3,5-―リン酸（cAMP）に依存せず，β-1 アドレナリン作動受容体の活性化は cAMP に依存する．他の天然／合成カテコラミンと同様に，NA は細胞内カルシウム量を増加させ，収縮装置の短縮につながる．NA の半減期は 1〜2 分と短く，定常状態の血漿中濃度は一定量の注入後 5〜10 分で達成される．NA は 1 回心拍出量（β-1 アドレナリン作用），平均動脈圧，左室後負荷を増加させる．さらに重要なことは，血管内容量の大部分を含む静脈循環を収縮させることにより，心拍数への影響を最小限に抑えながら，前負荷と心充満圧を増加させることである．NA は，心臓代謝の改善と拡張期血圧の上昇に伴う二次的な冠血管拡張により，冠血流量を増加させる．
- バソプレシンは，血圧低値や循環血液量減少に反応して神経下垂体から分泌される内因性ホルモンである．バソプレシンは交感神経系に存在する特定のバソプレシン受容体（V_1，V_2）に作用する．興味深いことに，敗血症性ショックの患者では血中バソプレシン濃度が低く，バソプレシンやその類似体を外因性投与することで，速やかに MAP と血管緊張を回復させ，ノルアドレナリンの必要量を減少させる．しかし，Vasopressin And Septic Shock（VASST）研究では，低用量バソプレシンをノルアドレナリンと比較した場合，死亡率に有意差はなかった．
- アドレナリンは強力な β-1 アドレナリン作動薬で，β-2/α-1 アドレナリン受容体活性は中程度である．アドレナリンは血管収縮により心拍数と MAP を上昇させる．アドレナリンは動脈圧を上昇させるのに非常に効果的であるが，その代償として内臓循環が著しく障害される可能性がある．

敗血症管理における副腎皮質ステロイドの役割は？

　目標 MAP を維持するために，0.25 µg/kg/分以上のノルアドレナリンやアドレナリンを少なくとも 4 時間以上投与する必要があれば，ヒドロコルチゾンを 1 日 200 mg の分割静注投与すべきである．
　ステロイドに関連した高ナトリウム血症や高血糖を予防するために，さらなる注意が必要かもしれない．興味深いことに，ステロイド療法がショックの早期離脱につながるというエビデンスが一貫して示

Case 13　低血圧の患者　147

されているにもかかわらず，死亡率にはほとんど影響しないようである．

> Joan を集中治療室に搬送し，さらに 250 mL の輸液投与を 2 回行い，CVC を右内頸静脈に留置した．処置後 20 分が経過し，Joan は呼吸が苦しくなってきたと訴えた．胸部聴診で，両側の広範な動悸と捻髪音を聴取する．胸痛は否定している．血圧変化なし，心拍 135/分の洞調律，呼吸数 35 回/分，マスク 8 L/分の酸素投与下で酸素飽和度は 88％である．

臨床所見から，Joan に何が起こったか？

- 心原性肺水腫（CPO：cardiogenic pulmonary oedema）—現在の呼吸問題の最も可能性の高い原因である．このような状況では，特に基礎心疾患がある場合，輸液量や輸液速度，またその両方が CPO を引き起こす可能性がある．
- 医原性気胸—気胸は内頸静脈への中心静脈ライン挿入の合併症として知られており，除外すべきであるが，臨床所見からするとこの可能性は比較的低い．

この 2 つの可能性のある原因を，肺超音波でどのように鑑別できるか？

すでに述べたように，超音波所見を十分に解釈するためには，病歴と臨床所見が不可欠だが，肺超音波は，以下のように肺水腫と気胸の臨床像を区別するのに役立つ：

- A-/B-line パターン—主な所見が A-line から B-line パターンに変化した場合，この患者は輸液蘇生と同時に間質性肺水腫を新たに発症したことを示唆する．積極的な輸液後に超音波検査を行い，両側の B-line があった場合は既存の CPO である可能性があるが，慢性肺疾患や感染症など他の原因も考慮すべきである．
- Lung point/lung sliding—Case 5 参照．

> 胸部 X 線と肺超音波を依頼し，どちらも CPO であることを確認した．CPO の治療に成功した後，Joan の状態は軽快し始めた．血圧はノルアドレナリン投与により 124/53（MAP 77）mmHg まで上昇した．心電図に変化はなく，ベッドサイドでの心臓超音波で，左室が過収縮していることがわかった．心拍 112/分，呼吸数 19 回/分である．翌朝，微生物検査室から，入院時の血液培養でグラム陰性桿菌が培養されたと連絡があった．現在，0.25 µg/kg/分のノルアドレナリンが必要である．

血液培養におけるグラム陰性桿菌の意義は？

グラム陰性桿菌の存在は常に重要な所見であり，対応する必要がある．可能性のある病原体，可能性のある感染源，過去/現在の抗菌薬治療について微生物の専門家と話し合うことが最も重要となる．多

くの微生物検査室では，検体を受け取ってから 24 時間以内に病原体を特定でき，抗菌薬治療のターゲットを絞ることができる．

この症例でグラム陰性敗血症の原因菌として最も可能性が高い菌は？

菌血症の原因となるグラム陰性桿菌は数多いが，この症例で最も一般的な菌は，大腸菌，プロテウス属菌，腸球菌，クラミジア属菌，エンテロコッカス属菌，クレブシエラ属菌などである．

グラム陽性菌とグラム陰性菌の違い

グラム陽性菌では，細胞膜はペプチドグリカンからなる厚い（20〜80 nm）保護細胞壁で覆われている．この細胞壁は細胞の外表面を形成しており，その完全性を破壊することは抗菌薬治療（例：βラクタム系抗菌薬）のターゲットの 1 つである．しかしグラム陰性菌では，ペプチドグリカン層は薄く（5〜10 nm），さらにリポ多糖（LPS）やリポ蛋白質が豊富な外層があり，これにより抗菌薬や宿主の免疫システムから身を守る．膜中の LPS は抗原性（例：糖鎖 O 抗原）と毒性（例：脂質 A 成分エンドトキシン）の両方を持っている．

> 微生物の専門家から，尿培養から大腸菌が分離され，メロペネムにのみ感受性があるとの連絡が入る．

メロペネムの抗菌薬分類と一般的な活性スペクトルは？

メロペネムは（エルタペネム，イミペネムとともに）カルバペネムに分類される．これらのカルバペネム系薬剤は，β-ラクタム系殺菌性化合物（すなわち，すべて β-ラクタム環を含む）という，より大きなファミリーに属している．カルバペネムはグラム陽性菌とグラム陰性菌の両方に活性がある．

他の β-ラクタム系抗菌薬とその作用について

β-ラクタム系抗菌薬は，β-ラクタム環に結合している化学環の構造によって区別される．これらは細胞膜を通って輸送された後，細菌のペプチドグリカン細胞壁サブユニットの架橋の最終段階を担う酵素に結合し，阻害する．カルバペネム系以外の β-ラクタム系薬剤は以下のとおりである：

- ペニシリン系—ペニシリン V や G のような天然に存在する化合物や，アモキシシリン，アンピシリン，ピペラシリンのような半合成化合物が含まれる．主にグラム陽性菌に有効であるが，半合成ペニシリンの中にはグラム陰性桿菌に有効なものも開発されている（ピペラシリンなど）．
- セファロスポリン系—現在，使用可能なセファロスポリン系抗菌薬は 5 世代ある．最初の 3 世代（セファレキシン，セフロキシム，セフトリアキソンを含む）はグラム陽性菌に対して効果がある．しかし，第 4，5 世代のセファロスポリン（セフェピムやセフトロザンなど）はグラム陰性菌に対する活性が向上しており，第 5 世代はメチシリン耐性黄色ブドウ球菌（MRSA）にも有効である．
- モノバクタム系—アズトレオナムは，インフルエンザ菌や緑膿菌を含むグラム陰性菌に一般的に有効

である.
- セファマイシン系—これらの抗菌薬は第 2 世代セファロスポリン系抗菌薬に分類されることが多いが，セフォテタンとセフォキシチンはともにグラム陽性菌や *Bacillus fragilis* に有効である.

Extended-spectrum β-lactamase（ESBL）とは？

グラム陰性菌の β-ラクタマーゼ遺伝子に変異が生じると，β-ラクタム系抗菌薬に対する耐性が付与される．腸内細菌科（大腸菌やクレブシエラ属菌など）は，ESBL を産生する細菌として最も多く確認されている．大腸菌が最も頻繁に産生する ESBL は CTX-M 酵素と呼ばれるもので，必然的にこれによる感染症の治療を難しくしている．β-ラクタム系/β-ラクタマーゼ阻害の配合薬に対する耐性が増加の一途をたどるなか，これらの課題に対処するための選択肢はほとんどない．カルバペネム耐性 ESBL 産生腸内細菌科細菌は，世界中で絶え間なく続く大きな健康問題である.

ICU 入室 6 日目には，Joan はノルアドレナリンを必要とせずに 48 時間以上経過し，経鼻酸素療法のみとなった．臓器サポートが不要になったため一般病棟に転棟し，翌日無事に退院したことが報告された.

もっと学びたい人へ

- Singer, M., Deutschman, C., Seymour, C. et al. (2016). The third international consensus definitions for sepsis and septic shock (sepsis-3). JAMA 315: 801–810. 世界を代表する専門家が敗血症を定義した.
- Evans, L., Rhodes, A., Alhazzani, W. et al. (2021). Surviving sepsis campaign: international guidelines for management of sepsis and septic shock 2021. Intensive Care Med 47: 1181–1247. 欧州と米国の集中治療医学会による敗血症とその管理に関する重要な最新知見.
- Goering, R., Dockrell, H., Zuckerman, M. et al. (2019). MIMS' Medical Microbiology and Immunology. St Louis: Elsevier. 感染症を扱う際の貴重な教科書.

Part II　The Cases

14　気管挿管後に状態悪化した患者

The Patient Who Deteriorates Post Intubation

　息切れ，湿性咳嗽，乏尿，発熱でICUに入室したばかりの75歳の男性Michaelの診察を依頼された．心電図は左室肥大を示し，胸部X線では両側浸潤影がある．診察では，収縮期後期に最大となる駆出性雑音を聴取するが，心音の正確な評価は不可能である．初期輸液蘇生後，乳酸値は2.4 mmol/L，尿量>0.5 mL/kg/時に改善した．ノルアドレナリンの投与量は0.05 μg/kg/分である．しかし呼吸機能が悪化しているため，Michaelは挿管され，プロポフォール/フェンタニルで鎮静され人工呼吸管理されている．ここ20分の経過で，MAP>65 mmHgを維持するためにノルアドレナリンの必要量は0.6 μg/kg/分に増加するも，血圧78/58 mmHg，心拍130/分洞調律と，血行力学的に不安定なままである．

ノルアドレナリンの増量と十分な輸液蘇生にもかかわらず，低血圧が続いている原因は？

- 急性冠症候群
- 急性心不全（AHF）
- 肺塞栓症
- 緊張性気胸
- 重症大動脈弁狭窄症
- 敗血症性ショック
- アーチファクト（機器の故障や使用者のミスなど）
- 挿管に使用した麻酔薬の影響

　ベッドサイドでの心臓超音波では左室機能障害があった．その後に行われた正式な心臓超音波では，中等度の左室肥大が認められ，内腔は小さく，大動脈弁最大血流速度は3.5 m/秒，平均圧較差は33 mmHgであったが，大動脈弁口面積は0.8 cm^{2}と推定された．報告書によると，弁は高度に石灰化し，弁尖の動きが著しく低下している．駆出率は40％と推定され，左室収縮機能が低下していることを示している．

大動脈弁面積と大動脈弁最大血流速度の正常範囲は？

　正常な大動脈弁口面積は3〜4 cm^2，正常な状況での大動脈弁血流速度は2 m/秒未満と考えられている．

表 14-1　大動脈弁狭窄症の重症度分類

	大動脈弁硬化	軽症	中等症	重症	超重症
Vmax（m/秒）	＜2.5	2.5〜2.9	3.0〜3.9	4.0〜4.9	≧5.0
平均圧較差（mmHg）		＜20	20〜39	40〜59	≧60
AVA（cm^2）		＞1.5	1〜1.5	＜1	≦0.6

重症大動脈弁狭窄症と診断するための心臓超音波検査の基準は？

英国心臓超音波学会は，重症大動脈弁狭窄症を以下のように定義している（表 14-1）：
- 大動脈弁口面積（AVA：aortic valve area）＜1.0 cm^2
- 大動脈弁面積指数（AVAi：aortic valve area indexed）＜0.6 cm^2/m^2
- 大動脈弁最大血流速度（Vmax）：4.0〜4.9 m/秒
- 平均圧較差：40〜59 mmHg
- Dimensionless Index（DI）：左室流出路（LVOT）/大動脈弁血流速度の比から求められ，比＜0.25 は重症大動脈弁狭窄症と一致する．

報告された心臓超音波検査の解釈は？

推定された大動脈弁口面積は重症大動脈弁狭窄症（AS）を示唆しているが，平均圧較差と大動脈弁最大血流速度は重症 AS の定義を満たしていない．報告書には以下の記載がある：
- 「重度の石灰化」
- 「重度の弁尖運動低下」
- 「左室が肥大している」

報告されたパラメータのほとんどが中等症 AS に適合するとしても，この時点で重症 AS を除外できないと結論づけることになる．

心臓超音波での推定大動脈弁口面積と測定圧較差の不一致の理由は？

左室収縮機能が低下すると，大動脈弁の圧較差が減少する．これは LVEF（左室駆出率）が低下した low-gradient AS に分類される．これは非重症 AS の臨床像をとり得るため，重症度を過小評価する可能性がある．また，測定誤差を除外する必要があり，そのためには超音波検査技師がすべての測定値（LVOT の直径など）と指標が正確であることを再確認する必要がある．

Low-gradient AS とは？

心拍出量が少なく，大動脈弁の圧較差が重度ではないクリティカルケアの患者において，重症 AS を診断することは困難である．Low-gradient AS は以下の 2 つの可能性に分けられる：

LVEFが低下したlow-gradient AS
これは以下のように定義される：
- AVA＜1.0 cm²
- AVAi＜0.6 cm²/m²
- 平均圧較差＜35 mmHg
- LVEF≦40%

　これらの症例では，まず測定誤差を除外しなければならない．このような患者は心拍出量が低下しているため，低用量ドブタミンに対する左室の反応を調べることによって，他のタイプのlow-gradient ASと区別することができる．もし左室収縮障害が強心薬を用いて改善されるなら，真の重症ASでは平均圧較差は40 mmHgを超えるだろう．正式なドブタミン負荷心臓超音波検査は，クリティカルケアではルーチンには行われていない．

LVEF≧50%のlow-gradient AS
これは以下のように定義される：
- AVA＜1.0 cm²
- AVAi＜0.6 cm²/m²
- 平均圧較差＜40 mmHg
- Vmax＜4 m/秒
- LVEF≧50%

　正確な測定の実施を確認することは，誤診を防ぐための重要な第一歩である．さらに，心臓超音波の報告書を評価することも重要である．もし大動脈弁に高度石灰化があり，かつ可動制限があるという記述がなければ，有意なASの可能性は低い．指標となる1回拍出量（SVi：indexed stroke volume）を計算することが次のステップである．SViが「正常」（≧35 mL/m²）の患者の予後は，従来の「中等度AS」と同様であり，通常は経過観察のみである．SViが「低い」患者（＜35 mL/m²）は，真に重症のASと非重症ASの鑑別が非常に困難であり，本書の域を超えている．

> 　正式な心臓超音波検査から得られた測定値と指標を再確認し，正確であることを確認する．心臓超音波のクリティカルケア責任者と相談する．弁が高度に石灰化し，弁尖運動が著しく低下し，推定AVAが0.8 cm²であることを考えると，これはLVEFが低下したlow-gradient ASである可能性が高い．

一般人口におけるASの有病率は？

　高齢化が進むにつれ，心臓弁膜症の有病率は増加し，先進国ではASが最も一般的である．ASは75歳以上の患者の約3%にみられる．クリティカルケアにおける心臓超音波の普及は，今後もASの発見を増加させるであろう．

大動脈弁狭窄症の主な原因は？

後天的な原因
- 石灰化大動脈弁狭窄―AS の最も一般的な原因であり，炎症，線維化，脂質浸潤，石灰化を特徴とする，活動的で進行性の疾患過程と考えるべきである．素因としては，男性，加齢，高コレステロール血症などが挙げられる．
- リウマチ性心疾患―世界中で心臓弁膜症の最も一般的な原因であるが，欧米ではほとんどみられない．リウマチ性 AS は僧帽弁疾患と合併することが多い．

先天性の原因
- 二尖弁―先天異常であるため，弁構造にかかる機械的ストレスは非常に大きく，二尖弁 AS 患者の平均年齢は，正常な大動脈弁形態を持つ高齢者集団よりもかなり低い．

大動脈弁硬化とは？

大動脈弁硬化では，大動脈弁の石灰化と肥厚がみられるが，重大な流出障害はない（大動脈弁最大血流速度＜2.5 m/秒）．65 歳以上の患者では，大動脈弁硬化は約 30％にみられ，85 歳では 50％に増加する．大動脈弁硬化では血管疾患，特に冠動脈疾患の存在を示唆することが重要であり，クリティカルケアの医師は，大動脈硬化があると報告された患者には血管疾患を警戒すべきである．

重症大動脈弁狭窄症で起こりうる左室の形態学的変化について

圧力過負荷を引き起こす一定の駆出障害が存在すると，左室はリモデリングを受ける．その結果，ほとんどの症例で代償性肥大が起こる．しかし，肥大反応が不十分な場合，左室は極度の壁応力を受けることになり，左室腔は拡張し，機能不全に陥る可能性がある．

左室肥大の生理学的役割は？

壁張力に関する LaPlace の法則によれば，左心室の壁応力（σ）は圧力（P）× 腔の半径（r）÷壁厚（T）に比例する．

$$\sigma \propto \frac{P \times r}{T}$$

したがって，圧力が上昇すると，心臓は心室の壁厚を増加させることによって壁応力を一定に保とうとする．

左室肥大で起こりうる問題は？

圧力過負荷の増加に対する生理的反応が肥大であるが，これは以下のような悪影響を伴う：
- 心筋酸素需要の増加―筋量と壁応力の増加により，心筋細胞への酸素と栄養素の供給が相対的に減少する可能性がある．
- 左室充満圧の上昇―左室コンプライアンスの低下，拡張機能障害，拡張期充満圧の上昇は心内膜下血流を障害し，虚血の原因となる．

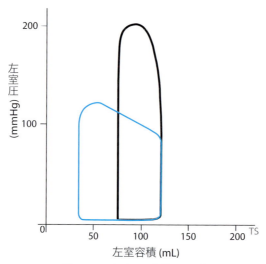

図 14-1　左室圧-容積ループ
（青線は正常な左室を表す）
出典：Theophilus Samuels.

「前負荷」という言葉の意味は？

　心筋原線維を伸展させるために働く力や負荷が前負荷を定義する．前負荷は一般的に左室拡張末期圧，直径や容積を用いて推定される（例えば，体表面積を指標とした通常の左室拡張期容積は 35〜75 mL/m^2 である）．心筋の固有剛性は前負荷による伸張を打ち消そうとするため，筋原線維が伸張する実際の程度はこの相互作用に依存する．また，左室収縮能はこの初期長に関係しているため（Frank-Starling のメカニズムによって実証されている），前負荷によっても影響を受けることに注意が必要である．

AS における前負荷への影響は？

　図 14-1 のように，AS の圧-容積ループ（黒の曲線）は，高い駆出抵抗と大きな大動脈弁圧力較差により，心室内の最大収縮期圧が上昇していることを示している．この後負荷の増大は，収縮期に心筋原線維がより大きなストレスにさらされることにより，SVi を減少させ，収縮末期容積を増大させる．静脈還流が起こると，この収縮末期容積の増加は拡張末期容積の増加につながり，結果として前負荷が増加する．そして，前負荷が増加すると筋原線維が伸張し，Frank-Starling のメカニズムによって収縮力が増加し，AS の駆出抵抗に打ち勝つことができる．

「後負荷」という言葉の意味は？

　後負荷とは収縮開始後に心筋が発生する力やストレスのことで，時間によって変化し，収縮期のどの時点でも測定することができる．全身血管抵抗と左室収縮期圧は後負荷に影響を与えるが，後負荷と等しいわけではないことに注意が必要である．

重症 AS がある場合，後負荷への影響は？

　臨床的に重症 AS では左室が肥大することで壁応力が減少し，各心筋ユニットにかかる力が減少するため，後負荷はほぼ正常に保たれる．後負荷は駆出能の重要な決定因子であるため，後負荷の正常化は駆出率や SVi を正常に保つうえで重要である．

重症 AS の治療法は？

経皮的介入

- バルーン弁形成術（BV：balloon valvuloplasty）―血行動態が不安定な患者に対する一時的措置として，バルーン弁形成術を考慮することができる．この手技は主に石灰化した弁尖に複数の微細な破断線を形成することで効果を発揮し，それにより弁尖のコンプライアンスを改善させるが，効果は一時的であることに留意すべきである．したがって，血行動態上の効果は数時間しか持続せず，数週間から数か月以内に大動脈弁は弁形成術前の石灰化した元の状態に戻ってしまう．BV 単独では長期的な転帰を改善することは示されていない．しかし，重篤な血行動態障害を伴う少数の症例では，大動脈内バルーンポンプなどの血行動態補助装置を併用することで成功している．
- 経カテーテル的大動脈弁置換術（TAVR：transcatheter aortic valve replacement）―大手術を必要とせずに組織弁を留置できるようになったことで，高リスク患者の AS 管理が劇的に変化した．The Placement of Aortic Transcatheter valves（PARTNER）試験では，高リスクの AS 患者に TAVR を使用すると，2 年間の追跡調査で外科的大動脈弁置換術（SAVR：surgical aortic valve replacement）と同様の結果が得られることが示された．TAVR はより多くの血管合併症と脳卒中と関連しており，一方 SAVR はより多くの出血性合併症と心房細動と関連している．さらに，伝導障害（特に右脚ブロック）のある少数の症例では，TAVR の使用は永久ペースメーカの留置と関連している．TAVR 後血栓形成のエビデンスがあるため，患者には通常 3 か月間の抗凝固療法が行われる．

外科的介入

- SAVR―以下の患者にとって依然として選択される治療法である：
  - 症候性重症 AS（弁口面積 <1 cm^2）で手術リスクが低い
  - さらに，症状にかかわらず，以下の患者は SAVR を考慮すべきである（クラス I 推奨）：
    - 冠動脈バイパス術を受ける重症 AS
    - 左室機能障害を伴う重症 AS
    - 他の心臓弁や大動脈の手術を受けている重症 AS

手術死亡率を高めるリスク因子は？

- 腎不全
- 75 歳以上
- 左室機能低下
- うっ血性心不全
- 肺高血圧

　TAVR と同様に，これらの患者も術後は抗凝固療法が必要になる．

症候性重症 AS 患者の予後は？

AS 患者が症状（典型的には狭心症，呼吸困難，失神エピソード）を発症し始めると，弁置換術を行わなければ予後不良であり，症状発症後 12～18 か月以内に 50％が死亡する．

> Michael の臨床状態は改善し，強心薬の追加投与と輸液によりノルアドレナリンの必要量は減少した．血圧は 100/40 mmHg まで上昇し，頻脈は 110/分まで減少した．継続的な治療により，Michael はその後 72 時間かけて改善し始める．ICU で計 10 日間経過した後，無事に抜管され，心臓や呼吸器のサポートは必要なくなった．心臓超音波を再検したところ，左室収縮機能は正常に戻り，重症 AS であることが確認された．
>
> 11 日目の夜勤中，Michael の呼吸状態が悪化し，胸部聴診で両側広範に水泡音を聴取し，血圧が約 170/110 mmHg であることを担当看護師が心配している．急性心不全（AHF：acute heart failure）であると考える．ベッドサイドの超音波検査では，左室収縮機能が低下しており，肺全体に複数の B-line が見られる．

急性心不全（AHF）の定義

AHF は，心室の充満や血液の排出の機能的／構造的な障害によって突然発症し，複雑な臨床上の症候群を引き起こす．心不全は以下のように分類される：
- 駆出率が低下した心不全（HFrEF：heart failure with reduced ejection fraction）―心収縮力の低下を特徴とする．
- 駆出率が維持された心不全（HFpEF：heart failure with preserved ejection fraction）――般に左室弛緩障害や左室充満圧上昇に代表される拡張機能障害の結果である．

AHF 管理の治療原則は？

緊急治療の目的は，症状を緩和し，急性の血行動態不安定を改善させ，心筋機能を可能な限り温存することである．主な介入は以下のとおりである：
- 利尿薬の静脈内投与―急性期にはループ利尿薬であるフロセミドが最も使用され，塩分と水分の腎排泄を増加させる（他のループ利尿薬にはブメタニドやトルセミドがある）．作用発現は約 30 分で，効果のピークは 1～2 時間，半減期は 6 時間である．ループ利尿薬は，プロスタグランジン合成を促進し，腎や静脈の拡張をもたらし，その結果，前負荷を減少させ，肺うっ血を軽減する可能性がある．
- 血管拡張薬―三硝酸グリセリル（GTN：glyceryl trinitrate）などの薬剤は，利尿薬と組み合わせて投与されることが多く，全身／冠動脈血管拡張薬として効果的であり，冠動脈虚血の場合に特に有用である．低用量では，静脈拡張薬であり，肺水腫の症状を緩和することもできる．GTN を 24 時間使用し続けると，その作用に対する耐性が急速に進行し，頻脈を起こしやすくなる．ニトロプルシドナトリウムも使用され，動脈循環と静脈循環の両方の強力な血管拡張薬である．高血圧と肺水腫を伴う僧帽弁閉鎖不全症による重症心不全患者に選択される薬剤である．腎障害や肝障害のある患者では，毒性代謝物のチオシアン酸塩やシアン化合物が蓄積する可能性があるため注意が必要である．

- 強心薬—ドブタミンは，収縮力と心拍出量を増加させるために急性心不全患者に使用できるが，頻脈性不整脈を引き起こす可能性があり，制限的に用いる．留意点として，強心作用を発揮することで心筋酸素需要が増加するため，心不全の原因が虚血性である患者（心筋梗塞後など）では有害となりうることを知っておく．また，慢性心不全患者ではβ受容体の発現が低下しているため，β受容体の作用が減弱する可能性があることにも注意すべきである．ホスホジエステラーゼ3阻害薬であるミルリノンは，細胞内カルシウム濃度を上昇させ，β遮断薬投与中の患者にはより効果的である．ミルリノンは心拍出量とSViを増加させるが，血管拡張作用により全身血管抵抗も減少させる．冠血管拡張薬として作用するが，心筋酸素需要を増加させることはない．
- 昇圧薬—ノルアドレナリンが一般的に使用され，その主な目的は末梢血管収縮による全身動脈圧の改善であり，心拍出量にはほとんど影響しない．一般に，重度の低血圧や，敗血症などの合併症がある患者にのみ使用される．
- 非侵襲的人工呼吸—急性心原性肺水腫を呈する患者には，早期に非侵襲的陽圧換気を行うことで，死亡率と気管挿管の必要性が減少する．

Michaelが重症ASであることを加味し，AHF治療をどのように調整する？

治療は急性心不全の管理原則に従うことになるが，重症ASでは注意が必要である．
- 利尿薬と血管拡張薬—これらの薬剤は前負荷を減少させる効果があるため，難治性ショックを引き起こす可能性がある（特に，左室腔が小さく肥大しているように見える場合，心拍出量は前負荷に大きく依存するため）．しかし，重度の左室機能障害と重症ASの両者が存在しているものの強心薬に依存していない患者において，ニトロプルシドは心拍出量を有意に増加させることができる．
- 強心薬—必要かもしれないが，収縮予備能が限られている場合，心収縮力自体はほとんど改善しないかもしれない．

> Michaelは急性心不全管理で安定した．翌日，大動脈弁置換術の術前評価のために，心臓胸部チームの診察を受けた．

もっと学びたい人へ

- Ring, L., Shah, B., Bhattacharyya, S. et al. (2021). Echocardiographic assessment of aortic stenosis: a practical guideline from the British Society of Echocardiography. Echo. Res. Pract. 8: G19. 大動脈硬化の超音波評価や血行動態評価など，様々な有益な情報に関する詳細なガイドライン．
- Anderson B. (2017). The Normal Examination and Echocardiographic Measurements. Echotext Pty Ltd. 一歩進んだ心臓超音波を学びたい人には必読の書．

Part II　The Cases

15　意識障害の患者

The Patient with Reduced Consciousness

> Debbie という 45 歳の女性患者が救急車で救急部門の蘇生エリアに運ばれてきた．自宅で倒れて夫が救急車を呼んだ．Debbie は普段はとても元気なのだが，今朝は頭痛のためにベッドから出ようとしなかった．一度嘔吐した後，動けなくなった．心拍出量は減っていないようである．救急隊員が挿入した口腔咽頭エアウェイの忍容性はある．血圧 162/94 mmHg, 心拍 86/分, 呼吸数 10 回/分，酸素飽和度 98％，非再呼吸マスクで 15 L/分の酸素を使用．Glasgow Coma Scale (GCS) 8 (E1V2M5)．瞳孔に左右差なく，対光反射はある．体温 36.7°C．

Debbie の GCS 低下の原因は？

- 脳血管イベント―出血性や血栓性．このような急激な悪化は，脳への刺激（頭痛や嘔吐など）を伴う症状であり，突発的な脳血管障害の可能性がある．英国では毎年 10 万人以上の脳卒中が発生しており，主要な死因である（NICE CKS 2022 Stroke and TIA）．脳卒中の約 85％は虚血性で，15％は出血性である．
- 頭蓋内の占拠性病変―腫瘍，リンパ腫，膿瘍．Debbie には以前から頭蓋内の占拠性病変があり，その部位や大きさのために今までは症状を引き起こしていなかった可能性がある．
  - 腫瘍には原発性と続発性がある．一般的に脳転移を引き起こす腫瘍には，肺，乳腺，泌尿生殖器，皮膚，結腸，骨肉腫などがある．
  - 腫瘍は，成長速度や周辺組織への浸潤の可能性によって良性にも悪性にもなる．悪性の脳腫瘍が中枢神経系を超えて広がることはまれである．
  - 一般的な脳腫瘍の種類には以下のものがある：
    - 神経膠腫（＞50％）には，星状細胞腫（星状細胞から大脳に発生する神経膠腫の一種で，悪性度を問わない），乏突起膠腫，上衣腫が含まれる．
    - 髄膜腫（約 25％）は髄膜から発生し，通常は良性で成長が遅い．通常，70 歳以上の高齢者に発生する．Grade は 1～3 である．
    - 頭蓋内膿瘍は，先進国や免疫抑制状態にない患者層ではまれである（約 10 万人に 0.5～1 人）．原因は細菌，真菌，原虫，蠕虫などである．敗血症の全身的徴候，局所感染源（歯性感染，乳様突起炎，中耳炎など）を探し，先天性心疾患，静脈内薬物使用，HIV などの免疫抑制の病歴があるか確認する．
- 髄膜炎や脳炎―元々健康な人が GCS 低下と髄膜炎の徴候を呈する場合，中枢神経感染症を考慮すべきである．
- 薬物―嘔吐を伴う GCS 低下は，パラセタモールの過剰摂取，アルコール中毒，オピオイドの使用や誤用などと合致する可能性がある．そのため，Debbie が一見いつもどおり元気であっても，処方薬，市販薬，娯楽用薬物の使用による薬物の副作用や過剰摂取の可能性を探る．開業医，親族，救急隊員から追加の病歴を聴取する．
- 敗血症―ここで説明する臨床徴候は非特異的である．敗血症はさまざまな形で現れるが，通常，

Debbie のような若い健康な患者は，体温の上昇や低下，低血圧，頻脈，頻呼吸などの生理的反応を示すだろう．可能性は考慮するが，このリストにある他の鑑別診断よりも可能性は低い．
- 代謝性―潜在的な肝疾患や腎疾患による肝性脳症や尿毒症性脳症の可能性を考える．急性肝不全とアンモニアの上昇は，脳浮腫と頭蓋内圧（ICP）の急速かつ危険な上昇を引き起こす可能性がある．
  - 尿毒症性脳症は，糸球体濾過量（GFR）が 10〜15 mL/分以下になると発症することがある．腎不全の一次症状としては非常にめずらしいが，今のこの初期段階では，すべての可能性を考えておく．
  - 電解質をチェックし，GCS の低い患者にはグルコース（とナトリウム）の検査を忘れない．
- 自己免疫性―自己免疫性脳炎の発症率は 10 万人あたり約 0.5〜2 人である．原因としては，急性散在性脳脊髄炎（ADEM：acute disseminated encephalomyelitis），NMDA（N methyl D aspartate）受容体脳脊髄炎，辺縁系脳炎，橋本脳炎（まれに小児／若年成人における Rasmussen 脳炎も）などがある．感染後に発症するケースもあるが，多くは前駆症状がない．
- 血液学的―血栓性血小板減少性紫斑病は，発熱，微小血管障害性溶血性貧血，血小板減少，腎障害，神経症状（頭痛，錯乱，痙攣，局所神経障害を含む）の 5 徴候を呈する．ADAMTS 13 プロテアーゼに対する自己抗体により，血小板の凝集と凝集塊，超大型 von Willebrand 因子の蓄積，微小血栓と微小血管障害性溶血性貧血（MAHA）が形成される．この生命を脅かす病態は，感染症，妊娠，全身性エリテマトーデス（SLE），薬剤によって引き起こされることがあり，迅速な血漿交換によって効果的に治療できる．溶血性尿毒症症候群は臨床的には類似しているが，血小板微小血栓は腎臓に限局する傾向があり，神経症状を引き起こす可能性は低い．血小板数が少ない場合は，Debbie の症状の潜在的原因として調べるべきである（Case 23 参照）．
- 脳の静脈流出に対する血栓／閉塞―脳静脈洞血栓症は脳卒中全体の 1％未満である．血栓は脳の深部や表在の静脈系に形成されることがあり，部位によって局所的／全身的なさまざまなパターンの神経障害を引き起こす．ICP の上昇は，静脈流出の機械的閉塞による浮腫形成，血液脳関門の破綻による血管原性浮腫，脳灌流低下による虚血の進展に伴って生じる細胞毒性浮腫など，いくつかの機序によって生じる．
- 非痙攣性てんかん重積状態（NCSE：non-convulsive status epilepticus）や発作後状態―くも膜下出血（SAH）後，NCSE や発作後状態によって GCS が想定より悪いことは比較的よくある．これにより WFNS（World Federation of Neurosurgical Societies）スコアが悪化することも多く，WFNS スコアが 5 にもかかわらず，患者が「よくなった」場合に驚かれることもある．

現時点での主な懸念事項は？

- 気道の保護―Debiie の GCS は 8 で，口腔咽頭エアウェイでなんとかもちこたえている．誤嚥と気道閉塞のリスクが高い．
- 誤嚥の可能性―嘔吐の病歴があり，GCS が低いことから，すでに誤嚥している可能性がある．現在，非再呼吸マスクで 15 L/分の酸素吸入を行い，酸素飽和度は 98％であるが，PaO$_2$ は現時点では不明である．誤嚥性肺炎やその後のさらなる感染症は，今後数時間から数日のうちに発症する可能性がある．
- 神経保護―Debbie の症状は髄膜炎の可能性がある（項部硬直，羞明，頭痛の 3 徴候を探す．吐き気や嘔吐を伴うこともある）．この症例では頭蓋内病変の可能性がある．ICP が上昇している場合は，さらなる損傷を最小限に抑えるために病状のコントロールが不可欠である．
- 診断―主な鑑別診断には，緊急に脳神経外科的介入を要するものも含まれる．Debbie の回復可能性を最大限高めるために，これらを迅速に特定／除外する．

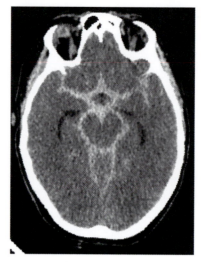

図 15-1 頭部 CT は SAH を示している

Debbie に挿管し，CT 室へ搬送した．頭部 CTA を図 15-1 に示す．

この CT 画像（図 15-1）から，診断名は？

この頭部 CT は急性くも膜下出血（SAH）を示している．

Monro-Kellie 学説とは？

　この学説では，頭蓋内の非圧縮性内容物（脳，脳脊髄液，頭蓋内血液）の体積の合計は一定であると仮定している．したがって，1 つが増加すれば，他の 2 つのうちの一方か両方が減少するはずである．頭蓋は 1 つの大きな開口部（大後頭孔）を持つ硬い箱と考えることができ，容積の変化に対応する能力が限られているため，この圧力と容積の関係は特に重要である．わずかな血液量の増加であれば，髄液量の減少によって圧力が変化することなく代償できる．しかし，この代償能力を超える急激な血液量の増加は，ICP の上昇につながる．圧力の上昇により，非圧縮性の内容物が大後頭孔に向かって，場合によっては大後頭孔を通過して膨張する．初期には，頭蓋底の脳神経の伸張（すなわち第 6 脳神経麻痺）による偽性局在徴候（訳者注：神経学的所見のうち，病変があると思われる部位とは異なる部位で生じるもの）を引き起こし，最終的には扁桃ヘルニアが生じ錐体化する．この過程により脳の灌流が障害され，脳浮腫が発生することによって病勢がさらに悪化する可能性がある．

　その影響は，コンプライアンス曲線（図 15-2）で示すことができる．

脳灌流圧（CPP：cerebral perfusion pressure）とは？

　下記の方程式は，脳血流を駆動する圧力勾配を反映している．

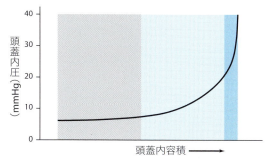

図 15-2　頭蓋内コンプライアンス（圧-容積）曲線

代償機構は頭蓋内圧（ICP）を正常範囲（グレー部分）に維持する．容積の増加が続くと，コンプライアンスは着実に低下し，ICP の上昇を引き起こす（薄い青色部分）．容積がわずかに増加すると ICP が著しく上昇し，灌流圧の低下を引き起こして脳虚血となる（青色部分）．
出典：Theophilus Samuels．

$$CPP = MAP - ICP$$

MAP（mean arterial pressure）：平均動脈圧，ICP（intracranial pressure）：頭蓋内圧．

これは通常，自己調節制御下にあるが，MAP が低下したり，ICP が著しく上昇したりすると破綻することがある．

正常範囲は年齢によって異なることに注意する．成人の場合，「正常」は 7〜15 mmHg である．20〜30 mmHg は軽度の頭蓋内圧亢進症である．40 mmHg を超えて持続すると，生命を脅かす重症の頭蓋内圧亢進症となる（訳者注：通例では ICP>22 mmHg を ICP 亢進と定義し，ICP<20 mmHg を目標に治療を行うことが多い）．

二次性脳損傷とは？　最小限に抑える方法は？

この概念は外傷において，脳への最初の一次性損傷（びまん性軸索損傷や局所外傷など）に引き続いて起こる細胞プロセスを説明するために使用され，ICP の上昇によって生じる浮腫や低酸素症などの問題も含まれる．突然の頭蓋内出血でも同様の影響を及ぼすため，これらの原則は Debbie のケースにも適用できる．臨床医にとって重要な点は，一次性損傷後に起こるダメージを改善させることである．以下が管理戦略である：

保存的
- 脳静脈血流の流出を損なわないようにする─頭部を正中位にする，気管チューブを頸部にきつく縛らない，頭部を 30〜45 度挙上する．
- ナトリウム＞142 mmol/L（mEq/L），血糖 4.6〜10 mmol/L（82.8〜180 mg/dL）を維持する．
- 正常体温を目指す．

内科的
- マンニトールや高張食塩液などの薬剤は，血液脳関門の損傷がなければ，注意して使用することができる．
- 痙攣発作がある場合は，脳代謝量と酸素要求量を減少させるために，迅速な薬物療法が必要である．

麻酔
- $PaCO_2$ は 4.5〜6 kPa（33.75〜45 mmHg），収縮期血圧は 90 mmHg 以上 160 mmHg 未満とし，処置されていない動脈瘤からの出血を悪化させないようにする．低酸素血症を避けるために PaO_2＞10

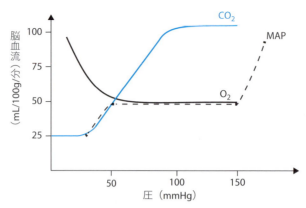

図 15-3　脳血流（mL/100 g/分）と酸素・二酸化炭素分圧と平均動脈圧（MAP）との関係
出典：Theophilus Samuels.

kPa（75 mmHg）を提唱する施設もあるが，> 8 kPa（60 mmHg）を許容する施設もある．極端な高酸素〔> 40 kPa（300 mmHg）〕は予後不良と関連する（図 15-3）．
■深鎮静は，気管挿管患者の緊張や興奮を和らげ，脳代謝率や酸素需要を減少させるために考慮できる．
外科的
■減圧―開頭術
■脳脊髄液ドレナージ

> 神経保護を行いながら，Debbie を速やかに地域の脳神経外科センターに紹介した．転院の受け入れは許可が下り，脳神経外科医から到着後すぐに手術室に運ぶよう要請があった．

くも膜下出血（SAH）の発生率と原因は？

発生率
　SAH は英国では年間 10 万人あたり約 6〜9 人が発症する．約 10％が病院に到着する前に死亡し，治療後に良好な転帰をたどる患者は全体の 1/3 程度である．

原因
■内因性 SAH―通常，動脈瘤破裂が原因となる（85％）．約 5％は動静脈奇形などの他の血管異常によるものである．残りの 10％は中脳周囲非動脈瘤性くも膜下出血によるものである．発症時の平均年齢は 50 歳で，やや女性優位である（1.6：1）．リスク因子は以下のとおりである：
- 高血圧
- 喫煙
- コカイン
- アルコール摂取過剰
- 結合組織障害
- 多発性嚢胞腎，神経線維腫症 1 型などの先天性症候群

嚢状動脈瘤や"ベリー状"動脈瘤は人口の約 4％に発生するが，破裂するのは 7 mm 以上のものだけで

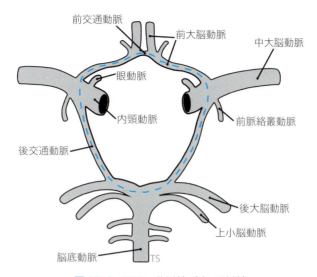

図 15-4　Willis 動脈輪（青の破線）
出典：Theophilus Samuels.

ある．約 80％は Willis 動脈輪の前方循環に発生する．発生率は様々であるが，最も多い部位は前交通動脈と後交通動脈の分岐部である（それぞれ 30〜35％，30〜40％）．約 20％は中大脳動脈に発生し，ごく一部は椎骨脳底動脈に発生する．

あまり一般的でない動脈瘤の形態として，ベリー状動脈瘤の頸部を欠く紡錘状動脈瘤がある．
■外傷性 SAH―外傷性脳損傷患者の約 25〜50％に起こる．

Willis 動脈輪を表す図を示す

図 15-4 を参照．

SAH の重症度を評価するために利用できるスコアリングシステムは？

臨床的
■GCS―SAH に特化して開発されたものではないが，来院時の GCS が 14〜15 であれば転帰は良好であることが研究で示されている．GCS が徐々に低くなることは転帰の悪化と関連しており，運動スコアの低下が最も重要な要素である．
■World Federation of Neurosurgical Societies（WFNS）―転帰を予測するために，来院時の GCS と局所的な神経障害を組み合わせている．Grade 1 と 2 では運動障害はなく，転帰は良好である．Grade 3〜5 では，運動障害があるか，GCS が著しく低下しており，転帰は不良である．
■Hunt and Hess―最も古い分類法である．所見と症状に基づいて生存率を予測する．無症状／最小限の頭痛や頸部硬直の Grade 1（生存率 70％）から，深昏睡や除脳硬直の Grade 5（生存率 10％）までの 5 段階で評価する．

放射線学的
■Fischer―頭部 CT 上の出血の外観に基づく．Grade：
- 1―明らかでない
- 2―厚さ 1 mm 未満

- 3—厚さ 1 mm 以上
- 4—びまん性出血，脳室内出血，脳実質への進展

■Claassen—Fisher スケールを脳室内出血の影響を取り入れるように修正し，これによって，0〜4 のスコアがつけられる．
■Ogilvy and Carter—以下の各要因の有無に基づく複合スコアである：
  - 50 歳以上
  - Hunt and Hess Grade 4 or 5
  - Fisher スケール 3 or 4
  - 動脈瘤の大きさが 10 mm 以上
  - 25 mm 以上の後方循環系動脈瘤

動脈瘤性 SAH の治療選択肢は？

治療の選択肢は，出血の原因，重症度を反映する来院時の患者状態，患者の病前の身体状態によって異なる．

■保存的管理—治療介入ができない動脈瘤の場合（通常は解剖学的位置による）や，治療介入のリスクが高すぎる場合，薬物療法を最適化し保存的管理を行う．
■内科的治療
  - Nimodipine（訳者注：本邦では未承認）—ジヒドロピリジン系薬剤で，L 型カルシウムチャネルからのカルシウム流入を阻止する．脳血管攣縮の治療に用いられ，SAH 後 14〜21 日間，1 回 60 mg を 4 時間おきに投与する（1 回 30 mg を 2 時間おきに分割投与すると，大きな血圧変動を抑えることができる）．
  - 鎮痛—SAH の頭痛は重度のことがある．通常，パラセタモールとコデインやモルヒネで対処する．
  - 制吐薬
  - 抗てんかん薬
■外科的介入
  - クリッピング術—開頭術によって動脈瘤の頸部を直接可視化し，金属クリップを留置する．
  - 開頭減圧術—SAH ではあまり用いられないが，ICP が高く，管理できない場合に用いられる．頭蓋壁への圧迫で脳実質がさらに損傷することなく脳が拡張できるよう，骨弁を戻さずに管理する．
■IVR 的アプローチ
  - コイリング—通常，橈骨動脈や大腿動脈からアプローチする．麻酔下でプラチナワイヤーを動脈瘤嚢内にコイル状に巻き付ける．

ISAT（International Subarachnoid Aneurysm Trial 2002）では，SAH 後に血管内コイリングを受けた患者の転帰を，脳外科的クリッピング術と比較している．

この報告では，コイリングにより障害のない状態での 1 年生存率が向上することを発見した．2018 年に発表された Cochrane レビュー（Lindgren et al., Cochrane Database Syst Rev）によると，患者の状態がよく，動脈瘤が両方の治療方法に適応があった場合，コイリングを受けた患者はクリッピングを受けた患者よりも生存し，自立した生活に戻る可能性が高かった．

> 脳神経外科センターに到着すると，Debbie は放射線治療室に運ばれ，前交通動脈瘤のコイリング手術を受けた．処置の後，神経集中治療室に移され，鎮静を中止し，神経学的評価を行った．

すでに検討した問題とは別に，集中治療室での Debbie の管理は？

生理学的最適化
- 輸液—静脈内輸液は通常 0.9％生理食塩液を選択する．輸液管理戦略には議論がある．脱水は避けるべきであるが，過剰な体液バランスと機能的転帰の低下との関連性が研究で示されている．
- 電解質と血糖の管理
- 体温管理—発熱は SAH 後によくみられ，転帰の悪化と関連する．
- 換気と酸素化への留意—Debbie は誤嚥した可能性があり，肺をできるだけ保護する必要がある．

フォローアップ検査
- 12 誘導心電図—脳損傷によりカテコラミンが大量に放出される．心臓合併症は患者の 50％以上に起こり，心筋虚血と心不全が発症することがある．一般的な心電図の変化には，大きな U 波，T 波の変化，QTc の延長，高い R 波，ST 低下などがある．
- 心臓超音波—たこつぼ心筋症を含む心臓合併症の発症を評価する．
- 腰椎穿刺—Debbie の SAH は CT で証明されており，中枢神経感染症は考えにくいので，腰椎穿刺（LP）は診断のために必要ではない．必要であれば，脳神経外科医と相談の上，腰椎穿刺を考慮する．

予防的投薬
- 潰瘍予防—神経集中治療患者は，ストレス潰瘍の発生や上部消化管出血のリスクが高い．ヒスタミン-2 拮抗薬やプロトンポンプ阻害薬（胃壁細胞にある H^+/K^+ ATPase の選択的阻害薬）が一般的に使用される薬剤である．
- 血栓予防—理想的には脳神経外科医の意見を聞きながら毎日検討し，その日の決定事項を患者のカルテに記録する必要がある．重篤な頭蓋内出血のリスクと，深部静脈血栓症や生命を脅かす肺塞栓のリスクとを天秤にかけなければならない．これらの患者は出血と血栓の両方のリスクが高い．

> 当初，Debbie は順調に回復しているようにみえた．術後 2 日目の GCS は 13（E3V4M6）で，順調に経過しているようにみえた．しかし，5 日目，運動スコアは突然 6 から 4 に低下した．痙攣発作の徴候はない．脳神経外科医と神経集中治療指導医に電話し，この症例について相談する．

何が起きたか？

- 再出血—SAH 患者の最大 25％で，最初の 72 時間以内に起こる．再出血に伴う死亡率は 60％にものぼる．
- 血管攣縮—SAH 後 5〜10 日目に最もよくみられる．その機序ははっきりわかっていないが，赤血球

の破壊が平滑筋のカルシウムチャネルの活性化と血管作動性蛋白質の放出を介して酸化ストレスを増加させるようである．これにより ATP が枯渇し，虚血を生じ，最終的には皮質壊死を引き起こす．
■水頭症―SAH 患者の約 20〜30％に起こると推定される．3 日以内の急性，4〜14 日の亜急性，14 日以上の慢性に分類される．水頭症は閉塞性水頭症と交通性水頭症がある．

> 神経集中治療指導医が経頭蓋ドプラ（TCD：transcranial Doppler）を行い，両中大脳動脈の平均速度の増加（約 180 cm/秒）を示した．また，頭部 CT を撮像すると，脳溝の消失と脳室スペースの減少があった．

TCD と頭部 CT の結果の重要性は？

TCD は脳血管攣縮を示唆している（MCA 血流の正常範囲は 50〜75 cm/秒）．頭部 CT は ICP の上昇を示唆する．ICP の上昇は，脳血管攣縮と同時にみられることが多い．脳虚血を防ぐために，これらの問題を緊急に管理する．

脳血管攣縮診断の他の方法は？

デジタルサブトラクション血管造影（DSA）が SAH 後の脳血管攣縮の標準的な検出法である．CT 血管造影も広く用いられている．

頭蓋内圧モニタリングの方法は？

ICP 上昇の指標として臨床徴候を用いることができる．GCS を定期的に評価し，乳頭浮腫を調べる必要がある．

Cushing 反射は遅発性徴候（徐脈，脈圧の上昇，呼吸パターンの異常）であるため，Cushing 反射が出現するまで待ってはいけない．

侵襲的モニターはより正確だが，感染や出血のリスクがある：
■ICP ボルト／硬膜下スクリュー／脳実質内マイクロセンサー（Codman など）―ひずみゲージセンサーを脳実質や脳脊髄液に挿入する．これにより圧波形の分析が可能となる（A 波は ICP 上昇を，B 波はコンプライアンス不良を示唆し，C 波は正常所見である；図 15-5）．
■脳室外ドレーン（EVD：extraventricular drain）―脳室内にカテーテルを外科的に挿入し，髄液による圧力測定を容易にする．また，必要であれば髄液検体の採取を容易にでき，ICP が高い場合には髄液排出ができ，適応があれば髄腔内薬物投与も可能という利点もある．
■硬膜外センサー―頭蓋骨に穴を開け，頭蓋骨と硬膜の間にセンサーを留置する．

脳血管攣縮の管理法は？

治療の中心は nimodipine である（訳者注：本邦では未承認）．これは通常経口投与されるが，用量を調節して静脈内（または X 線透視下で脳動脈内）に投与することもできる．正常な循環血液量を確保す

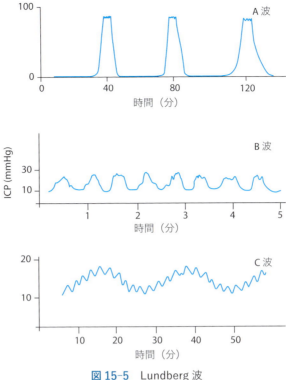

図 15-5 Lundberg 波
A 波―約 5〜20 分間持続し，50〜100 mmHg の間のプラトー波や血管原性波として表現される．脳灌流圧（CPP）を低下させる．
B 波―振幅が小さく，1〜2 分の頻度で起こる短時間の ICP 上昇．呼吸による二酸化炭素と酸素の分圧の変化と関連している可能性がある．
C 波―4〜8 分の頻度で起こり，振幅は小さい．心周期と呼吸周期の相互作用の産物である．
出典：Theophilus Samuels.

るために，水分バランスを注意深く調整する．マグネシウムやスタチンなどの他の治療法も試みられているが，ルーチン使用を支持する十分なエビデンスはない．

Debbie の血圧管理は？

　血管攣縮が起こると，患者の血圧は通常それに反応して上昇する．動脈瘤が処置済みであれば，高い ICP と血流抵抗の増加に対して脳循環を促進するために，高血圧を維持する施設が多い．収縮期血圧が 180 mmHg を超えるようにするには，昇圧薬が必要かもしれない．全身血圧を高くすることで GCS が改善することが確認されれば，個々の症例に応じて目標値を高く設定することもある．

　　管理によって Debbie の状態は改善し，その後 2 日間で落ち着いた．8 日目，連日の評価で，ナトリウムが 142 mmol/L（mEq/L）から 151 mmol/L（mEq/L）に上昇していることに気づいた．尿量も増加し，1 時間あたり 500 mL を超えている．

表 15-1　ICP 上昇を伴うナトリウム障害

	脳性塩類喪失	尿崩症	SIADH
体液バランス	減少	減少	正常 or 増加
尿量	増加	増加	減少
血清ナトリウム	減少	増加	減少
尿ナトリウム	増加	減少	増加
血清浸透圧（mOsm/kg）	＜280	＞290	＜280
尿浸透圧（mOsm/kg）	＞100	＜300	＞100

何が起きたか？　またその理由は？

尿崩症（DI：diabetes insipidus）を発症しているようである．通常，初期の脳損傷後 1〜3 日で発症し，一過性であることが多いが，数か月続くこともある．SAH 患者の約 15％が DI を発症し，予後が悪くなる傾向がある．

アルギニン・バソプレシンの産生が低下すると，尿を濃縮する能力が低下する．そのため，大量（＞200 mL/時）の希釈尿（＜300 mOsm/kg）を排出し，血漿ナトリウム濃度が上昇する．

管理法は？

尿と血清の浸透圧とナトリウム濃度をペアで調べる．急性期でない場合は，水制限試験を行う．臨床的疑いが高く，ナトリウムと水の恒常性が急速に失われている場合，デスモプレシン（DDAVP）を 0.2〜1.2 mg/日の分割用量で投与できる．

Debbie にとって他の危険なナトリウム調節障害は？

SAH 後の低ナトリウム血症は通常，SIADH（the syndrome of inappropriate antidiuretic hormone）によって引き起こされるが，脳性塩類喪失（CSW：cerebral salt wasting）によって起こることもある．
■SIADH―視床下部刺激に伴うアルギニン・バソプレシンの中枢性過剰産生による．その結果，血清ナトリウムは低く，尿量は比較的正常である．治療は通常，水制限（＜500 mL/日）に重点を置くが，これを維持するのは困難であり，脳血管攣縮を起こしやすくする可能性がある．代替療法としては，高張食塩液，フルドロコルチゾン（0.1〜0.2 mg/日），コニバプタンなどのバソプレシン受容体拮抗薬がある．
■CSW―血清ナトリウムの喪失を伴う多尿の臨床像である．この機序は不明であるが，ナトリウム利尿ペプチドの放出に関連している可能性がある（**表 15-1**）．

DI 管理を行い，15 日目には一般病棟へ転棟できるほど回復した．Debbie は最初の SAH から約 4 週間後に退院し，回復後には職場復帰を望んでいる．

SAH 患者が回復期に経験する可能性のある問題は？

- 認知障害
  - 不注意
  - 記憶障害
  - 言語障害
- 神経学的障害
  - 痙攣発作
  - 頭痛
- 精神障害
  - 性格の変化
- 生理学的障害
  - 疲労
  - 衰弱

もっと学びたい人へ

・Macdonald, R. and Schweizer, T. (2017). Spontaneous subarachnoid haemorrhage. Lancet 389 (10069): 655-666.
・Lawton, M. and Vates, G. (2017). Subarachnoid haemorrhage. N. Engl. J. Med. 377: 257-266. くも膜下出血の病態と管理に関する有用な 2 つのレビュー文献．
・Stocchetti, N., Toccone, F., Citerio, G. et al. (2015). Neuroprotection in acute brain injury: an up-to-date review. Crit. Care 19 (1): 186. クリティカルケアにおける神経保護に関する素晴らしいレビュー文献．

Part II　The Cases

16　脳卒中の患者

The Patient Who had A Stroke

> 神経麻酔科医から Edward という患者を神経集中治療室へ入室させたい旨の連絡があった．Edward は 63 歳の専務取締役で，2 時間前に突然発症した高度の右半身麻痺で，血栓除去術を受けるために当院へ転院してきた．

脳梗塞の原因は？

脳梗塞には塞栓性と血栓性がある
- 血栓性脳梗塞─通常，慢性的なアテロームとプラークが大小の脳動脈（大きな脳動脈には頸動脈や中大脳動脈も含まれる）の狭窄を引き起こし，血栓形成による閉塞を起こしやすくなる．より小さな穿通動脈に血栓が生じると，「ラクナ型」脳梗塞となる．
- 塞栓性脳梗塞─体の他の部位で形成された血栓が脳循環に留まり，遠位血流を障害することによる二次的な血栓である．このような血栓は心房細動に伴う血液の停滞によって二次的に心臓内で発生しやすい．

脳梗塞のリスク因子は？

修正可能
- 高血圧
- 喫煙
- 糖尿病
- 心房細動
- 高コレステロール血症
- 肥満と運動不足
- 頸動脈疾患
- アルコール過剰摂取

修正不可能
- 加齢
- 女性
- 脳卒中の家族歴
- アフリカ系やカリブ海系民族
- 脳梗塞や一過性脳虚血発作（TIA）の既往

急性血栓性脳梗塞の管理法は？

NICE ガイダンス（NG128, 2019）を参照のこと．機能障害のない TIA の場合は対応が異なる．

一般的な対応

- 病院前から FAST（Face, Arm, Speech, Test：顔面や上腕の麻痺・発語の評価）を用いて，迅速な診断の一助とする．
- ROSIER（recognition of stroke in emergency room）や同様のツールを用いて，病院での診断の一助とする．
- 低血糖を除外する．
- 急性脳卒中が疑われ，以下のいずれかに該当する場合は，直ちに非造影 CT を行う：
  - 血栓溶解／血栓除去術が使用できる．
  - 患者が抗凝固療法を受けているか，出血の危険性がある．
  - 症状の変動．
  - 低 GCS．
  - 重度の頭痛，項部硬直，乳頭浮腫．
- 血栓除去術が選択肢となりうる場合，最初の非造影 CT に続いて，造影 CT と CT アンギオグラフィ（CTA）をともに実施すべきである．
- 禁忌でない限り，アスピリン 300 mg を投与する（血栓溶解療法を行う場合，アスピリンの投与は血栓溶解療法後 24 時間延期し，頭部 CT で出血変化が除外されてから投与する）．

アルテプラーゼによる血栓溶解療法

- 発症から 4.5 時間以内．
- 出血が除外されていること．
- 血栓溶解療法に関してはオンコールの脳卒中専門医にコンサルトすべきである．

血栓除去術

- 発症から 6 時間以内．
- CTA や MR アンギオグラフィ（MRA）で近位前方循環の閉塞が確認されていること．
- 脳が回復する可能性があること（CT や MRI で評価）．
- 脳梗塞発症の 6～24 時間前までは元気であった．
- 脳梗塞前の修正 Rankin スコア<3 であり，National Institutes of Health Stroke Scale（NIHSS）スコア>5 であること．

可能であれば，血栓除去術を考慮すべきである．英国では現在，血栓除去術は限られた施設で行われており，血栓除去術の適応を評価する際には，転院時間を考慮しなければならない．診断と管理を迅速に行うことが急性脳梗塞の治療を成功させる鍵である．

> 約 2 時間後，Edward が神経集中治療室に入室した．放射線室に到着した際に興奮しており，血栓除去術のために挿管されたが，現在，神経学的評価をしやすくするために抜管されている．麻酔からの回復後，Edward は混乱しているようにみえ，右側の脱力がある．放射線科医から，手技が難しく，解剖学的な問題で血栓をすべて取り除くことができなかったと聞いている．

172　Part II　The Cases

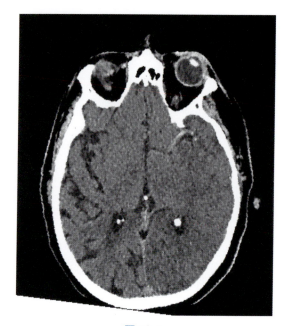

図 16-1
CT では広範な左中大脳動脈（MCA）梗塞を示している．

頭部 CT 画像（図 16-1）から，診断は？

　頭部 CT では広範な左中大脳動脈（MCA）梗塞を示している．

脳梗塞でみられる神経障害のパターンは？

　動脈の閉塞点により，神経障害のパターンには微妙な違いがある．大まかな変化としては以下のようになる：
■前大脳動脈（ACA）
　● 対側の運動／感覚障害
　● 症状は上肢よりも下肢に出やすい
■中大脳動脈（MCA）
　● 対側の運動／感覚障害
　● 症状は顔面と上肢で最も出やすい
　● 対側同名半盲
　● 左 MCA―失語症
　● 右 MCA―左半側空間無視
■後下小脳動脈（PICA）や椎骨動脈
　● Wallenburg 症候群―めまい，同側 Horner 症候群など
　● Jackson, Raymond, Fouille, Millard-Gubler, Weber, Claude など，さまざまな名が付いたその他の症候群が脳幹病変の結果として発症する可能性がある．

2日目，Edward が嘔吐し始め，GCS 7（E1V2M4）に低下したと担当看護師から連絡が入った．ICU 看護師が瞳孔を評価すると，片側に共同偏視していることに気付いた．

何が起こったか？

- 脳梗塞の拡大
- 既存の脳梗塞への出血
- 元の広範な MCA 脳梗塞に伴う脳浮腫
- 痙攣発作

管理の優先順位は？

- 挿管と神経保護—Edward の GCS は低く，嘔吐しており，緊急画像診断が必要な病態へと進行している．速やかに挿管し，ガス交換と血行動態をコントロールし，神経保護を確実に行う．診察の結果，痙攣発作の可能性がある場合は治療を検討するが，鑑別診断の可能性を考慮し，脳の緊急画像診断を優先する．
- 画像診断—Edward を緊急頭部 CT のために搬送した．放射線科医，脳神経外科医，集中治療指導医と，具体的なモダリティ（造影剤を使用する／血管造影に重点をおく／この時点で脳 MRI を行うべきかどうか）について話し合う．
- 脳神経外科医にコンサルトし集中治療指導医に連絡する—画像診断に関するアドバイスが必要なだけでなく，病態が著しく悪化している可能性があるため，継続的な管理について上級医の意見が必要である．
- 近親者に連絡する—Edward の近親者に，状態が悪化していることを知らせる必要がある．緊急に検査を行い，その結果が Edward の予後を左右する可能性があるため，夜中に連絡する前に CT 画像を確認するほうがよいだろう．

図 16-2 の画像から，診断名は？

悪性 MCA 症候群である．

Edward の状態悪化の病態生理学は？

悪性 MCA 症候群は，大脳半球梗塞後の急速な神経学的悪化のパターンである．最初に，虚血組織は細胞毒性浮腫を誘発する．その後，脳組織が膨張し，血管が閉塞する．組織の壊死が進行すると，血液脳関門の完全性が破壊される．蛋白質と虚血誘発性メディエータが脳実質に漏出し，血管原性浮腫が脳組織の容積をさらに増大させる．その結果生じる浮腫は劇的で，mass effect（腫瘤効果）をもたらし，最終的には脳幹圧迫に至る．典型的には，最初の脳梗塞から 2〜4 日後に発症する．

MCA 症候群の予後は一般に不良である．患者の 80％が 1 週間以内に死亡する．

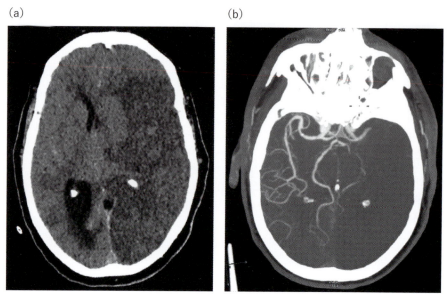

図 16-2
(a) midline shift を伴う MCA 領域の脳梗塞悪化とそれに伴う ACA 領域の脳梗塞を示す頭部単純 CT.
(b) 突然の左 MCA 途絶を示す頭部 CT アンジオグラフィ.

頭部 CT の結果から，現行管理への影響は？

■Edward への減圧片側開頭術（DHC：decompressive hemicraniectomy）の適応について，脳神経外科医と緊急に話し合う—統合解析によると，DHC は 60 歳未満の患者の重度機能障害のリスクを低減できることが示されている（Rajwani ら，2017）．同様に，いくつかの研究の分析では，Edward のような患者の生存率改善を示している．DHC は 2015 年に発表された管理ガイドラインにも含まれている（Torbey ら）．Monro-Kellie 学説（Case 15 参照）で説明されているように，大きな骨弁を除去することで脳の拡張が可能となる（除去しなければ圧迫を引き起こし続ける）．

■体温管理—これは議論のあるテーマであり，施設のガイドラインを参照すべきである．深部体温を 33℃で 48～72 時間維持すると，死亡率を減少させることがいくつかの研究では示されているが，有益であるとして広く受け入れられているわけではない．英国では，36.5～37.5℃を目標にした体温管理や高体温の予防を推奨するエビデンスに基づいたガイドラインを使用しているセンターもある．

■マンニトールや高張食塩液による浸透圧療法を考慮する—有益な効果は一過性であるため，指導医や脳神経外科医と相談する．これは通常，手術などの他の治療への「橋渡し」として使用される．血液脳関門が完全性を欠いている場合，浮腫がさらに広がる可能性があるため，むやみに投与すべきではない．

脳神経外科医は，減圧術のために Edward を手術室に搬送することにした．15 cm の開頭術を行い，左側頭頭頂部には骨弁がなくなった．

神経集中治療中の Edward の現時点における管理は？

- 鎮静を考慮する―Edward をすぐに起こすか，一定期間鎮静を続けるか，チームで話し合う．多くの施設で一定期間の鎮静を行っているが，施設によっては術後すぐに鎮静を中止し，神経の状態を評価することもある．
- 神経保護―静脈血排出を促するために頭部と頸部を正中位とし，脳血流のためにガス交換を最適化し，脳灌流圧を改善させるために血圧を最適化する（Case 15 参照）．
- モニタリング―高度なモニタリングとして，侵襲的動脈圧モニタリングを行う．頭蓋内圧（ICP）をモニターし，必要に応じて髄液を排出するために，脳神経外科医が頭蓋内ボルトや脳室外ドレーン（EVD：extraventricular drain）を挿入することもある．
- 血液検査―ナトリウムの頻繁な測定は不可欠である．脳浮腫のリスクを伴うナトリウムの急激な変化は避けなければならない．術後は感染症にかかりやすいので，炎症マーカーをモニターする．
- 尿量モニタリング―ナトリウムの恒常性障害を観察する（Case 15 の表 15-1 参照）．
- 脳神経外科医とともに静脈血栓塞栓症（VTE）予防を毎日確認―Edward は術後に頭蓋内出血を起こすリスクが高いが，深部静脈血栓症や肺塞栓症を発症するリスクも高い．VTE 予防薬を投与するか差し控えるかの決定は非常に重要であり，毎日検討し，文書化する必要がある．
- 脳代謝率の上昇を避けるために痙攣発作を治療する．
- 骨弁を保存する場合は，その保存場所を記録する．従来は，外科的に皮下（多くは腹部）に埋め込むか，凍結保存していた．現在，多くの施設では，患者が生存した際には，代わりにチタン製プレートの作成を勧めている．

脳神経外科手術の合併症とは？

- 出血
- 感染―全身性，手術部位，脳内
- 痙攣発作
- 水頭症
- 髄液循環障害と水腫形成
- 認知，神経，精神的変化

> 4 日目，Edward の神経評価をする．鎮静は 24 時間中止している．Edward に反応はない．完全に人工呼吸器で換気されており，吸引による咳の徴候はない．瞳孔も反応せず，両側 5 mm である．

Edward の瞳孔を定期的に評価することがなぜ重要か？

ICP が上昇すると，脳が大後頭孔に向かって拡張し，その結果，軟らかい脳組織が頭蓋骨の骨底部に圧迫されて損傷する可能性がある．観察されるパターンは，その損傷の様子や程度を反映しうる．

偽性局在徴候（訳者注：神経学的所見のうち，病変があると思われる部位とは異なる部位で生じるも

の）の迅速な同定は，ICP 上昇の早期発見と管理につながる．外転神経（VI）（神経が長く，側頭錐体上に伸びる傾向があるため），三叉神経（V），動眼神経（III）は，特に ICP 上昇による早期損傷を受けやすい．

ICP 上昇に続発する様々なパターンの脳ヘルニア臨床像

- 鈎ヘルニア（テント切痕ヘルニア）
  - 側頭葉の圧迫により同側の第III脳神経（訳者注：動眼神経）が障害され，瞳孔が散大する．
  - 片麻痺，除脳肢位，昏睡を伴う．
- 中心テントヘルニア（訳者注：正中ヘルニア）
  - 間脳が圧迫されると，反応性の瞳孔収縮や Parinaud 症候群（垂直注視の麻痺）が起こる．
  - また，意識低下（最終的には深昏睡），除皮質硬直がみられ，Cheyne-Stokes 呼吸を起こすこともある．
- 経頭蓋冠ヘルニア
  - このタイプのヘルニアは，開頭部位や頭蓋骨骨折など，頭蓋骨の欠陥を介して起こることがある．この場合の瞳孔所見は予測不可能である．
- 小脳扁桃ヘルニア（コーニング coning：錐体化）
  - 両側瞳孔の固定と散大．
  - 大後頭孔を通る扁桃ヘルニアは脳髄質の呼吸中枢を圧迫する．
  - 死亡は避けられない．

神経学的評価と照らし合わせ，管理プランは？

Edward の診察所見は脳幹損傷と一致する可能性がある．脳の緊急画像診断が必要である．MRI は CT よりも後頭蓋窩を描出するのに優れている．

> Edward を MRI 室に搬送し，画像診断の結果，「錐体化」すなわち小脳扁桃ヘルニアと脳幹への不可逆的な損傷を受けていることが判明した．

予想されるその他の徴候は？

- Cushing 三徴—徐脈，脈圧拡大，不規則呼吸
- 乳頭浮腫
- 初期には頭痛と嘔吐がみられるかもしれないが，悲しいことに，Edward の場合は進行しすぎている．

この臨床状況の評価と対応は？

Edward は致命的で不可逆的な脳損傷を負っており，生命維持は不可能である．この症例は，集中治療指導医と脳神経外科医と相談しなければならない．看護師からの情報（咳嗽反射がない，対光反射が

ない，鎮静薬を使用していないのに自発呼吸がない）と脳画像から考えると，Edward は脳幹死を起こしている可能性がある．

支持療法を継続し，緊急に近親者に状況を説明する．

> Edward の家族とともに，Edward の神経学的状態と予後について話し合った．脳幹死の評価をしたいと伝えた．臨床状態と脳画像を考慮すると，たとえ脳幹死でなかったとしても，この状況から回復することはないだろう．家族は脳幹死の評価に反対せず，立ち会いはしないこととした．

〔訳者注：本邦における脳死判定や臓器移植に関しては，日本臓器移植ネットワークのホームページ（https://www.jotnw.or.jp/）を参考にされたい〕

脳幹評価を開始するのに必要な前提条件は？

- 既知の病因による不可逆的な脳障害の証拠
- 無呼吸や昏睡の可逆的な原因が除外されている
  - 鎮静薬を使用していない（不明な場合は，チオペンタール＜5 mg/L，ミダゾラム＜10 μg/L などの血中濃度も参考に）．
  - 筋弛緩薬を使用していない（神経刺激装置を使用して評価する）
  - 体温＞34℃
  - ナトリウム 115〜160 mmol/L（mEq/L）
  - カリウム＞2 mmol/L（mEq/L）
  - リン酸 0.5〜3 mmol/L（mEq/L）
  - マグネシウム 0.5〜3 mmol/L（mEq/L）
  - グルコース 3〜20 mmol/L（54〜360 mg/dL）
  - 昏睡の潜在的原因として内分泌障害や代謝障害がないことを確認する
- 患者が評価に適していること—高位頸髄病変がなく，無呼吸検査を妨げる重篤な肺疾患がないこと．鼓膜が透明で無傷であることを耳鏡検査で確認する．

脳幹死評価を誰が実施できるか？

英国では，脳死評価を実施するためには，熟練した 2 人の資格を持った医師が必要である．1 人は指導医でなければならない．両者とも，少なくとも 5 年間，医師会（General Medical Council）に登録されていなければならない．これらの実際は国々によって異なる．

脳幹死評価で検査される神経は？

- 感覚神経—第 II，V，VIII，IX，X 脳神経
- 運動神経—第 III，IV，VI，VII，X 脳神経

評価法は？

それぞれの医師が独立して評価を行う．通常，それぞれが互いを観察する．
1. 明るい光を両眼に交互に当て，直接／間接対光反射（Ⅱ，Ⅲ）を調べる．脳幹死では対光反射がない．
2. まぶたが動く程度に軽くまぶたを引き上げながら，綿毛や綿棒で角膜を擦る（Ⅴ，Ⅶ）．脳幹死ではまばたきがない．
3. 眼振などの反応を観察しながら，50 mL の氷冷生理食塩液を 1 分かけて外耳道に注入する（Ⅲ，Ⅳ，Ⅵ，Ⅶ）．これをもう片方の耳でも繰り返す．脳幹死では眼球運動がなくなる．
4. 眼窩上隆起，僧帽筋，胸骨（Ⅴ，Ⅶ）に痛み刺激を加える．脳幹死では，脳神経分布の動きはなくなるが，脊髄反射では動きが見られることもある．
5. 舌圧子で咽頭を刺激する（Ⅸ，Ⅹ）．脳幹死では咽頭反射がない．
6. 気管吸引カテーテルを挿入し，気管分岐部を刺激する（Ⅹ）．脳幹死では咳嗽反射はない．
7. 無呼吸テスト．

無呼吸テストの方法は？

- 事前に 100％酸素を投与しておく．
- テスト前に二酸化炭素が正常かどうかを動脈血ガスで確認し，$PaCO_2$ が高くても 6 kPa（45 mmHg）〔慢性的な CO_2 貯留では 6.5 kPa（48.75 mmHg）〕であることが必要となる．
- 酸素投与を続けながら（例えば，酸素を流しながら気道に吸引カテーテルを挿入したり，酸素を流しながら Mapleson C 呼吸回路を使ったりして）無呼吸を開始し，患者の自発呼吸努力を観察する．
- 無呼吸テストの終了時には，$PaCO_2$ が少なくとも 0.5 kPa（3.75 mmHg）上昇していなければならない．これも動脈血ガスで確認する．
- テスト中に患者が低酸素状態になってはならないので，酸素飽和度を低下させない．

死亡の定義は？

英国では，2008 年に王立医科大学アカデミー（Academy of Medical Royal Colleges）が，死は意識能力と呼吸能力の不可逆的喪失と定義することに合意した．すわわち，脳幹の統合機能の不可逆的停止である．

脳幹死評価は広く受け入れられているプロセスか？

答えは No である．英国などでは，上記の評価によって脳幹死を証明することが，死亡の確認となる．世界中にばらつきがあり，米国などの他の地域では全脳死を証明しなければならない．全脳死を証明するためには，補助的な検査（脳波，脳血管造影，経頭蓋ドプラ超音波など）が必要な場合もある．

> 指導医とともに脳幹死評価を実施した．Edward は 1～6（上述のとおり）のどの評価にも反応を示さないが，最初の無呼吸テストで急速に酸素飽和度が低下した．もう一度試みるが，また酸素飽和度が低下する．

これにはどのような意味があるか？

　Edward は脳幹死かもしれないが，ガス交換が悪いため，評価を完了することができない．このことを家族に説明しなければならない．

　脳幹死を正式には診断できないが，ここではその疑いが強い．この段階で治療を維持する，あるいは中止することの倫理的意味を考慮しなければならない．Edward は回復の見込みがないため，生命維持装置を続けることは Edward のためにならないと主張することもできる．しかし，世界中の多くの人々が，治療の中止とは相容れない宗教的・文化的信条を持っている．この話題は，非常に繊細に扱わなければならない．家族が自分自身とはまったく異なる信念体系を持っているかもしれないことを覚悟しておく．このような状況において Edward が何を望んでいたかを話し合う機会を提供する．

> 　Edward の家族と率直に話し合った．家族は，Edward が有意義な回復の可能性なしに生かされる続けることを望んでいないと強く感じている．臓器提供チームから連絡があり，Edward がドナーとして登録されたと連絡があった．臓器提供チームはすでに Edward の妻と話をしており，家族は侵襲的な臓器サポートを中止する前に提供の可能性を探りたいと考えている．

Edward にはどのような臓器提供が可能か？

　もし Edward が脳幹死と診断されていたら，彼は "DBD（donation after brainstem death：脳幹死後の臓器提供）" ドナーになれたかもしれない．その場合，臓器摘出が可能な限り最良の状態で行えるように，人工呼吸と全身状態の最適化を続けながら，手術室へ搬送されたかもしれない．

　脳幹死が確認できない以上，Edward は心停止後にしか臓器を提供できない（DCD：donate his organs after circulatory death）．つまり，Edward を手術室に搬送し，そこで生命維持治療を中止しなければならない．麻酔科医は心臓が停止するのを待って死亡診断し，その時点で臓器摘出を開始する．低血圧や酸素飽和度の低下（収縮期血圧＜50 mmHg や酸素飽和度＜70％とされることが多い）から臓器回収や冷却灌流までの時間は，温阻血時間（WIT：warm ischaemic time）を示す．WIT が長いと臓器が損なわれる．

　修正マーストリヒト分類では，これはカテゴリーIIIの臓器提供と定義される：
- カテゴリーI—来院時死亡
- カテゴリーII—蘇生に成功しなかった症例
- カテゴリーIII—予想される心停止
- カテゴリーIV—脳死ドナーの心停止

■カテゴリーV—ICU患者における予期せぬ心停止

この段階で行う検査は？

■血液検査—血算，腎機能と電解質，肝機能，凝固，ウイルス（HIV，肝炎ウイルス，EBV，CMVなど），免疫系，血液型など．
■画像診断とベッドサイド検査—胸部X線，12誘導心電図，心エコー，冠動脈造影
■また，気管支鏡検査と肺胞洗浄を行い，その後，肺のリクルートメントマニューバーを行うように指示されることもある．

この段階で必要な薬物療法や管理戦略は？

■メチルプレドニゾロン15 mg/kgを投与する．
■心血管系の状態を最適化する—侵襲的心血管系モニタリングを使用する，循環血液量減少を改善する，必要であればバソプレシンを使用する，ノルアドレナリンを避ける（脳幹の進行性虚血による自律神経の嵐により，カテコラミンはすでに高値となっている）．
■トリヨードチロニンのボーラス投与と点滴を考慮する—脳幹死患者では循環中の甲状腺ホルモン濃度が低下しており，補充することで昇圧薬の必要量を減らし，心血管系の破綻を防ぐことができる．
■体温＞35℃を維持する．
■感染症を治療する．
■肺保護換気．
■高ナトリウム血症を避け，正の体液バランスを避ける．
■尿量をモニターし，尿崩症を発症した場合は，バソプレシン（DDAVP：1-desamino-8-d-arginine vasopressin）を投与する．
■必要に応じて，経管栄養や糖液点滴，インスリン投与で血糖4〜8 mmol/L（60〜120 mg/dL）を維持する．
■血栓予防を続ける．
■出血があれば凝固を補正し，必要であれば輸血する．

> 臓器提供の専門看護師より，Edwardの腎臓，肝臓などを含む複数の臓器が提供可能だと聞いた．

提供できる臓器は？

■腎臓（WIT＜120分）
■肝臓（WIT＜30分）
■肺（WIT＜60分）
■膵臓（WIT＜30分）
■その他の組織（角膜，腱など）は，かなり遅れても提供できる．

■心臓―以前は DBD ドナーからのみ提供可能であったが，現在では適切な DCD ドナーであれば提供可能である．

　　Edward の家族が別れを告げた後，手術室で生命維持装置を外した．Edward は 15 分で死亡し，肝臓，腎臓，膵臓，その他の組織を複数のレシピエントに提供することに成功した．

もっと学びたい人へ

・McGee, A. and Gardiner, D.（2019）. Differences in the definition of brain death and their legal impact on intensive care practice. Anaesthesia. 74（5）: 569-572. 脳死に関して考えさせられる文献．
・Smith, M., Reddy, U., Robba, C. et al.（2019）. Acute ischaemic stroke: challenges for the intensivist. Intensive Care Med. 45（9）: 1177-1189. 世界の一流の専門家による，英国 ICU における脳卒中管理の現段階のベストな実践内容に関するレビュー文献．

Part II　The Cases

17　胸痛と発疹のある患者

The Patient with Chest Pain and a Rash

> 　同僚の麻酔科医が，外来の蘇生部門で男性に挿管し，集中治療室へ入室させようとしている．Sudip という 51 歳の男性で，胸痛と息切れのため救急車を呼んだ．救急隊員はアスピリン 300 mg を投与した．救急部門チームはピペラシリン/タゾバクタムとゲンタマイシンを投与した．高流量の鼻カニューレで酸素投与を試みたが，Sudip は混乱して手に負えなくなった．麻酔科医が挿管する前の酸素飽和度は最高でも 87％だった．
> 　Sudip は ICU に向かう途中，頭部 CT と CTPA を撮像した．胸部と腹部に特徴的な見た目の発疹がある．Sudip の家族が病院に向かっている．既往歴はすぐに把握できない．
> 　同僚が動脈カテーテルと中心静脈カテーテルを挿入し，ノルアドレナリン 0.4 μg/kg/分で血圧を安定させた．Sudip は搬送のために筋弛緩薬を投与され，FiO_2 0.6，PEEP 10 cmH_2O で酸素飽和度が 93％である．体温は 38.4℃である．

現時点で考えられる鑑別診断は？

■敗血症
- 髄膜炎菌性髄膜炎─興奮と錯乱に伴う発疹の存在は，髄膜炎菌性髄膜炎を示唆しているかもしれない．発疹を評価し，培養を行い，この診断の可能性があれば抗菌薬の選択が適切かどうか確認する．
- その他の感染源による敗血症─胸痛は胸膜炎の可能性がある．息切れ，低酸素血症，興奮は呼吸器敗血症の可能性がある．急激な病状悪化と重症化は，グラム陰性菌敗血症，侵襲性 A 群連鎖球菌，レジオネラ菌の可能性がある．発疹を伴う呼吸器感染症は麻疹の可能性もある．飛沫を誘発する手技を行う際には，必ず個人防護具を使用すること（Case 24 参照）．
- その他の感染症─結核（TB），ライム病，マラリア，HIV など，さまざまな症状や徴候を示す病原体がある．潜在的な曝露歴の有無を確認する．

■心筋梗塞（MI：myocardial infarction）─51 歳男性の胸痛と息切れは，心筋梗塞の可能性がある．救急隊員はこのことを念頭においてアスピリンを投与したのであろう．

■肺塞栓症（PE：pulmonary embolism）─胸痛，低酸素血症，発熱は肺塞栓症の可能性があるが，発疹の説明にはならない．

■アレルギー反応─Sudip は，胸痛，息切れ，低酸素血症をきたす気管支攣縮を引き起こすアレルゲンにさらされた可能性がある．蕁麻疹の発疹もこれで説明できるかもしれない．

■薬物反応─これは A 型（予測可能または用量関連）や B 型（特異的）の薬物反応である可能性がある．Sudip が処方薬や市販薬を服用しているか，娯楽目的での薬物使用がないかどうかを確認する．

■気胸─胸痛，息切れ，低酸素血症はすべて気胸に当てはまる．発疹は気胸だけでは説明できないが，気胸に他の急性疾患を併発した可能性はある．

この時点で必要な検査は？

ベッドサイドでの検査
- 動脈血ガス―低酸素血症の迅速な定量化と血糖と電解質の迅速な評価のため．乳酸と塩基余剰を測定し，Sudip の酸塩基代謝異常の程度を確認する．
- 12 誘導心電図―MI と PE が鑑別診断リストにあるため．

血液検査
- 血算―貧血は心臓由来の胸痛を誘発する可能性がある．白血球数は Sudip の状態悪化に感染が関与しているかどうかを評価するのに役立つ．血小板減少は敗血症とともに急速に進行し，紫斑性発疹の原因となることがある．
- 肝機能検査―Sudip の既往歴は現在不明である．治療や予後を複雑にする肝疾患の既往があるかもしれない．また Sudip は急性疾患の初期であり，敗血症の進行や抗菌薬の使用により肝機能が低下する可能性があるため，ベースラインを知る検査は有効である．
- 腎機能と電解質―急性腎障害（AKI）は，敗血症や重症疾患で発症することが多い．
- フィブリノゲンを含む凝固―播種性血管内凝固（DIC）は敗血症に伴うことがある．診断検査の一部として腰椎穿刺（LP：lumbar puncture）が必要になることがあるが，LP を行う前に出血のリスクを確認すべきである．
- トロポニン―Sudip は低酸素血症と低血圧による心筋機能障害で心筋梗塞を起こした可能性がある．現時点と 6～12 時間後にトロポニンを測定する．数値が上昇していれば，さらに測定が必要かもしれない．PE や AKI で値が上昇することがあるが，増減のパターンが急性心筋梗塞とは異なる．

微生物学／ウイルス学
- 培養（血液，尿，喀痰）―敗血症に関する一式のスクリーニングを行う．創傷など皮膚の損傷がある場合は，スワブで拭う．
- ウイルス咽頭スワブ検査―呼吸器感染症のウイルス性の原因を考慮する．
- 麻疹とライム病の血清検査．
- HIV 検査．
- 尿中抗原―肺炎球菌とレジオネラ菌の検査．
- 皮膚擦過診―発疹を確認し，ウイルスや細菌分析のために検体（皮膚擦過や綿棒）を採取する．
- 抗酸菌の喀痰検体を送ることも考慮する．
- （血液凝固と頭部 CT のレポートが入手できれば）腰椎穿刺で髄液を採取し，培養と感受性，ウイルス PCR を依頼する．
- 交差感染に関するスワブ検査．

画像診断
- 胸部単純 X 線―敗血症スクリーニングの一部．
- 頭部 CT や CTPA のレポート―頭蓋内病変や PE の評価に必要である．頭部 CT で ICP 上昇の徴候があれば，腰椎穿刺の実施が危険であることを示唆する．
- 心臓超音波―このような状況で急性の心機能障害が起こる理由は複数ある．心臓超音波を用いて体液状態を評価し，蘇生の指針にする．正式な心臓超音波は，以下を評価できる：
  - 心筋梗塞の裏付けとなる局所壁運動異常
  - 敗血症で起こりうるびまん性機能障害
  - PE における右室機能障害

ピペラシリン/タゾバクタム（タゾピペ）とは？　ゲンタマイシンとは？

- タゾピペ―ピペラシリン（piperacillin）とタゾバクタム（tazobactam）の合剤である．ピペラシリンは緑膿菌へ活性を示すペニシリン系の一種で，細菌の細胞壁内のペニシリン結合蛋白質（PBPs）に結合して細胞壁の合成を阻害する．タゾバクタムはβ-ラクタマーゼ阻害薬である．βラクタム環を持ち，細菌が産生するβラクタマーゼ酵素に結合する．併用投与すると，タゾバクタムはピペラシリンの分解を防ぎ，作用を増強する．
- ゲンタマイシン―殺菌性アミノグリコシド系薬であり，30 S リボソームに結合することによって細菌の蛋白質合成を阻害する．

本症例での抗菌薬選択についてどう考えるか？

現時点では，Sudip の急速な状態悪化の原因は明らかでない．敗血症は鑑別診断リストの上位にあるが，起因菌がわからない以上，幅広いスペクトラムを持つ抗菌薬が必要となる．ほとんどの病院では，原因不明の敗血症に対する独自の治療プロトコルが存在する．この場合，通常，薬剤の組み合わせによる「広域スペクトラムカバー」が行われる．例えば，アモキシシリン/クラブラン酸（嫌気性菌，多くのグラム陰性菌，グラム陽性菌に対して活性があり，βラクタマーゼ阻害薬を含む）とアミノグリコシド（特にグラム陰性菌に対して活性が延長する）の組み合わせである．

タゾピペはアモキシシリン/クラブラン酸と同様の活性スペクトラムを持つが，緑膿菌にも有効である．しかし，ESCHAPPM（*Enterobacter*, *Serratia*, *Citrobacter freundii*, *Aeromonas*, *Proteus*, *Providencia*, *Morganella morganii*）を治療するには，メロペネムなどのカルバペネム系抗菌薬が必要である．

考えられる追加の抗菌薬は？

中枢神経系感染が疑われる場合，セフトリアキソンのような血液脳関門の透過性を向上させた薬剤が必要である．さらに，脳炎を治療する抗ウイルス薬も有用だろう．Sudip の発疹を調べ，髄膜炎菌性敗血症に関連するかどうかを確認する．50 歳以上の患者や免疫低下，アルコール摂取の多い患者では，*Listeria monocytogenes* に感染した場合に備えて，このレジメンにアモキシシリンを追加すべきである．

Sudip は非常に具合が悪いので，微生物の専門家との緊密な連携が必要である．MRSA（メチシリン耐性黄色ブドウ球菌）の感染が疑われる場合は，抗菌薬選択を変更する必要がある．ゲンタマイシンは MRSA に対してある程度の活性を示すが，通常はバンコマイシンやリネゾリドなどの薬剤が望ましい．PVL-MRSA（Panton-Valentine leukocidin MRSA）は特に病原性の強い菌株であり，PVL 毒素は感染細胞に孔を形成する．壊死性出血性肺炎を引き起こすことがあり，死亡率が非常に高い．

グラム陰性菌敗血症と侵襲性 A 群溶血性連鎖球菌感染症（iGAS）は，いずれも劇症型敗血症を伴い，急速で重篤な悪化を引き起こす．耐性菌が存在しない限り，現在の抗菌薬レジメンは妥当な第一選択である．iGAS が疑われる場合は，メロペネムやクリンダマイシンなど，治療のエスカレーションが必要となる．

この段階では，ゲンタマイシンとタゾピペは経験的な選択肢として適切である．いったん病原体が特定されれば，抗菌薬選択は的を絞ることができる．病原体が特定できず，Sudip の状態悪化が続く場合は，微生物の専門家と相談して抗菌薬のエスカレーションを検討する．

診察の結果，Sudip は体幹にびまん性の斑状紅斑性皮疹があり，大腿部にも広がっている．また，あまり目立たないものの胸部には暗い赤紫色の丘疹性皮疹があり，直径 2〜3 cm の大きさである．

両側の腋窩リンパ節腫脹がある．胸部聴診では，両肺野全体に捻髪音があり，中肺野から下肺野にかけて悪化している．Sudip は 1％プロポフォール 150 mL/時とフェンタニル 150 μg/時で鎮静されている（理想体重 81 kg，実体重 75 kg）．心拍 136/分で，ノルアドレナリンの投与量は先ほどと同じである．

看護師の 1 人が，Sudip に口腔カンジダがあることを指摘する．

皮膚症状の原因は？

2 つの異なる発疹がある：
- びまん性の紅斑性皮疹は蕁麻疹の可能性があり，滑らかな紅斑丘疹状皮疹が一般的である．通常，肥満細胞からのヒスタミンの放出によって引き起こされ，患者に意識がある場合は，通常，掻痒を伴う．原因は複数あり，食物や薬物などのアレルゲンへの曝露も含まれる．この発疹を診察し，圧迫により赤みが消退するかどうかを確認する．消退しない発疹は，点状出血の可能性がある．これは皮内毛細血管出血であるため，より問題となる．この原因としては，髄膜炎，白血病，血小板減少症，血管炎などがある．また，鈍的外傷やいきみ（激しい嘔吐，咳，絞頸など）の際にみられる圧上昇によっても起こることがある．
- 暗い赤紫色病変は先天性のものと後天性のものがあり，良性母斑，悪性黒色腫，黒子型黒色腫の可能性がある．Kaposi 肉腫は，赤色または深紫色で圧迫では消退しない，様々な大きさの多発性無痛性丘疹状病変として現れることがある．これらは通常，免疫不全の状態に関連し，ヒトヘルペスウイルス 8 によって引き起こされる．Sudip の口の中の粘膜に病変があるかどうか確認する．およそ 1/3 の症例は硬口蓋や歯肉を侵す．

尋常性天疱瘡は最初に紅斑として現れ，後に弛緩性水疱に発展する．これらの表皮内病変は表皮細胞間の IgG 沈着によって起こる．基底膜は侵されず，水疱は容易に破裂する．水疱性類天疱瘡は，より緊満し安定した水疱を形成する傾向があり，通常は屈曲部に形成される．生検では基底膜に沿って C3 の沈着が認められる．粘膜は尋常性天疱瘡でよく侵されるが，水疱性類天疱瘡ではまれである．

可能であれば，ウイルスや細菌の評価のために擦過や拭いで検体を採取し，皮膚科医による検査を依頼する．

リンパ節腫脹の原因は？

- 反応性/感染性―細菌性，ウイルス性，真菌性，寄生虫性（単核球症／Epstein-Barr ウイルス，HIV，トキソプラズマを含む）．
- 炎症性―関節リウマチや全身性エリテマトーデスなどの自己免疫疾患を含む．
- 悪性腫瘍―癌，リンパ腫，白血病など．
- 浸潤性―アミロイドなど．

■その他—濾胞性過形成，サルコイド，Castleman病，川崎病など．

口腔カンジダの重要性は？

　口腔カンジダは通常，正常な口腔内細菌叢の一部を形成する Candida albicans（約50％）によるものである．その他の原因は免疫不全と強く関連しており，Candida tropicalis, glabrata, parapsilosis, krusei, dubliniensis, geotrichum などが含まれる．

■口腔カンジダは多くの場合，取るに足らない偶発的な所見であり，抗菌薬の長期服用後に発症することがある．

■ステロイド治療は口腔カンジダを誘発しやすい．Sudipがステロイド（全身投与や吸入薬）を使用しているかどうか，使用している場合はその理由を確認する．

■ウイルス性疾患（HIVなど），悪性腫瘍，薬剤（癌化学療法薬など）による免疫抑制は，口腔カンジダを発症しやすくし，さらに侵襲性カンジダ感染症を引き起こす可能性がある．

■舌，唇，喉の奥を含む口腔を診察する．口角炎，舌炎，偽膜性カンジダ症を探す．

■治療は通常，ナイスタチン洗口液で行う．侵襲性の強いカンジダ症や治療抵抗性のカンジダ症では，抗真菌薬の全身投与が必要になることもある．

■血液培養から真菌や酵母が分離された場合は，眼病変のリスクがあるため，眼科に紹介して眼底検査を受けるべきである．

病歴のなかで特に知りたい要素は？

　Sudipの最近の症状，病前状態，渡航歴，薬物使用歴，性生活歴（可能であれば），職業歴（アスベストへの曝露を含む），潜在的病原体への曝露歴〔農業（アスペルギルス属），鳥類（Chlamydia psittaci），キノコ（好熱性放線菌），など〕についての詳細な病歴を入手する．

　Sudipの家族が到着した．近親者は長男で，Sudipの成人した3人の娘，前妻，母親，同居人のBenが同伴している．皆，非常に動揺していたが，Sudipは普段は自立しており，銀行で働いていて，特に何かで医者にかかることはないと教えてくれた．最近，仕事のストレスからお酒を飲む機会が増えたが，夜にワインをグラス2〜3杯飲む程度であった．最近はどこにも旅行に行っていない．

　家族にお礼を言って部屋を出て間もなく，Benが内密な話をするために声をかけてきた．BenによるとSudipはHIVの治療を受けており，Sudipは離婚後，Benと関係を持っていたとのこと．Sudipの母親を除く家族全員がそれを知っており，協力的である．しかし，Sudipは母親には自分が男性と交際していることを知られたくないという．家族の誰もSudipがHIV陽性であることを知らず，本人も知られたくないと思っている．Sudipは最近，抗レトロウイルス薬を飲み始めた．BenはHIV治療についてそれ以上のことは知らない．BenはHIV陰性である．

この新しい情報によって，当初の鑑別リストにどのような診断を加えるか？

■後天性免疫不全症候群（AIDS）の発症を規定する日和見感染症
- ほとんどの日和見感染症は $CD4^+$ 数<$200/\mu L$ で発症する．もし Sudip が単なる口腔カンジダではなく食道カンジダであれば，これは日和見感染症に分類される．気管，気管支，より遠位の呼吸器系へのカンジダ感染の有無を調べる．
- その他の日和見感染症には以下のものがある．
    - コクシジオイデス真菌症（「valley fever」肺炎）
    - *Cryptococcus neoformans*（特に肺と脳組織）
    - *Cryptosporidium*（下痢を引き起こすことが多い）
    - サイトメガロウイルス（脳，眼，腸，呼吸器病変）
    - 単純ヘルペスウイルス（全身の臓器/組織に多発）
    - *Histoplasma capsulatum*（肺炎）
    - 抗酸菌（多臓器疾患，特に肺炎）
    - *Pneumocystis jirovecii*（特に肺炎の原因．以前はカリニ肺炎または PCP）
    - *Toxoplasma gondii*（特に肺と脳の病変）
    - *Salmonella*

■免疫再構築症候群（IRIS：Immune reconstitution inflammatory syndrome）
- 抗レトロウイルス治療（ART：antiretroviral treatment）開始後の症状の悪化である．様々な感染性・非感染性要素に対する免疫が回復し，症状には個人差がある．IRIS の発症率は不明であるが，最大 25％とされる．リスク因子としては，男性，若年，$CD4^+$ 数の低下，ウイルス RNA 量の増加が挙げられる．
- IRIS の診断基準（French et al., AIDS, 2004）
    - 大基準—抗レトロウイルス薬に反応する患者における日和見感染，血漿中 HIV RNA の少なくとも 1 $\log_{10}$ コピー/mL の減少．
    - 小基準—ART 後の $CD4^+$ T 細胞数の増加，関連する病原体に対する免疫反応の増加や「遅延型過敏症」，特別な治療を行わず，抗レトロウイルス療法を継続した場合の疾患の自然治癒．

■Sudip の錯乱は，HIV や AIDS によるもので説明できるかもしれない．
- すなわち HIV 関連脳症や進行性多巣性白質脳症（PML：progressive multifocal leucoencephalopathy）である．ほとんどの成人は JC（John Cunningham）ウイルスに曝露されたことがあるが，ほとんどは問題とならない．HIV 患者では，JC ウイルスは乏突起膠細胞に感染し，中枢神経系における広範な脱髄につながり，PML を引き起こす．

■リンパ腫—HIV ステージ 3 で発症する可能性があり，リンパ節腫脹を説明できるかもしれない．

■Kaposi 肉腫—Sudip の病変は Kaposi 肉腫と一致する．このヒトヘルペスウイルス 8 感染の症状は AIDS の診断とも合致する．

■結核菌（TB：tuberculosis）
- TB は IRIS で最もよくみられる病原菌である．発熱，呼吸不全，リンパ節腫脹を伴うことが多い．
- HIV 患者は特に多剤耐性結核（MDR-TB）に罹患しやすい．広範囲薬剤耐性結核（XDR-TB）は HIV 陽性患者で報告されており，死亡率が非常に高い．
- まだであれば Sudip を陰圧室に移し，結核が除外されるまでは，エアロゾル化しうる処置をするときは FFP3 マスク（訳者注：本邦におけるいわゆる N95 マスク）の使用を検討する．

この情報による患者評価への影響は？

Sudip の診断と治療に関する背景情報が必要である．いつ診断されたのか，いつ治療を開始したのか，どのような治療を開始したのか？ 関連するクリニックの紹介状を確認する．HIV 管理，微生物学，感染制御の専門家と本症例について相談する．

以下の追加検査を依頼する：
- CD4$^+$ 数と CD8$^+$ 数
- RNA ウイルス量
- 侵襲性真菌感染を調べるためのガラクトマンナンと β-D-グルカン
- 血清乳酸脱水素酵素（LDH）
- 細菌検査のための気管支肺胞洗浄

家族が Sudip の HIV 感染状況を知りたい場合の返答は？

Ben は Sudip が家族に HIV のことを知られたくないと言っている．家族が Sudip から HIV 感染のリスクにさらされているような情報はない．英国では，他者への危害のリスクは，患者の守秘義務違反を上回るほど重要であるが，ここではそうではないように思える．疑問があれば，病院の法務チームと医療安全委員会に相談する．

HIV とは？

HIV はレンチウイルスの一種である．この細胞変性レトロウイルスには 2 つのタイプがあることが知られている：HIV-1（大部分の症例）と HIV-2（通常，経過は穏やかで，主に西アフリカの母子感染でみられる）である．レトロウイルスは逆転写酵素を使ってウイルス RNA を宿主の DNA に転写する．CD4$^+$ 細胞，ヘルパー T 細胞は優先的に感染し，HIV ウイルスのコピーを複数産生する．最終的にこれは宿主細胞の早期死をもたらす．CD4$^+$ 数が著しく低下し，患者は感染や悪性腫瘍にかかりやすくなる．

原発性 HIV は，HIV が初めて体内に侵入したときに始まる．HIV のライフサイクルには 6 つの段階がある：

1. 結合と侵入
2. 逆転写
3. 統合
4. 複製
5. 出芽／放出
6. 成熟

そのまま放置すると，感染は通常，血清転換期，無症候期，症候期，そして最終的には後期 HIV 感染症および AIDS という 4 つの段階を経て進行する．

世界保健機関（WHO）は感染を以下のように分類している：
- ステージ 1（HIV 感染）—CD4$^+$ 数が少なくとも 500/μL
- ステージ 2（HIV 感染症）—CD4$^+$ 数が 350〜499/μL
- ステージ 3（進行した HIV 疾患，AHD：advanced HIV disease）—CD4$^+$ 数が 200〜349/μL
- ステージ 4（AIDS）—CD4$^+$ 数 < 200/μL

UNAIDS／WHO によると，2020 年には世界で約 3,770 万人が HIV／AIDS に感染している．その大部分は低・中所得国である．

HIV の薬物治療は？

- ヌクレオシド類似体逆転写酵素阻害薬（NRTI：nucleoside analogue reverse transcriptase inhibitors）：ジドブジン，ラミブジン，アバカビルなど
- 非ヌクレオシド系逆転写酵素阻害薬（NNRTI：non‐nucleoside reverse transcriptase inhibitors）：ネビラピン，リルピビリンなど
- プロテアーゼ阻害薬（PI：protease inhibitors）：ダルナビル，リトナビル，インジナビルなど
- インテグラーゼ阻害薬：ラルテグラビル，エルビテグラビルなど
- 膜融合阻害薬：マラビロク，エンフルビルチドなど

HAART（high active ART）や cART（combination ART）は，ウイルス量を減少させ，患者の自然免疫系を促進するように設計された上記薬剤の組み合わせである．多くの場合，2 種類の NRTI と 1 種類の PI が併用される．

これらの薬剤による副作用は複数あり，神経障害，筋障害，肝毒性などがある．リトナビルは強力なチトクローム p450 阻害薬であるため，ポリファーマシーを見直し，致命的な薬物相互作用を避けるように注意しなければならない．

カボテグラビルとリルピビリンは現在，適応のある患者には 2 か月ごとに注射で投与することができる．

> 頭部 CT では異常なし．CTPA では肺塞栓は認められず，気胸も否定された．広範な肺浸潤影，縦隔リンパ節腫脹，胸水がある．HIV 専門センターと連絡を取り，Sudip が 4 週間前に HIV と診断されたことを知った．Sudpi は 3 週間前に ART を開始し，結核の治療も受けていた．検査の結果，CD4$^+$ 数 37/μL，CD8$^+$ 数 321/μL CD4$^+$/CD8$^+$ 比 0.12，HIV RNA ウイルス量 5.3 log$_{10}$ であることがわかった．

CD4$^+$/CD8$^+$ 比とウイルス量の結果の解釈は？

免疫正常者は CD4$^+$/CD8$^+$ 比が 1.0 以上（通常は 1.5 以上）でなければならない．慢性 HIV 感染症では，CD4$^+$ 細胞の減少に伴って CD8$^+$ 細胞の数が増加するため，比率は低下する．Sudip の比率は非常に低く，免疫不全を示唆している．

CD4$^+$ 細胞数が 200/μL 以下では，日和見感染症にかかりやすくなる．

5.3 log$_{10}$ のウイルス量は約 200,000 コピー/mL に相当する．高ウイルス量とは，一般に 100,000 コピー/mL（約 5 log$_{10}$）以上と考えられている．検出不能な低ウイルス量とは，20 コピー/mL 未満（約 1.3 log$_{10}$）である．

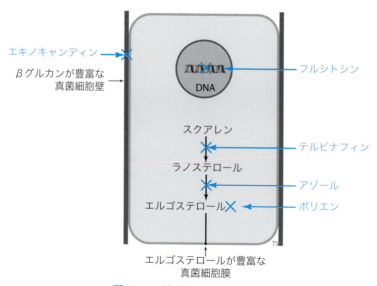

図 17-1　抗真菌薬の作用機序
出典：Theophilus Samuels.

結核の治療法は？

- 第一選択薬は，リファンピシン，イソニアジド（Rifinah®としてリファンピシンと併用されることが多い），ピラジナミド，エタンブトールである．標準的な治療コースは，4種類の薬剤を2か月間投与し，さらにリファンピシンとイソニアジドを4か月間投与する．
- 第二選択薬としては，ストレプトマイシン，レボフロキサシン，モキシフロキサシン，リネゾリド，クラブラン酸含有のカルバペネム，サイクロセリンなどがある．
- エタンブトールは定期的な視野検査が必要であり，クリティカルケアでの使用は限定的である．

> HIV専門医とこの症例について相談し，専門医はIRISであると考えた．リスクとベネフィットについて話し合った後，高用量ステロイドの投与を開始することにした．専門医は，*Pneumocystis jirovecii* の治療を勧め，高用量のトリメトプリム・スルファメトキサゾール合剤（訳者注：いわゆるST合剤）の投与を開始した．微生物学の専門家と話し合った結果，抗真菌薬も追加することにした．

抗真菌薬の種類とその作用は？

図17-1を参照．

- アゾール―ラノステロールから真菌細胞膜の必須成分であるエルゴステロールへの変換を阻害する．トリアゾール系（フルコナゾール，イトラコナゾール，ボリコナゾールなど）とイミダゾール系（ケトコナゾールなど）がある．
- エキノキャンディン―カスポファンギン，アニデュラファンギン，ミカファンギンなどがある．これ

らは 1,3-β-D-グルカン合成酵素を阻害する．β-グルカンは細胞壁の生成に不可欠である．
- ポリエン―アムホテリシン B やナイスタチンなど．これらはエルゴステロールに結合し，細胞の透過性を高め，細胞死に導く．
- アリルアミン―テルビナフィンなど．これらは，スクアレンをエルゴステロールに変換するスクアレンエポキシダーゼを阻害する．真菌細胞に有毒なスクアレンが蓄積し，細胞死を引き起こす．
- ヌクレオシド類似体―フルシトシンなど．このピリミジン類似体は真菌細胞内で 5-FU に変換される．様々なメカニズムにより，真菌の DNA 合成を阻害する．

> Sudip はその後 24 時間，ガス交換と腎機能障害が悪化し続けた．両側胸腔ドレーンを挿入し，腎代替療法を開始し，腹臥位にした．さらに 2 回の腹臥位を 16 時間ずつ繰り返し，Sudip の状態はやがて改善し始めた．HIV 専門医との話し合いの結果，Sudip の状態が不安定な間は ART を一時中断した．3 日目には Sudip の状態は改善し始めた．

HIV 患者の死亡率は？

The Antiretroviral Cohort Collaboration が 2017 年に Lancet 誌に発表した論文によると，毒性が低いであろう抗レトロウイルス薬の併用，アドヒアランスの向上，合併症管理の改善によって，生存率は改善している．

病初期に治療を受けた患者の予後は改善し続けている．欧州と先進国において，ART の最初の 1 年を生き延びた若者は，現在，ほぼ正常な平均余命を持つ可能性が高い．

IRIS に関連した死亡率は明確に記録されていないが，軽度の IRIS では極めて低い．生命が脅かされるような状況を除き，一般的に ART は病気を通して継続されるべきである．

> Sudip は 9 日目に抜管に成功した．Sudip を失いかけた経験に心を動かされた Ben は，10 日目に Sudip に結婚を申し込み，Sudip はそれを受け入れた．11 日目に一般病棟に転棟した．

もっと学びたい人へ

- Ghosn, J., Taiwo, B., Seedat, S. et al. (2018). HIV. Lancet 392: 685-697. 特に薬物治療に関する，HIV の素晴らしいレビュー．
- Barbier, F., Mer, M., Szychowiak, P. et al. (2020). Management of HIV infected patients in the intensive care unit. Intensive Care Med. 46 (2): 329-342. クリティカルケアにおける HIV の有益なレビュー文献．
- Ritter, J., Flower, R., Henderson, G. et al. (2020). Pharmacology. St Louis: Elsevier. 薬理学に関する権威ある教科書．

Part II The Cases

18 卒倒した若年患者

The Young Patient Who Collapses

> 救急要請を受け，蘇生部門に向かった．18歳の女性が自宅で倒れ，救急車で運ばれてきた．彼女の両親の話によると，ランニングをした後に気を失ったとのことである．救急車が自宅に到着するまでに彼女は目を覚ました．救急部門到着後の今も意識状態が変動しており，悪いとGCS 8（E1V2M5），血圧82/43 mmHg，心拍184/分，呼吸数10回/分，室内気で酸素飽和度93％である．心拍出量が低下した様子はない．

図18-1から，診断は？

これはtorsades de pointesなどの多形性心室頻拍を示す心電図リズムの一部である．

不整脈による有害事象は？

英国蘇生協議会（Resuscitation Council UK）によると，以下のとおりである：
- ショック
- 失神
- 心筋虚血
- 心不全

対応は？

患者はtorsades de pointesを発症し，循環動態が不安定である．蘇生協議会（Resuscitation Council）のAdvanced Life Support Guidelines（2021年）に従い，ABDCEアプローチを行う．
- 酸素を投与し，必要に応じて気道を確保する．
- 静脈ルートを確保し，血液検査と血液ガス分析（電解質とブドウ糖に注意）を依頼する．
- 必要十分なモニタリングを行う．
- torsades de pointesの特異的治療としてマグネシウム2gを10分以上かけて投与する．

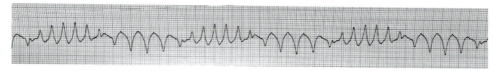

図18-1　心電図リズムの一部

Case 18 卒倒した若年患者

　不整脈治療に成功し，若年女性の Belle は安定して意識を取り戻したため，現状の全身評価を行う．Bell は非常に痩せて見える．無口で，寒くて水が欲しいと言うだけで，最小限のコミュニケーションしかとらない．現在，血圧 90/52 mmHg，心拍 125/分，呼吸数 22 回/分．皮膚の張りがなく，CRT（capillary refill time：毛細血管再充満時間）が 5 秒で，脱水のようにみえる．肺野の聴診で両側肺底部に捻髪音を聴取する．

Belle の不整脈の根本的な原因は？

1. **先天性**—Belle はまだ 18 歳であり，先天性心疾患の初発症状である可能性がある．
- 遺伝性チャネル病—先天性 QT 延長症候群には，Jervell Lange Neilsen（難聴を伴う）や Romano Ward などがある．Brugada 症候群は，若年者の心臓突然死として最初に現れることがあり，発生する不整脈は torsades に似ていることがある．
- 構造的欠陥—後天的な原因よりは可能性は低いが，肥大型閉塞性心筋症（HOCM），弁膜症，中隔欠損症などの未診断の先天異常の可能性がある．

2. **後天性**
- 電解質異常—吸収不良，薬物使用，代謝障害，摂食障害に続発する可能性がある．
- 甲状腺疾患
- 敗血症
- 薬物毒性—処方薬や違法薬物
- 冠動脈疾患—成人における多形性心室頻拍の最も一般的な原因は冠動脈疾患である．心筋梗塞（MI），高血圧，後天性弁膜症は，否定はできないが，この若い患者では可能性が低い．

当面の懸念事項は？

- 心臓の状態—悪性不整脈を呈しており，心不全と一致する徴候がある．
- 栄養の状態

入手したい Belle の重要な病歴は？

　理想的には Belle 本人から病歴を聴取したいが，Belle が意思を伝えようとしないか，伝えることができない場合は，かかりつけ医，家族，友人から補足的に病歴を入手する．
　以前の入院時カルテでは，以下の点を確認する必要がある：
- 心疾患を示唆する症状（失神，眼前暗黒，痙攣発作，動悸など）．
- 胃腸疾患の基礎症状．
- 過去の難聴の病歴．
- QT 延長症候群や心臓突然死の家族歴．
- 精神病歴—摂食障害の可能性を考慮して．
- 薬歴—処方薬，市販薬，違法薬

必要な検査は？

ベッドサイドでの検査
- 12誘導心電図―QTc間隔が延びている証拠を探す．
- 妊娠検査―出産適齢期の若い女性の無月経と失神は，子宮外妊娠破裂の可能性がある．

血液検査
- 動脈血ガス―心不全でガス交換が障害されている可能性がある．脱水，腎障害，肝障害などにより代謝性アシドーシスを発症しているかもしれない．低カリウム血症により代謝性アルカローシスを発症している可能性もある．乳酸，塩基欠損，電解質を評価する．
- 血算―栄養不良は貧血や好中球減少を引き起こす可能性があり，白血球増加は敗血症を示唆するかもしれない．
- 腎／電解質―栄養失調では，ナトリウム，カリウム，カルシウム，リン酸塩，マグネシウム値を測定する必要がある．Belleは脱水状態であるため，尿素とクレアチニンを再評価する．
- 肝機能検査―栄養状態と薬歴の確認が重要である．
- グルコースとケトン体
- 甲状腺機能検査―甲状腺疾患は不整脈や体重の変化を引き起こす可能性がある．また，飢餓のために甲状腺機能低下症が発症することもある．

画像検査
- 胸部X線
- 心臓超音波

Belleの両親によると，Belleは2か月前に大学を中退し，引きこもり，拒食となり，過度な運動をしているという．両親は手助けをしようとしたが，Belleはそれを拒否した．心疾患の家族歴はない．Belleはいつも健康で（ダンスに熱心で），薬物やアルコールは摂取していなようである．両親いわく，Belleの中学校の看護師から，カウンセリングのために誰かに診てもらうよう勧められたとのことだが，Belleは一度も精神科医の診察を受けてはいない．

動脈血ガス分析（鼻カニューレから3 L/分の酸素を投与）では，pH 7.30, PaO_2 8.1 kPa (60.75 mmHg), $PaCO_2$ 3.2 kPa (24 mmHg), 塩基余剰 − 6.7 mmol/L, Na 134 mmol/L, K 2.3 mmol/L, HCO_3 17 mmol/L, Cl 101 mmol/L, 乳酸 3.4 mmol/L である．尿検査は潜血陽性，ケトン体強陽性．

初回の血液検査では，Hb 114 g/L (11.4 g/dL), WBC 3.9×10^9/L (3,900/μL), 血小板 117×10^9/L (11.7×10^4/μL), 尿素 8 mmol/L (21.3 mg/dL), クレアチニン 125 μmol/L (1.4 mg/dL), マグネシウム 0.5 mmol/L, リン酸塩 0.3 mmol/L, Ca 0.98 mmol/L, ALP 93 U/L, ビリルビン 6 μmol/L (0.35 mg/dL)．血中ケトン体高値．CRPの結果は保留中である．心電図はQTc間隔が延長している．

ベッドサイドでの心臓超音波検査では，左心室は小さく過収縮しており，肥大している．重大な弁逆流病変はない．肺超音波検査では，両側B-lineが全体的に多数みられる．

Belle のアニオンギャップは？

$$アニオンギャップ = (Na^+ + K^+) - (Cl^- + HCO_3^-)$$

Belle のアニオンギャップは（134 + 2.3）−（101 + 17）= 18.3 mmol/L となる．通常のアニオンギャップは 4〜12 mmol/L である．アニオンギャップの上昇は，未測定のアニオンの存在を示唆している．K^+（Case 4 参照）を省略しても，アニオンギャップは正常値を上回っていることに注意する．

Belle のアニオンギャップ上昇の原因として最も考えられるものは？

覚えておくべき主な原因は，乳酸，ケトン体，毒素，腎不全である（Case 4 参照）．

Belle の場合，薬物過剰摂取の可能性があるので，血液検査と毒物検査にパラセタモールとサリチル酸の血中濃度を追加するのがよいだろう．

Belle のアニオンギャップの上昇は，ケトーシスによる可能性が高い．

摂食障害の患者は，様々なパターンの酸塩基平衡異常を呈することがある．代謝性アルカローシスは，嘔吐や利尿薬の誤用に続発することが多い．アシドーシスは，下剤の誤用後に生じることがある．Belle の症例は，循環の不安定性と腎機能障害を呈しており，より複雑である．

Belle の臨床上の主な懸念事項と管理場所は？

- 重度の電解質障害
- 心不全とそれに伴う肺水腫に一致する臨床像と超音波所見
- 心電図上の QTc 間隔の延長
- 脱水と腎障害（体重が極端に少ない患者では，わずかな値の上昇でも重大な腎障害を示唆する可能性がある）．
- 飢餓性ケトーシスの可能性
- 低 BMI（body mass index）と精神障害の可能性

Belle は，慎重にモニタリングと管理ができる高度な設備をもつ病棟に入院させるべきである．

Belle のケアに関与すべき他の医療専門家は？

- 循環器内科専門医
- 栄養士
- 精神科医
- 総合内科医
- クリティカルケアにかかわる多職種チーム全員

リエゾンの精神科医に Belle の緊急診察を依頼した．蘇生部門での詳細な診察の結果，神経性食思不振症やそれに過食症を伴うものであると診断した．Belle は今回薬物過剰摂取はしていないが，もし今 Belle が帰宅すると，自傷行為の危険があると精神科医は考えている．

拒食症とは？

　拒食症とは食思不振を意味し，器質的疾患（癌など）や心理的問題（うつ病など）でみられる．
　神経性食思不振症は，ICD-11（疾病および関連保健問題の国際統計分類第 11 版）と DSM-5（精神障害の診断と統計マニュアル）に基づく特定の精神医学的診断である．徴候や症状には，体型や体重に対する歪んだ認識，食事や摂取カロリーのコントロールに関する行動上の問題，その他の心理的・身体的問題，特に低 BMI が含まれる．
　診断は以下のとおりである（ICD-11 による）：
1. BMI < 18.5 kg/m^2，または 6 か月で総体重の 20％以上の急激な体重減少．
2. 摂取カロリーの制限と体重増加に対する極度の恐怖は，以下の行動を伴うことが多い：
   - 下痢
   - 嘔吐
   - 過度の運動
   - 食欲抑制薬，利尿薬，下剤の使用．
3. 歪んだ身体イメージや体重や体型に対する過度な先入観．
   成人では，無月経や性欲減退がみられる．

食思不振と飢餓の心血管系合併症は？

- 徐脈と QTc 間隔の延長．
- 頻脈につながる重度の自律神経機能障害．
- 重度の脱水に続発する起立性低血圧．
- 座位でも低血圧．
- 慢性状態に適応した迷走神経亢進．
- 心拍出量の全体的な減少につながる心筋の経時的な減少（左室質量で最大 50％の減少）．
- 僧帽弁逸脱，心嚢液貯留，心筋症が報告されている．

　食思不振や飢餓における心不全の正確な病態生理学は明確には解明されていない．積極的な脱水の是正には心不全のリスクがある．

Belle に所見を説明する．非常に具合が悪いので，継続的な管理のために重症治療室に移動したい旨を伝えるが，Belle はそれを拒否した．

対応は？

難しい状況である．集中治療室への入室をすすめるかどうかは，Belle に意思能力があるかどうかによって決まる（Case 19 参照）．Belle を説得して入院させることが理想的な選択肢である．Belle は生命を脅かす不整脈の治療を受けたばかりで，いつ再発してもおかしくない．飢餓性ケトーシスに続発する代謝性アシドーシスと，栄養失調による重度の電解質異常をきたしている．さらに精神科医は，帰宅を許可した場合，Belle 自身が危険にさらされると考えている．

栄養失調と不安定な臨床状態を考慮すると，Belle にはこの決定を下す能力がない可能性が高い．生命を脅かす医学的問題（栄養失調の治療を含む）を治療するためには，2005 年精神能力法で概説された最善の利益の原則と DoLS（Deprivation of Liberty Safeguards：自由剥奪セーフガード）が必要になる可能性がある．2007 年精神衛生法（England）第 2 条を用いた強制治療命令では，最長 28 日間の評価と治療が可能である（法律は英国内や世界各地で異なる）．患者の意思に反して治療を行うべきかどうか，病院の法務チームとの相談を検討する．

Belle は，何か月も何年も内科的・精神科的サポートを必要とする可能性が高いので，あらゆる機会で治療に参加するよう勧めなければならない．

食思不振の重症患者を管理するためのガイドラインは？

MEED（Medical Emergencies in Eating Disorders：摂食障害における内科緊急疾患）が 2022 年に出版された．この文書は，MARSIPAN（Management of Really Sick Patients with Anorexia Nervosa：神経性食思不振患者の身体疾患管理）と 18 歳未満のためのジュニア MARSIPAN に代わるものである．この文書には，栄養学的，精神医学的，医学的管理に関する助言が含まれている．また，「信号機（traffic lights）」システムを用いたリスク評価の枠組みを提供している．

NICE はまた，摂食障害患者の管理に関するガイドライン（NG69，2020 年更新）も発表している．

> 幸いなことに，両親との話し合いの結果，Belle は HDU（high density unit）〔訳者注：本邦における HCU（high care unit）に相当〕への入院に同意した．侵襲的モニタリング，経鼻胃管，尿道カテーテルの挿入を行った．体重は 41 kg，身長は 178 cm である．

Belle の BMI は？

BMI（kg/m^2）は，人が「健康的な体重」であるかどうかを測定するための大まかな目安として使用される．

$$BMI = \{体重（kg）\} / \{身長（m）\}^2$$

一般的な成人に対する NHS の推奨範囲は 18.5〜24.9 kg/m^2 である．

BMI 計算に対する批判として，体脂肪率や筋肉量を反映していないという事実がある．浮腫や体液過多があると，BMI が誤って高く記録される．推奨される健康的な範囲は，糖尿病のリスクに関する人種のばらつきや患者の真の栄養状態を考慮していない．しかし，BMI は，患者が低体重か過体重かを判断

する簡単な目安として有用である．
　Belle の計算：

$$41/1.78^2 = 12.9$$

　この身長の 18 歳女性の健康的な体重範囲は 58.6〜78.9 kg である．
　MEED によると，18 歳以上で BMI＜13 の患者は生命に対する差し迫ったリスクが高い（BMI＞15 はリスクが低い）．

神経性食思不振症患者のリスク分類に対する，他の特徴は？

身体所見
- 筋力の低下
- 立ち座りテスト（sit up squat stand test）のスコアが低い（2 点以下）
- 起立性低血圧
- 低体温（＜35 ℃）

血液検査
- 低ナトリウム血症（＜130 mmol/L）
- 低カリウム血症（＜3.0 mmol/L）
- トランスアミナーゼ上昇
- 低血糖〔＜3 mmol/L（54 mg/dL）〕
- 尿素やクレアチニンの標準範囲外への上昇

心電図
- 徐脈（＜40/分）
- QTc 間隔の延長（＜450 ミリ秒）
- 非特異的 T 波変化
- 低カリウム血症の徴候

飢餓のステージとは？

　飢餓は，脳で使用できるブドウ糖を保存するために人体が最終的に代謝低下状態になる適応的な状態である（表 18-1）．脳はケトン体をエネルギー源として利用できることは注目に値する．

すぐに十分な経鼻胃管栄養を開始する？

　答えは No である．病歴と身体所見から，Belle は飢餓状態が疑われる．致命的な refeeding syndrome を引き起こさないように注意が必要である．
　Belle の基礎代謝量はおそらく最大 25％減少しており，身体は炭水化物ではなく脂肪と蛋白質をエネルギーとして利用するように適応している．Belle の脳は，その主なエネルギー源としてケトン体を使用するように切り替わっているだろう．

表 18-1　飢餓のステージ

フェーズ	コメント
フェーズ 1 （6 時間まで）	カテコラミンとコルチゾールの増加 インスリンの減少 肝グリコーゲン分解と糖新生 血糖値は維持される
フェーズ 2 （6〜72 時間，数週間の場合もある）	グリコーゲン貯蔵が枯渇すると，体蛋白質からのグルタミンとアラニン，乳酸を用いて糖新生を続ける． グルタミンはほぼ腸内蛋白質含有量に由来する． 脂肪分解によりグリセロールが放出され，その炭素は筋肉蛋白質の加水分解で得られる炭素とともに新たなグルコース合成に使用できる． 骨格筋における蛋白質分解によりアミノ酸が放出される．
フェーズ 3 （72 時間〜2 週間）	3 日目までにケトン体の肝合成が増加し，体蛋白質の損失を最小限に抑えようとする． 身体は蛋白質を節約しようとするが，長期絶食により，骨格筋からのアミノ酸が糖新生に使われる． 脳は遊離脂肪酸（アセト酢酸と β-ヒドロキシ酪酸）から代謝されたケトン体を使用する．飢餓状態から 4 日目までに，脳のエネルギーの 70％がケトン体から得られる． 心筋はケトン体を燃料源とすることができる． 敗血症の場合，ケトン体生成が障害され，蛋白質が動員されて放出した特定のアミノ酸が糖新生に利用されるため，最初の 1 週間で除脂肪体重が大幅に減少することに注意する．
フェーズ 4 （2 週間以降）	脂肪貯蔵が枯渇する． 蛋白質分解が唯一のエネルギー生成手段となる． 除脂肪体重と臓器組織の減少により，安静時エネルギー消費量が減少する． 最終的には，慢性的に基礎代謝量（BMR：basal metabolic rate）が減少し，体重が減少する．

Refeeding syndrome とは？

長期の飢餓状態が続くと，細胞全体の質量が減少し，細胞内のミネラル含有量も減少する（血清値は維持されている可能性がある）．糖質が突然再投入されると，高血糖によりインスリン濃度が上昇して，グルカゴン濃度が低下する．これにより，蛋白質，脂肪，グリコーゲンの合成を刺激される．これらの合成プロセスは，血漿貯蔵量がわずかしかない Belle の細胞内イオン（カリウム，リン酸，マグネシウム）を消費するだろう．炭水化物の供給は，代謝に関与するビタミン B 群，特にチアミンに対する特定の需要を生む．

Refeeding syndrome は，大量の体液シフトとミネラル欠乏，特に低リン血症を引き起こす．その他の臨床的特徴としては，低カリウム血症，低マグネシウム血症，高血糖，不整脈，肺水腫，心不全などがある．

Refeeding syndrome の高リスク患者は？

リスクのある患者を特定するための NICE ガイダンスが 2006 年に発表された（CG32）．Refeeding syndrome は，以下の因子を 1 つ以上持っている患者はリスクがあると考えるべきである：

■BMI＜16 kg/m^2

- 過去3～6か月間に意図しない15%を超える体重減少
- 最小限のみの栄養摂取が10日間を超える
- 栄養開始前のカリウム，リン酸，マグネシウムの値が低い

または以下のうち2つ以上：
- BMI＜18.5 kg/m²
- 過去3～6か月間に意図的しない10%超える体重減少
- 最小限のみの栄養摂取が5日間を超える
- アルコールや薬物の誤用／乱用歴

　BelleのBMIは16 kg/m² 未満であり，最初の基準を満たしている．追加の病歴から，おそらく10日以上最小限の栄養摂取しかしていない．すでにカリウム，マグネシウム，リン酸が低い．
　Refeeding syndromeのリスクを評価すべき他の患者群には，以下のようなものがある：
- 癌患者
- 炎症性腸疾患，膵炎，短腸症候群などの吸収不良や消化不良のある患者．このような患者では，栄養が吸収されなければ，食事の提供によってrefeedingのリスクが高まることはないことに注意する．成分栄養剤による経胃栄養や静脈栄養など，栄養士とともに栄養投与に関して検討する．
- 虚弱（フレイル）患者
- コントロールされていない糖尿病
- 術後患者，特に腸の手術を受けている患者や頭頸部癌などの摂食能力が低下する疾患の手術を受けている患者
- 慢性アルコール中毒
- 病的肥満患者
- 電解質損失が増加している患者―ループ利尿薬によるカリウムとマグネシウムの損失，回腸人工肛門からの排泄増加によるマグネシウムの損失
- 経腸栄養や静脈栄養を開始し，体重の大幅な減少が確認された患者

Refeeding syndromeを避けるための管理は？

　この戦略は，NICEのガイダンスに基づき，栄養士のアドバイスを受けながら行うのがベストである．
- Belleがリスクのある状態であることを確認する．
- カリウム，カルシウム，リン酸塩，マグネシウムをチェックする．
- NICEのガイダンスに従って，栄養開始前にチアミン200～300 mg，高力価ビタミンB錠を1日3回，微量元素サプリメントを1日1回経口投与する．低体重に合わせて通常の投与量を調整する必要があるかどうかについては，ICU薬剤師に確認する．
- 栄養は少量から開始し，その後1週間かけて徐々に増量する．
- 体液バランスと体液過多の身体症状を注意深く観察しながら，電解質補充とともに慎重に水分補給を行う．
- 最初の2週間は，栄養摂取量を増やしながら，電解質を注意深く観察し，必要に応じて補充する．
- 経口／経腸栄養によるリン酸やマグネシウム値の補正に失敗した場合は，ビタミンDとPTHの状態を測定する．ビタミンDの欠乏は，カルシウム，リン酸，マグネシウムの取り込みを損なう可能性がある．ビタミンD濃度が低い場合は，過剰なビタミンDを貯蔵する脂肪組織や肝臓の量が不足しているため，ビタミンD過剰症にならないように慎重に補給する．

Belle の栄養補給に静脈栄養を使用するか？

Belle の場合には腸管不全の所見がないため静脈栄養の適応はないが，食物と糖新生のためのグルタミンの供給がないため腸管の形態は適応しているだろう．静脈栄養には二次的な合併症が複数あるため，可能な限り経腸栄養を選択し，静脈栄養を避けるべきである．

静脈栄養に伴うリスクは？

■静脈内カテーテルの挿入や留置に伴うリスク
- 感染症
- 血管損傷
- 空気塞栓
- 出血
- 血管外漏出
- 血栓症

■TPN（完全静脈栄養）に伴うリスク
- 電解質異常
- 高／低血糖
- 微量栄養素の欠乏
- 肝機能障害／高アンモニア血症
- 体液量過多
- 胆嚢炎
- 長期使用による代謝性骨疾患

> ICU 栄養士に Belle の栄養計画を立てるよう依頼する．

Belle の 1 日の必要栄養量は？

患者の必要栄養量の計算には様々な方法がある．

Harris-Benedict 式は，身長，体重，性別，年齢，一般的な活動レベルを使用して BMR を計算し，健康な人に適用するのが最も適している．BMR は発熱時（37℃を超えると 1℃につき 10％増加），熱傷，敗血症，手術の際に程度は異なるが増加する．

今回の症例では，Belle は慢性的な栄養失調があり，必要栄養量の評価は非常に困難であり，経験豊富な栄養士との緊密な連携が必要である．

栄養は多量栄養素と微量栄養素を提供し，以下は確立された経腸栄養のおおよその推定値だが，各個人にあわせて計算／調整する．

現在の経腸栄養剤は，ビタミン，ミネラル，微量元素が十分に含まれている．最初の 1～2 週間で体重が安定したら，体重増加の目標は 1 週間に 0.5～1.0 kg である．これは，経腸栄養量を徐々に増やすことで達成される．高リスク BMI の患者の場合，体重増加が一定になるまでに，実体重で 50～90

表 18-2　成人の必要栄養量

エネルギー	25〜35 kcal/kg/日は，健康な成人の通常のおおよその必要量である．絶対的な推奨はない． 若年成人の場合は，20 kcal/kg/日がよい開始点である． 0.5〜1.0 kg/週の体重増加が達成されるまで，摂取量を 200 kcal/日増やす． 低リン血症が発生した場合は，栄養をさらに増量する前に低リン血症を補正する必要がある．
蛋白	1.5 g/kg/日
脂肪	1 日のカロリー摂取量の約 1/3 は脂肪から摂取する必要がある．標準的な経腸栄養剤は，約 55％が炭水化物で 35％が脂肪である．
炭水化物	2〜7 g/kg/日（健康状態や活動量による）
水分	25〜35 mL/kg/日
ナトリウム	0.9〜1.2 mmol/kg/日
カリウム	1〜2 mmol/kg/日
カルシウム	0.25 mmol/kg/日
リン酸塩	0.3〜0.6 mmol/kg/日
マグネシウム	0.2〜0.4 mmol/kg/日
その他の添加剤	亜鉛，銅，鉄，クロム，マンガン，セレン，モリブデン．ビタミン A，B，C，D，E，K，葉酸，ナイアシンなどの補給も必要な場合がある．

kcal/kg/日を必要とすることもめずらしくない（表 18-2）．

> Belle に紅斑性発疹があることに気づいた．栄養士は，亜鉛欠乏による可能性を示唆している．

　亜鉛欠乏は，腸性先端皮膚炎に典型的な皮疹として発症することがある．水分補給と栄養補給が確立したら，経験的亜鉛補充を 3 日間検討する．亜鉛過剰摂取によって，鉄，カルシウム，マグネシウムの腸への取り込みを競合的に阻害することに注意する．

重度の栄養不良による心臓以外の合併症は？

- 貧血は一般的であり，鉄欠乏とビタミン B12／葉酸欠乏に関連している．
- 免疫抑制
- 下肢や腹部の浮腫
- 皮膚のかさつき
- 無関心
- 気だるさ

■ 最終的には，マラスムス（乳幼児に多い）（訳者注：エネルギーの欠乏が主体となって起こる栄養障害で，同時に蛋白質摂取量も減少している）やクワシオルコル（小児に多い）（訳者注：蛋白質の欠乏が主体となって起こる栄養障害でエネルギー摂取量は比較的保たれる）が発症することもある．

> Belle は ICU に 13 日間入院し，電解質異常は改善して，経腸栄養を確立することに成功した．心臓の状態も安定しており，現状であれば一般病棟への退室は安全である．

Belle に起こりうる転帰は？

食思不振の死亡リスクは約 6％である．適切な治療とフォローアップがあれば，Belle は完治する 50％に入ることができる．約 20％は生涯で再発を繰り返す．Belle は，精神医学的，栄養学的サポートによる長期的なフォローアップを必要とする可能性が高い．

もっと学びたい人へ

・Royal Colleges of Psychiatrists (2022). College Report CR233. 神経性食思不振の管理に興味のある人には必読である，MEED ガイダンス．
・Steinhauser, M., Olenchock, B., O'Keefe, J. et al. (2018). The circulating metabolome of human starvation. JCI Insight 3 (16): e121434. 飢餓の代謝効果に関する興味深い研究論文．

Part II　The Cases

19　薬物過剰摂取の患者

The Patient Who has Taken an Overdose

> 内科医から 21 歳の学生である Sarah に関しての連絡を受けた．Sarah は嘔吐しているのを同居人により発見され，救急車で病院に運ばれた．Sarah の周りには，パラセタモール，アスピリン，ゾピクロン，アミトリプチリン，プロプラノロールの空包があった．同居人はまた，空のワインボトル 2 本を発見した．Sarah はうつ病や不安神経症など，精神衛生上の問題を抱えていることが知られている．夕方にボーイフレンドと大声で言い争い，数日前にも同じようなことがあった．GCS は 11（E3V3M5）．混乱／興奮し，手に負えない状態で，胆汁と血液の混じった液体を吐いている．

気道に関する懸念事項は？

　Sarah は生命を脅かす可能性のある複数の薬剤を意図的に過剰摂取したようである．どれだけの量を，どれくらい前に摂取したかはまだわからない．意識レベルは，気道保護のために挿管が必要なほど低くはないが，闘争的であり，管理が難しい．加えて，GCS の低下と頻繁な嘔吐が相まって，誤嚥のリスクが高まっており，評価と治療が必要である．状況をコントロールし，安全な状態にするために，鎮静薬と挿管が必要かもしれない．

この女性を救命することは，医学的・法的・倫理的にどのような意味を持つか？

　ほとんどの場合，このような患者が病院に到着した時点では情報が不足しており，薬物過剰摂取によって意識レベルや明晰さも損なわれている．たいていは，救命のために治療するのが当然であり，この行動は一般的には適切なものである．

　まれに，介入する前に病院の法務チームに相談し，助言を得る必要があるかもしれない．2007 年，英国で 26 歳の女性が凍結防止剤の摂取により死亡した．彼女は，自分の行動の結果を理解し，蘇生を試みず，安寧につながる処置のみを希望することを明記した手紙を携えて病院に到着した．意識ははっきりしており，意思能力はあると判断された．救急部門で彼女を担当した医師達は，彼女がこの「リビング・ウィル」あるいは「事前意思決定」を有していたため，治療を行わなかった．2009 年の検視では，検視官は医師たちの決定を支持した．このケースの倫理的意味合いについては，現在も議論が続いている．

　医師は以下の原則に従う：
- 自律性
- 非有害性
- 慈善
- 正義

意識が低下している患者には意思決定能力がない．多くの場合，急性期の現場で自殺志願書の真偽を確認することは困難である．一連の出来事や患者の意思能力が疑わしい場合，医師は命を救うために治療を行う．疑念があり，時間が許せば，病院の法律顧問に相談すべきである．

今回の症例では，Sarah は事前意思決定を有していない．薬物過剰摂取時，アルコールで酩酊し，その影響で体調を崩していた可能性がある．未知の要素が多く，救命処置が最優先される．

意識決定能力とは？

意思決定能力とは，十分な情報に基づいた意思決定を行う能力に関する法律用語である．2005 年英国精神能力法（Mental Capacity Act 2005）では，以下のように規定されている：
■以下ができない場合，その人は自分で意思決定することができない：
- 意思決定に関連する情報を理解する．
- その情報を保持する．
- 意思決定の過程で，その情報の利用や検討すること，または，
- 自分の意思決定を伝える（会話，手話，その他手段を問わない）．

精神能力法の原則は以下のとおりである：
■能力がないことが証明されない限り，その人は能力があるとみなされなければならない．
■意思決定をできるようにするためのすべての実行可能な措置が講じられたにもかかわらず，それが成功しなかった場合を除き，その人は意思決定ができないものとして扱われない．
■単に賢明でない決定を行ったからといって，その人は意思決定ができないものとして扱われない．
■意思決定能力を欠く人のために，またはその人のためにこの法律に基づいてなされる行為や決定は，その人の最善の利益のためになされなければならない．
■行為や決定がなされる前に，それを必要とする目的が，本人の権利と行動の自由をより制限しない方法で，同じように効果的に達成できるかどうかを考慮しなければならない．

Sarah を評価している間，GCS は 7（E1V2M4）に低下し，呼吸数は 30 回/分から 8 回/分に低下した．

Sarah の GCS 低下の原因は？

■中毒—病歴から，アルコール，三環系抗うつ薬（TCA）であるアミトリプチリン，ゾピクロン（GABA 受容体を介して作用し，ベンゾジアゼピンと同様の薬理学的特徴を持つシクロピロロン）など，鎮静能力を持つ複数の薬剤の過剰摂取が示唆される．さらに，Sarah は他の中枢神経抑制薬を入手していた可能性もある．特にパラセタモールは急性肝不全の悪化がより長期に及ぶため，時間差による過剰摂取の証拠があるかどうかを確認することが重要である．
■低血糖—血糖値を忘れてはならない！　過剰に摂取された多くの物質が低血糖を引き起こす可能性がある．Sarah の既往歴は不明である．アルコール過剰，肝障害，糖尿病の既往があるかもしれない．
■心拍出量減少—β遮断薬は心拍数と血圧を低下させる．過剰摂取では，心拍出量減少，末梢臓器灌流

（脳を含む）減少，さらには循環破綻につながる可能性がある．
- 腎不全―薬物過剰摂取では多くの物質が腎障害を引き起こし，その結果，血液中に尿素が蓄積する可能性がある．尿毒症性脳症は急性／慢性の腎不全で発症し，振戦，せん妄，痙攣，昏睡として現れることがある．アシデミアが関与することもある．
- 高アンモニア血症―アンモニアは腸管由来の神経毒であり，過剰生産や肝不全のような代謝低下によって二次的に蓄積する．Sarah が摂取したと思われる物質のうち，パラセタモールの過剰摂取は肝臓への毒性で有名である．
- 頭蓋内疾患―特に最近口論があったことや，酩酊状態で転倒する危険性があったことを考えると，突発性や外傷性の脳損傷を否定する十分な証拠はまだない．頭部外傷の徴候がないか調べるが，あざが髪の下に隠れていることがあるので注意する．
- 髄膜炎や脳炎―中枢神経系感染症は，薬物過剰摂取の疑いが強い病歴を考慮すると，鑑別診断リストのなかでは可能性は低いが，除外されていない．敗血症の徴候を探す．
- 呼吸抑制や痙攣発作後状態―動脈血ガス分析の結果が得られていない．痙攣発作を起こし，一過性の意識低下状態にあるのかもしれない．

現時点での管理プランは？

緊急管理
- Advanced Life Support に則った ABCDE アプローチ―状況が変わったため，Sarah を再評価し，同時に問題に対処する．酸素投与を行い，必要であれば助けを呼ぶ．
- 静脈ルートと気道を確保する―意識レベルが十分に低下しているため，自分で気道を守ることができない．嘔吐しており，すでに誤嚥している可能性がある．アルコールが胃に充満している可能性があり，改良された rapid-sequence intubation が必要である（Introduction の Section 2 を参照）．
- TOXBASE に相談する―これは England 公衆衛生局が委託している全国的な毒物情報サービスである．薬物曝露の診断と管理に関する情報を必要とする臨床医にとって貴重な情報源である（Case 6 参照）．
- ナロキソンの投与を検討する―オピオイドを摂取した可能性がある場合，この拮抗薬を使用することができる．通常，反応を評価するために試験用量で投与する．薬物の半減期が短いため，継続的な管理には点滴が必要である．ナロキソンは痙攣発作の閾値を下げる可能性があるため，慎重に使用する．気管挿管を容易にするために筋弛緩薬を直近で使用している場合は，投与のタイミングを慎重に決定する．
- パラセタモール過剰摂取の可能性を考慮し，N-アセチルシステイン（NAC）の投与を開始する．

モニタリング
- 基本的モニタリング―ECG，パルスオキシメトリー，心拍数，呼気終末 CO_2 モニタリング，非侵襲的血圧測定
- 動脈内血圧モニタリングの確立
- 尿量

ベッドサイド検査
- 迅速血糖検査
- ガス交換（人工呼吸器の設定に役立つ），酸塩基平衡異常，乳酸塩，アニオンギャップの計算のための動脈血ガス検体（Case 4 参照）．
- 12 誘導心電図―アミトリプチリンはムスカリン遮断により二次的に洞性頻脈を起こすことがある．

広い QRS（心室間伝導遅延）と右軸偏位は，ナトリウムチャネル遮断による可能性がある．
■尿による妊娠検査

血液検査
■血算，肝機能検査，凝固，フィブリノゲン，腎機能，電解質
■パラセタモール，サリチル酸塩，アルコールの血中濃度を依頼する
■尿中毒物スクリーニング検査
■感染要素があるかどうかまだわからないので，血液培養
■アンモニア値
■CRP

画像
■胸部 X 線―気管チューブの位置を確認する．また敗血症スクリーニングの一部でもある．
■頭部 CT―意識低下の原因として頭蓋内の異常を除外する．

Sarah を集中治療室に移し，継続的な管理を行う
■NG チューブと尿道カテーテルを挿入する．
■近親者に連絡する．
■過去の医療記録（病院，精神科，開業医）を入手する―これは Sarah の継続的なケアとサポートの必要性を計画する上で不可欠である．かなりの自傷歴があると，移植が必要な場合，その適応に影響する可能性がある．

> 無事気道確保し，集中治療室に搬送した．動脈カテーテルと中心静脈カテーテル，VasCath™（透析用血管内留置カテーテル）を留置した．検査室から電話があり，パラセタモール血中濃度は 260 mg/L，サリチル酸血中濃度は 34 mg/dL とのこと．アルコール血中濃度はまだ結果待ちである．INR は 1.8．残りの血液検査も結果待ちである．

パラセタモール過剰摂取の病態生理は？

パラセタモールは通常肝臓でグルクロン酸化（約 70％）と硫酸化（約 30％）によって代謝される．少量は未変化のまま腎排泄される．これらの経路が飽和すると，パラセタモールは第 1 段階の生体内変換で，CYP450（主に 2E1）によって細胞毒性を持つ NAPQI に代謝される．第 2 段階では，NAPQI はグルタチオンと反応して不活性代謝物を形成する．過剰摂取では，この酸化経路の過負荷によってグルタチオンの貯蔵量が枯渇し，NAPQI はスルフヒドリル基と共有結合して肝細胞死を引き起こす（図 19-1）．

パラセタモールによる肝毒性のステージは？
■ステージ 1：0〜24 時間，全身倦怠感，腹痛
■ステージ 2：24〜72 時間，AST と ALT が上昇し始める，右上腹部痛
■ステージ 3：72〜96 時間，黄疸・凝固障害・脳症・乳酸アシドーシスを伴う肝不全
■ステージ 4：96 時間を超える，肝毒性の消失または多臓器不全・死亡

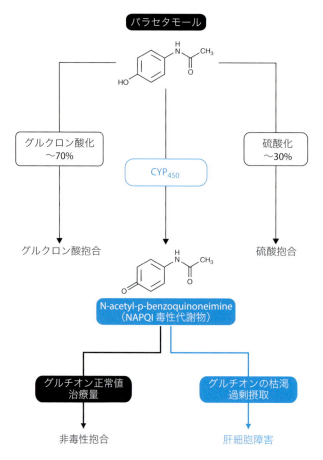

図 19-1 パラセタモールの肝代謝
中毒量／治療量のパラセタモール投与後の主な肝代謝経路．
出典：Theophilus Samuels．

パラセタモール中毒とそれに伴う急性肝不全に対する治療法は？

重大なパラセタモール過剰摂取の初期管理

- NAC は摂取後いつでも投与できる．NAC を経腸投与する場合，活性炭によってその効果は減少する．パラセタモール過剰摂取治療グラフ（BNF：British National Formulary に掲載）は，NAC による治療の指針として用いられる．摂取後 4 時間以降に測定したパラセタモール血中濃度をグラフにプロットする．この値が肝毒性のライン以下であれば，治療を中止することができる．しかし，過剰摂取が時間をずらして行われた場合や過剰摂取の時間が不明な場合には，このグラフの適用が難しいことに注意すべきである．通常であれば，NAC で先行的に治療を行う．
- 患者の状態が安定しており，パラセタモール過剰摂取後 4 時間以内に来院した場合，50 g の活性炭を経口投与することで吸収を抑えることができる．しかし，臨床では，過剰摂取のタイミングが不明であったり，過剰摂取のタイミングがずらされていたり，発症が遅れていることが多いため，現在ではほとんど使用されていない．
- MARS®（molecular adsorbent recirculating system：分子吸着再循環システム）は血液中のアルブミンと結合した毒素を選択的に除去することができ，移植への橋渡しとして使用されてきた．高価な治療法であり，利用できるのは専門施設に限られている．有益性を証明する質の高いエビデンスは不足

しており，その有効性はまだ調査中である．

その後の肝障害に起因する凝固障害

- 凝固異常の是正は，活動性出血がある場合にのみ適応となる．
- トロンボエラストグラフィやそれと同様の方法は，凝固障害と輸血の必要性を評価・管理するための有用な指針である．

肝性脳症の管理

　肝性脳症の主な懸念は，最大 1/3 の症例で，アンモニアに続発する脳浮腫が頭蓋内圧（ICP）の上昇を引き起こすことである．神経保護を確実にするために，施設のプロトコルに従う．
- 十分な鎮静を保つ．
- 頸部を正中位にし，頸静脈の排出を妨げるような圧迫を避け，20～30 度の頭部挙上を維持する．
- 神経学的観察による頻繁なモニタリング．
- 凝固，pH，乳酸，血糖〔目標 5～10 mmol/L（90～180 mg/dL）〕，AST，腎機能，リン酸，カリウム，アンモニアを評価するための採血．
- 中心静脈血酸素飽和度，動脈／静脈血酸素飽和度，頸静脈血酸素飽和度（目標 65～70 %）を使用して，脳酸素供給と取り込みを評価する．
- 吸引による刺激を最小限にする．
- $PaCO_2$ 4.5～5.0 kPa（33.75～37.5 mmHg），PaO_2 > 13kPa（97.5 mmHg），酸素飽和度 > 94 %，1 回換気量 4～6 mL/kg 理想体重（IBW）を目標とする．
- 脳灌流圧は 55～70mmHg を目標とする（Case 15 参照）．
- ナトリウム 145～150 mmol/L を目標とする．

脳症に考慮すべき薬物治療

- 非吸収性二糖類であるラクツロースは腸管内腔を酸性化し，アンモニアから吸収されにくいアンモニウムへの変換を促進する．アンモニアが排泄され，血漿中のアンモニアは減少する．さらに，酸性環境は腸内のアンモニア産生菌を抑制する．
- リファキシミンは，消化管内のウレアーゼ産生菌叢を減少させることによって，肝性脳症を予防するために使用される．正常な生理状態では，腸内細菌叢によって生成されたアンモニアは門脈を介して全身循環に入り，肝臓で代謝される．しかし，肝不全では，肝代謝の低下と門脈シャントの組み合わせにより，血液が肝臓を迂回したり，代謝されずに肝臓を通過し，血清アンモニア濃度の上昇と肝性脳症を引き起こす．ラクツロース療法にリファキシミンを追加すると，肝性脳症の再発や入院が有意に減少する可能性がある．
- ネオマイシンはアンモニア産生菌を減少させる．通常，ラクツロース開始後に投与される．
- チームの経験豊富なメンバーとの話し合いで，マンニトールや高張食塩液を ICP モニタリングとともに使用することができる．
- L-オルニチン L-アスパラギン酸（LOLA）

一般的な ICU ケア

- 輸液蘇生
- 腎代替療法が必要な場合もある．アンモニア濃度が極めて高い場合は，最大 90 mL/kg/時までの透析量が可能である．
- 胃潰瘍予防
- 栄養補給が継続されていることを確認する．
- 予防抗菌薬
- 高用量血漿交換は急性肝不全の転帰を改善することが示されている．
- 最終的には肝移植が必要になることもある．

LOLA の作用は？

LOLA は尿素サイクルを刺激することによって肝性脳症を治療する．両方ともグルタミン酸の基質であり，アンモニアと反応してグルタミンを形成し，それによってアンモニア濃度を低下させる．

NAC の作用は？

NAC はグルタチオンの前駆体である．グルタチオンの貯蔵量を補充することにより，NAC は肝毒性 NAPQI を減少させる．さらに，NAC はグルクロン酸と硫酸化経路の飽和を低下させ，酸素供給を促進し，肝微小循環を改善する可能性がある．

パラセタモール過剰摂取において毒性の可能性を高めるリスク因子は？

- 既存の肝障害
- 栄養失調，食欲不振，HIV，慢性アルコール過剰など，グルタチオンの貯蔵量が減少している状態
- 経口避妊薬，フェニトイン，リファンピシン，カルバマゼピンなどの特定の薬物使用による酵素誘導状態
- 時間差での過剰摂取

肝移植施設への紹介基準は？

King's College Criteria（KCC）は 1989 年に O'Grady らによって発表された．この基準は，肝移植の必要性を早期に予測するものとして，国際的に広く使用されている．2003 年の Bailey らのメタ解析によると，パラセタモール中毒において，KCC を用いた死亡率予測は特異度 90％以上，感度 69％であった．

パラセタモール中毒の場合

- 動脈 pH＜7.30

    または，24 時間以内に以下の 3 つすべてを満たす：
- INR＞6.5 またはプロトロンビン時間（PT）＞100 秒
- クレアチニン＞300 μmol/L または 3.4 mg/dL
- grade III〜IV の肝性脳症

修正 KCC には以下が含まれる：
- 輸液蘇生後の動脈乳酸＞3.5 mmol/L
- pH＜7.30 または入院後 12 時間の輸液蘇生後の乳酸値＞3.5 mmol/L

非パラセタモール中毒の場合
- INR＞6.5 または PT＞100 秒

 または以下の 5 つのうち 3 つ：
- 年齢 10 歳未満または 40 歳以上
- ビリルビン＞300 μmol/L または＞18mg/dL
- 黄疸発症から昏睡までの期間＞7 日
- INR＞3.5 または PT＞50 秒
- 特発性薬物反応，血清反応陰性の A/B 型肝炎，非 A/B 型肝炎

注：リン酸塩が 48 時間を超えて 1.2 mmol/L（約 3.7 mg/dL）を超えると，予後不良の予測因子である．

輸液蘇生後，動脈血ガスは，pH 7.12，$PaCO_2$ 4.6 kPa（34.5 mmHg），FiO_2 0.45 で PaO_2 11.6 kPa（87 mmHg），塩基余剰 −12.2 mmol/L，乳酸 5.3 mmol/L である．心電図は洞性頻脈だが，それ以外は正常である．血糖値は 3.2 mmol/L（57.6 mg/dL）である．

アスピリン（サリチル酸）中毒の病態は？ Sarah の血中濃度 34 mg/dL の解釈は？

サリチル酸は酸化的リン酸化を阻害し，細胞呼吸を障害する．サリチル酸が髄質の呼吸中枢を刺激して呼吸性アルカローシスを引き起こす一方，ミトコンドリア損傷によって代謝性アシドーシスを発症するため，毒性の初期段階では二重作用で酸塩基異常がマスクされる可能性がある．最終的には，循環サリチル酸が減少するにつれて，代謝性アシドーシスが優勢になる．

Sarah のサリチル酸値は治療域（15〜30 mg/dL）をわずかに超えている．60 mg/dL 以上では注意が必要で，摂取後 6 時間で 100 mg/dL 以上の場合は生命を脅かす可能性があるため，腎代替療法が必要である．Sarah の代謝性アシドーシスは，高濃度のパラセタモールによる肝毒性を含む各種毒素が混合し，結果として発症した多臓器不全に続発した可能性もある．Sarah の現在の臨床状態を考えると，できるだけ早く血液濾過を開始することが望ましい．また，過剰摂取のタイミング，時間差で摂取したか，慢性化の要素があるか，まだわからないことにも留意するべきである．

サリチル酸中毒の治療は一般に，横紋筋融解症を避けるための十分な水分補給，ブドウ糖と電解質異常の是正，ベンゾジアゼピン系薬剤による痙攣発作の治療などの支持療法である．その他の選択肢としては，活性炭（摂取後 1〜3 時間以内）や，議論のあるところだが，排泄を促進するために pH＞8 を目指す尿アルカリ化などがある．

三環系抗うつ薬（TCA）の過剰摂取時の対応は？

TCA を 10 mg/kg 以上摂取すると，生命を脅かす不整脈，痙攣，昏睡を起こすことがある．通常，有害な徴候や症状が出現するには 20 mg/kg を超える用量が必要であり，30 mg/kg を超えると重篤な毒

性を生じる.
- 胃洗浄が有効なのは最初の1時間以内だけである（そのため，めったに行われない）．
- 輸液蘇生，気道保護，脱分極を延長させる薬物の回避が重要なステップである．
- TCA は弱塩基性であるため，アルカリ性環境では蛋白結合が増加し，遊離成分が減少する．つまり，不整脈を引き起こす薬剤の有効濃度が減少するため，動脈 pH を 7.45〜7.55 にするために炭酸水素ナトリウムを使用することができる．
- 血行動態が不安定な患者では，脂質乳剤の静脈内投与が行われているが，エビデンスは弱い．

本症例について，地域の肝移植施設に相談した．移植医は，緊急の肝移植を考慮する必要があるため，Sarah を移植施設に転院させたほうがよいと考えている．

薬剤性肝障害の機序は？

大部分は特異的な薬物反応である．薬物性肝炎は，用量依存的で予測可能な障害から生じることもある．薬剤性肝障害は，肝細胞型，胆汁うっ滞型，混合型の肝障害を引き起こしうる．肝細胞障害を引き起こす薬剤には，シプロフロキサシン，アミオダロン，ジクロフェナクなどがある．胆汁うっ滞型障害を起こす薬物には，アモキシシリン/クラブラン酸，アザチオプリン，カルバマゼピンなどがある．

肝障害を引き起こす娯楽用薬物としては，コカインやアルコールなどがある．クリティカルケアで投与される薬剤も肝障害を誘発することがあり，プロポフォールに対する特発性反応が報告されている．

肝不全の分類は？

急性肝不全

急性肝不全は，肝合成と代謝機能の急速な低下である．肝障害の既往がない患者で，黄疸発症後から脳症が発症するまでの時期によって層別化する様々な分類がある：
- O'Grady 分類または King's College 分類（1993）
  - 超急性期：<7 日
  - 急性：8〜28 日
  - 亜急性：4〜12 週
- Bernau 分類
  - 劇症型：<2 週
  - 亜劇症：2〜12 週
- 日本式分類
  - 劇症型
    - ・急性：<10 日
    - ・亜急性：10 日〜8 週
  - 亜劇症：8〜12 週
  - 遅発性：>8 週

（訳者注：上記は本文で書かれた内容をそのまま翻訳したものだが実情とは異なる．本邦での急性肝不全の診断基準は 305 頁，訳者追加表 3 を参照）

慢性肝疾患

6 か月以上かけて肝機能が徐々に悪化する．放置しておくと肝線維化，肝硬変となる．

慢性肝不全急性増悪

慢性肝不全患者の急性肝不全（すなわち，肝性脳症，静脈瘤出血，黄疸，腹水は通常4週間未満で発症する）および臓器不全．短期死亡率は高い．

急性／劇症肝不全の原因は？

- ウイルス性─A～E型肝炎，サイトメガロウイルス（CMV），単純ヘルペスウイルス（HSV），Epstein-Barrウイルス（EBV），水痘帯状疱疹ウイルス（VZV），ヒトヘルペスウイルス（HHV），パルボウイルスB19，黄熱，パラインフルエンザウイルス．
- 薬物や毒素─パラセタモール，エタノール，フェニトイン，リファンピシン，カルバマゼピン，バルプロ酸，クマリン，揮発性麻酔薬，ペニシリン，スルホンアミド，漢方薬，シロシビン．また，特異的な薬物反応もある．
- 代謝性要因─Wilson病，α1アンチトリプシン欠乏症，ガラクトース血症，Reye症候群
- 血管性─Budd-Chiari症候群，ショック，心不全，静脈閉塞性疾患
- 妊娠関連要因─妊娠急性脂肪肝，HELLP症候群
- 自己免疫性─自己免疫性肝炎
- 敗血症
- 悪性腫瘍
- 高体温症

慢性肝疾患の原因は？

- アルコールの誤用
- B，C，D型肝炎
- 非アルコール性脂肪性肝炎（NASH：non-alcoholic related steatohepatitis）─肝硬変や肝癌の重要な原因であり，非アルコール性脂肪性肝疾患（NAFLD：non-alcoholic fatty liver disease）からの進行として，肥満，糖尿病，脂質異常症と関連している．NICEガイダンス（2016年）では，一般集団におけるNAFLDの有病率は20～30%，NASHの有病率は2～3%であるとしている．
- 自己免疫疾患─原発性硬化性胆管炎，原発性胆汁性胆管炎，自己免疫性肝炎
- 二次性硬化性胆管炎
- ヘモクロマトーシス
- α1アンチトリプシン欠乏症
- その他の原因は，劇症肝疾患（上記）を引き起こすものと同じである．

固形臓器移植は年間何件行われているか？

NHSの血液・臓器移植サービスは，血液，臓器，組織，骨髄，幹細胞の提供・保管・移植を管理している．英国では2017～18年にかけて，
- 5,000件以上の移植が行われた（肝臓移植は年間約800件）
- 脳死下臓器提供955件
- 心停止下臓器提供619件

> Sarah を肝疾患専門の集中治療室に搬送した．1週間後，grade IV の肝性脳症を発症した．尿素は 24 mmol/L（67 mg/dL），クレアチニンは 256 μmol/L（2.9 mg/dL），アンモニアは 171 μmol/L（291 μg/dL）に上昇し，超緊急移植リストに登録された．

肝不全評価に使用されるスコアリングシステムは？

- MELD（Model for End-Stage Liver Disease）―ビリルビン，INR，クレアチニンを用いた複合スコアで，肝硬変患者の経頸静脈性肝内門脈体循環短絡術（TIPS：transjugular intrahepatic portosystemic shunt）後の 3 か月生存率を予測する．また，修正版は肝移植を待つ患者の優先順位決定にも使用される．改訂 MELD や MELD-Na は，血清ナトリウムを組み込んだものである．
- PELD―MELD の小児版（12 歳未満の小児に使用）．
- Child-Pugh―5 つのカテゴリー（ビリルビン，アルブミン，INR，腹水，脳症）のそれぞれの異常の程度に対して 1〜3 点が割り当てられる．肝硬変患者の死亡率予測には複合スコアが用いられ，grade A（10%），grade B（30%），grade C（70〜80%）の 3 段階である．
- UKELD（UK model for End-Stage Liver Disease）―末期肝疾患患者の予後予測に使用され，MELD から派生し，ナトリウムを組み込んだものである．肝移植の優先順位付けに使用される．
- Transplant Benefit Score（TBS）―このスコアは UKELD に取って代わり，National Liver Offering Scheme（英国における国家肝臓提供制度）における臓器割り当ての方法として採用されている．ドナーの特徴 7 項目とレシピエントの特徴 21 項目をスコア化し，臓器別に最も恩恵を受ける患者を特定することで，患者のマッチングを可能にする．

脳症の West Haven 重症度分類は？

1. 行動には変化があるが，意識にはほとんど変化がない．
2. 不適切な行動，重度の見当識障害，眠気．
3. 傾眠だが覚醒しており，著明な錯乱，支離滅裂な発話．
4. 無反応，昏睡状態．除脳や除皮質肢位をとることがある．

Sarah は肝腎症候群か？

腎障害と肝障害はあるが，本症例は肝腎症候群（HRS：hepatorenal syndrome）の診断基準には当てはまらない．

HRS は肝硬変性肝不全に伴う急性腎障害である．診断基準は時代とともに変化し，現在では KDIGO（Kidney Disease Improving Global Outcomes）の AKI 基準に沿っている．

HRS の診断基準（International Ascites Club）
- 肝硬変と腹水
- AKI の診断
- ショックではない
- 連続 2 日間の利尿薬休薬とアルブミン（1 g/kg）による血漿量増加を行っても反応がない．

- 最近〜現在まで，腎毒性のある薬剤を使用していない．
- 構造的腎障害の肉眼的所見がないこと〔すなわち，蛋白尿がない（＞500 mg/日），微小血尿がない（＞赤血球数 50，高倍率での 1 視野あたり），腎超音波所見が正常〕．

分類
- HRS-AKI（肝腎症候群急性腎障害）
- HRS-AKD（肝腎症候群急性腎臓病）
- HRS-CKD（肝腎症候群慢性腎臓病）

肝腎系は死亡率を有意に増加させる．病態生理学的メカニズムとしては，肝硬変の多系統的影響に伴って発症する腎血管収縮だと考えられている．

Sarah は移植リストに載ったが，どのような転帰が予想されるか？

- 2018 年の英国における成人肝移植までの待機期間の中央値は，約 56 日（血液型 AB 型），78 日（血液型 A 型），173 日（血液型 B 型），208 日（血液型 O 型）であった．
- 2017〜18 年の成人移植の約 11％が超緊急移植であった．患者は，臓器が急速に機能不全に陥ったため，一刻も早く臓器を必要とする場合，超緊急リストに登録される．これらの患者は，他の「予定」移植候補者よりも優先され，その待ち時間は約 72 時間である．臓器は，リストアップされた日付と適合血液型の順に割り当てられる．
- 2017〜18 年にかけて，（すべての臓器移植において）400 人以上の患者が移植を待っている間に死亡し，755 人が主に状態の悪化により移植リストから除外された．2017〜18 年に移植リストに登録された患者の約 4％が肝移植を待っている間に死亡した．
- 2017〜18 年にかけて，英国では 1,059 件の肝移植が行われた．

> 幸いなことに，超緊急移植リストに登録されてから 4 日目に，Sarah は DBD（donation after brainstem death：脳幹死下臓器提供）肝移植を受けた．

DBD とは？　DCD 臓器提供との違いは？

DBD（donation after brainstem death）は脳幹死後の臓器提供である．脳幹死が確認された後（Case 16 参照），ドナーの生理学的最適化を継続することで，灌流をより適切に維持し，臓器摘出の計画を立てることができる．これにより，心停止後の臓器提供（DCD：donation after circulatory death）と比較して，移植成功の可能性が高まる．

心停止後の臓器提供は，人工呼吸中の患者が生命維持装置を停止し，人工呼吸停止後の限られた時間内（通常 1 時間以内）に死亡する場合に可能である．死亡までの時間は，温阻血時間（WIT：warm ischaemic time）を規定するため，非常に重要である．WIT が長いと，臓器の質が悪くなり，レシピエントの転帰も悪くなる．

OrganOx のような新技術は，移植の管理方法を変えつつある．臓器摘出後，OrganOx 装置によってドナーの肝臓に酸素を含んだ血液を灌流し，胆汁産生を維持することができる．これによって移植片の機能不全が減少し，DCD 症例でも移植のスケジュールを立てることができる．

移植後の Sarah の管理は？

- ■ チーム―最初は，肝臓専門医，肝移植外科医，移植コーディネーターを含む肝臓集中治療の多職種チームで管理する．
- ■ 管理の目的
  - 可能であれば早期抜管と早期経腸栄養が理想である．
  - 灌流を最適化し，肝うっ血を避けるために，適切な輸液と血圧管理による細心の支持療法が移植片生着の可能性を高める．
- ■ 追加のモニタリング
  - 定期的な肝機能，乳酸，血糖，凝固，薬物血中濃度．
  - 胆汁産生をモニターする必要がある（T ドレーン経由）．
  - 急性肝不全では，術後も侵襲的 ICP モニタリングを続ける患者もいる．
  - 腎機能をモニターし，必要であれば腎代替療法を行う必要がある．

移植後の Sarah に必要な薬は？

- ■ 静脈血栓予防薬
- ■ 免疫抑制薬―移植片の拒絶反応を最小限に抑えるために必要となる．
  - タクロリムスは慎重な漸増とモニタリングが必要で，新規導入や急性疾患の場合は注意が必要である．
  - ステロイド―最初は高用量．術後にメチルプレドニゾロンを 3 回投与する．ステロイドは 3 か月かけて漸減する．
- ■ 潰瘍予防―ステロイド服用中
- ■ 予防的抗感染症薬
  - 抗菌薬
  - 抗ウイルス薬と抗真菌薬が必要な場合もある

移植後に起こりうる合併症は？

早期

- ■ 凝固障害，出血，低体温，電解質異常，低血糖（新規移植片生着不全の場合）
- ■ 敗血症（真菌，ウイルス，細菌）
- ■ 過小グラフト症候群（small for size syndrome）―高ビリルビン血症，移植片機能不全，腹水，門脈圧亢進症．通常，肝臓の容積が増加すると治る．
- ■ 移植片生着不全
- ■ 胆汁漏
- ■ 肝性脳症や橋中心髄鞘崩壊症
- ■ 胆道狭窄
- ■ 肝動脈血栓症（移植後 0～21 日で超緊急に再移植リストの登録される可能性がある）．
- ■ 拒絶反応（急性や超急性）
- ■ 移植片対宿主病
- ■ 原発性機能不全

晩期
- 拒絶反応―慢性
- 高血圧
- 糖尿病
- 腎不全
- 移植後リンパ増殖性疾患
- 疾患の再発，例：肝細胞癌や自己免疫疾患など
- 脂質異常症
- 肝膿瘍
- 遅発性肝動脈血栓症

長期免疫抑制に関連する合併症は？

潜在的な合併症は全身に及び，以下のようなものがある：
- 腎不全
- 糖尿病
- 高血圧
- 易感染症性
- 脂質異常症
- 骨粗鬆症
- 貧血
- 血小板減少
- 悪性腫瘍（基底細胞癌，外陰部癌，Kaposi肉腫など）
- 肥満

> 幸いなことに，Sarahは移植後完全に回復した．精神医学的，心理学的サポートを受け入れ，有意義で充実した生活を送っている．

もっと学びたい人へ

- Bernal, W. and Wendon, J.(2013). Acute liver failure. N. Engl. J. Med. 369: 2525-2534. 世界の一流の専門家による素晴らしいレビュー文献．
- NICE. Guideline NG108 Decision Making and Mental Capacity.(2018).
- Mental Capacity Act（2005）and Amendment（2019）. 個人の能力に関する英国のガイダンスと法律．
- Rotundo, L. and Pyrsopoulos, N.(2020). Liver injury induced by paracetamol and challenges associated with intentional and unintentional use. World J. Hepatol. 12(4): 125-136. パラセタモール中毒に関する素晴らしいレビュー．
- The NHS Blood and Transplantのウェブサイト（www.nhsbt.nhs.uk）で，英国の臓器提供数の解析レポートが公開されている．

Part II The Cases

20 体調不良の産科患者

The Unwell Obstetric Patient

集中治療室で待機しているときに，産科で心停止が発生したことを知らせる緊急コールが鳴った．分娩室に駆け込むと，満期妊娠で腹部が張っているように見える意識不明の女性に，2人の助産師が対応していた．1人の助産師はバッグバルブマスクを使用して酸素を投与しており，もう1人は胸骨圧迫を行っている．この場面では，自分が蘇生法の経験が最も豊富であるため，主導権をとり，自分が誰であるか，そして自分がリーダーとなることを宣言した．

すぐにとるべき行動は？

心停止の緊急コールはすでに発動済みなので，他のチームもすぐに駆けつけるはずである．心停止を確認し，英国蘇生協議会のガイドラインに従って，患者を管理する．ただし，患者が左側臥位（緊急時に達成するのは困難なことが多い）であるか，妊娠中の子宮の左方向への手動転位を行っているかに注意する．

妊娠中の心停止はストレスの多い状況である．母親と胎児という2人の患者がいるため，管理はより複雑にみえるかもしれない．しかし，英国では，胎児は特別な生物として認識されているが，法律の観点からは，人間とはみなされていない．したがって，母親の最善の利益を守ることと胎児の最善の利益を守ることの間に矛盾がある場合，母親の生命が優先される．法律は世界中で異なり，受胎した時点で生命への権利が始まる国もある．

妊娠中の患者への心肺蘇生法（CPR）は？

英国王立産科婦人科学会（Green Top Guideline No. 56, 2019）によると：
- 妊娠20週以上の患者には15度の左側臥位を行う．
- カフ付き気管チューブでできるだけ早く気道を保護する（経験豊富な麻酔科医が行う）．
- 呼吸がない場合は，直ちに胸骨圧迫を開始する．
- 太い留置針で静脈ルートを2本確保する．
- 腹部超音波検査が可能であれば，体内の出血の有無を評価する．
- 心肺蘇生を正しく行ってから4分以内にROSC（return of spontaneous circulation：自己心拍再開）が得られない場合は，胎児を娩出すべきである．死戦期帝王切開はその場で行うべきであり，手術室に移動して遅らせるべきでない．

左側臥位にしたり子宮を手動で転位させる理由は？

仰臥位では，妊娠第3期の子宮が下大静脈と大動脈の一部を圧迫する．これは心臓への静脈還流を減少させ，心拍出量が減少し，胸骨圧迫の効果を損なう可能性があるためである．大動脈の圧迫により，子宮胎盤や母体の腎血流も障害される．効果的な蘇生を行うには，主要な血管に対する圧迫の影響を軽減

する必要がある．

妊娠中の心停止の頻度は？

英国の産科サーベイランスシステムである UKOSS（the UK obstetric surveillance system）によると，妊娠中の女性約 3 万人に 1 人が心停止すると報告されている．

妊産婦死亡の頻度は？

世界保健機関（WHO）によると，妊産婦死亡率は，発展途上国では 10 万人当たり 239 人，先進国では 10 万人当たり 12 人である．世界の妊産婦死亡の主な原因は，出血，敗血症，高血圧（子癇／子癇前症）である．

MBRRACE（Mothers and Babies：Reducing Risk through Audits and Confidential Enquiries across the UK）は，妊産婦と新生児の健康に関する全国的な情報を提供するプログラムである．その調査によると，英国では 2014〜2016 年にかけて，10 万人当たり 9.8 人の女性が妊娠中または分娩後 42 日までに死亡している．

産科死亡率に関与する合併症は？

2018 年の MBBRACE の報告によると，心疾患は英国における妊産婦死亡の全体的な主要原因である．主要な直接死因は血栓症や血栓塞栓症であった．母親の自殺，出血，敗血症もその他の原因として重要である．

"4Hs & 4Ts"（英国蘇生協議会）とは？
またこれらの可逆的な原因は産科患者において特にどのように関連するか？

- Hypovolemia：循環血液量減少―出血は周産期によくみられる．出血は大量になることもあり，また，例えば常位胎盤早期剥離のように，原因によっては外出血はみられず，内出血している場合もある．
- Hypoxia：低酸素症―正期産まで胎児を妊娠できる女性は，通常，相応の肺機能を有している．しかし，基礎に肺疾患をもつ場合もある．あるいは，胃内容物の誤嚥が起こり，その結果生じる化学性肺炎から低酸素症になることもある．
- 急性低酸素血症と循環破綻を起こしうる妊娠特有の重要な病態として，羊水塞栓症がある．発生率の推定はまちまちである（妊娠 8,000〜80,000 件に 1 件）．通常，分娩時や妊娠後期の処置中に起こる．
- Hypothermia：低体温症―環境曝露の病歴がなければ可能性は低い．
- Hyper/hypokalaemia and other biochemical abnormalities：高／低カリウム血症やその他の生化学的異常―子癇前症や HELLP 症候群（溶血，肝酵素上昇，血小板低下）は，急性腎障害によって複雑化することがある．さらに，既存の腎疾患が妊娠中に悪化する可能性もある．過度の嘔吐は低カリウム血症を引き起こすかもしれない．
- Thrombosis：血栓症―肺血栓症は鑑別診断のリストの上位にあるべきである．妊娠は深部静脈血栓症のリスクを著しく増加させ（1,000 人に 1〜2 人の割合で発生），その結果，致命的な肺塞栓症を引き起こす可能性がある．冠動脈血栓症や脳卒中の可能性は低くなるが，特に虚血性心疾患や血管疾患がある場合には，否定できない．

- **Tension Pneumothorax：緊張性気胸**―妊娠は緊張性気胸の独立したリスク因子ではない．
- **Toxin：毒素**―局所麻酔薬の毒性の可能性を考慮する；硬膜外麻酔の有無を調べ，最終投与量，投与時間，投与経路を確認する．何らかの薬物を自己投与した可能性，ペチジンやその他のオピオイド（鎮痛のためのレミフェンタニルなど）の投与の有無を確認する．
- **Tamponade：心タンポナーデ**―妊娠は心タンポナーデの独立したリスク因子ではない．

挿管に成功し，1回の CPR 後，ROSC した．助産師から簡単な病歴を聞いた．Oksana は，わずか 2 時間前に入院したばかりで，家族に会うために英国に滞在していたため，妊婦手帳を持参していなかったのではと助産師は考えている．妊娠 33 週で，胎児は 1 人である．妊娠中の合併症はなかったが，頭痛がし始め，目がよく見えず，気分が悪いので来院したとのことであった．嘔吐して痙攣発作を起こし，呼吸停止したときに助産師が心停止コールを出した．心停止時のリズムは無脈性電気活動であった．

本症例で考えられる原因は？

- **子癇**―これまで合併症のない妊娠第 3 期で，頭痛，視覚障害，痙攣発作の病歴がある．子癇前症は，妊娠 20 週から分娩後 3 か月の間に起こる妊娠特有の全身性疾患である．栄養膜細胞の浸潤と分化に異常があり，らせん動脈が侵される．その結果，高血圧（>140/90 mmHg）と，蛋白尿，神経学的障害，血液学的障害，肝機能障害，子宮内胎児発育制限を特徴とする末梢臓器機能不全が生じる．子癇とは，子癇前症の女性が，原因不明の全身痙攣発作を起こすことである．Oksana の視覚症状と痙攣発作は，子癇への進行を示している可能性がある．血圧，尿蛋白値，血中尿酸値を測定する．
- **てんかんなどの発作性疾患**―Oksana の既往歴は不明であり，発作性疾患と診断されている可能性がある．Oksana は定期的に痙攣発作を起こしているかもしれないし，催奇形性を恐れて抗てんかん薬の服用を中止しているかもしれない．発作時の誤嚥は，低酸素症とその後の心肺停止につながる可能性がある．
- **塞栓**―肺静脈塞栓症や羊膜塞栓症．これを除外するには情報が不十分である．
- **脳卒中（出血性や虚血性）**―Oksana は脳卒中のリスクを増加させる背景疾患を有しているかもしれない．
- **薬物／毒素**―Oksana は，偶発的または意図的な薬物過剰摂取や，薬物に対する副作用に苦しんでいる可能性もある．また，妊娠中に肝機能障害や腎機能障害（妊娠急性脂肪肝など）を発症している可能性もあるため，アンモニアと尿素値を測定する必要がある．
- **敗血症**―全身性や中枢神経系感染症の可能性がある．Oksana は痙攣発作を起こしたので，髄膜炎と脳炎は考慮すべきである．海外渡航歴があるのであれば，マラリア，結核，ウイルス性出血熱などの鑑別が必要である．

管理上の優先事項は？

1. 早急に産科専門医と相談する．臨床的に子癇の疑いが十分に高ければ，胎児の娩出を急ぐべきである．

2. 心停止後の安定化―Oksana を安全に管理できる環境に移す．麻酔室か手術室が考えられる．ガス交換と血圧を最適化し，評価と継続的な管理を続ける．侵襲的モニタリングを行う．
3. 今後の痙攣発作の予防―マグネシウム 4 g を 5〜15 分かけて静脈内投与する．Oksana が子癇であれば，適切な治療法である．また，他の多くの原因による二次的な痙攣発作の予防にも役立つ．子癇であれば，降圧薬の投与を考慮する．
4. 評価

■ Oksana の血圧を測定する．
■ 血液検査を行う．
  ● 血算―特に血小板に注意する．
  ● 肝機能検査―HELLP または急性妊娠脂肪肝の場合．
  ● 腎機能と電解質―急性腎障害の場合．
  ● 尿酸―子癇前症で上昇する．
  ● 血液培養と感受性検査―血流感染症の場合．
  ● 血液凝固とフィブリノゲン．
  ● 血液型と保存血．
■ CTPA（肺塞栓症の除外）と頭部 CT（脳卒中を含む急性頭蓋内病変の場合）を考慮する．しかし，今 CT を施行することは，不安定な患者の移送や電離放射線被曝のリスクを伴い，外科的介入（出産を含む）が必要であったとしても，それを遅らせることになる．今すぐの CT 撮像は勧められない．
■ ベッドサイドの心臓超音波検査では，右心機能障害を評価することができ，血栓が大きかったり，心腔内まで広がっている場合には，血栓の存在が明らかになることもある．肺塞栓があれば血栓溶解療法を考慮するが，この患者では非常にリスクの高い治療法である．

妊娠中に起こる心血管系の変化は？

■ 血液量が最大 50％増加する．
■ 末梢血管抵抗が減少する．
■ 1 回心拍出量が最大 30％増加する．
■ 心拍が最大 25％増加する．
■ 心拍出量が最大 50％増加する．
■ 心電図変化は，相対的な心筋肥大と妊娠子宮による心臓の機械的変位（左軸偏位，II 誘導の T 波平坦化，ST 低下）によって起こる可能性がある．
■ 下肢浮腫は，リンパ排液系の機械的圧迫から生じることがある．
■ 心血管系に影響を及ぼす血液学的変化．
  ● 赤血球量が最大 20％増加する．
  ● ヘマトクリットが減少する．
  ● 第 VII 因子，第 VIII 因子，第 X 因子，フィブリノゲン，von Willebrand 因子は，トロンボキサンとプロスタサイクリンの増加に比例して増加し，凝固能亢進と深部静脈血栓症のリスクが増加する．

妊娠に伴う心血管系以外の変化は？　Oksana の管理に与える影響は？

呼吸器
■ 機能的残気量（FRC）が約 20％低下する．

- 酸素需要が最大 40％増加する．
- 呼吸回数が最大 15％増加する．
- 1 回換気量が最大 40％増加する．
- 分時換気量の増加によって呼吸性アルカローシスが生じ，血清重炭酸塩の減少によって代償される．
- PaO_2 は妊娠第 3 期には上昇するが，酸素消費量増加により分娩期には低下する．
- 胸壁コンプライアンスは低下するが，肺コンプライアンスは維持される．
- プロゲステロンを介した平滑筋弛緩は気道抵抗を減少させる．
  - FRC の低下と酸素需要の増加は，妊娠中の患者が危険な状態に陥ったときにすぐに酸素飽和度が低下することを意味する．気管挿管に際しては，可能であれば，綿密な前酸素化を行うべきである．非妊娠患者よりも高い PEEP を必要とする可能性が高い．

消化器
- 妊娠後期には，妊娠子宮の容積が増加するため，腹腔内圧が上昇し，腹腔内内容物が上方に移動する．
- プロゲステロンとエストロゲンの増加により，平滑筋が弛緩し（胃の運動性が低下する），下部食道括約筋の緊張が低下する．これらの変化は誤嚥のリスクを高める．挿管時には誤嚥しないよう管理すべきである．

腎臓
- 腎血流量増加により，GFR が最大 50％増加する．
- 平滑筋の弛緩により尿がうっ滞し，尿路感染症のリスクが増加する．
- 敗血症の原因検索には，必ず尿の培養と感受性検査を行う．

内分泌
- 妊娠には多くの内分泌学的変化があり，その詳細は本書の域を超えている．
- 糖尿病と甲状腺疾患は妊娠中に比較的よくみられる．
- 相対的なインスリン抵抗性が生じる（ヒト胎盤ラクトゲンによる）．エストロゲンの増加により，甲状腺結合グロブリンの産生が増加する．T3 と T4 の結合部位の増加は，甲状腺刺激ホルモンの上昇につながり，T3 と T4 のさらなる放出を刺激する．バランスが維持されると，総 T3 と T4 が増加する一方で，循環中の遊離ホルモン値は安定したままである．
  - 血糖値に細心の注意を払う．
  - 臨床的な甲状腺の状態を評価し，検査結果を解釈する際には妊婦に応じた基準範囲を参照する．

Oksana のケアに関与すべきメンバーは？

- 産科医
- 麻酔科医
- 新生児科医または小児科医
- 麻酔の訓練を受けた ODP（operating department practitioner：手術部門の診療補助者）と手術室チーム
- 助産師
- 血液内科医
- ICU 多職種チーム
- 近親者／パートナー

Case 20 体調不良の産科患者　223

産科チームは，胎児徐脈と子癇の可能性を心配している．麻酔科医とともに Oksana を手術室に搬送し，全身麻酔で緊急帝王切開を行った．胎児は娩出されたが，産科チームは今，止血に難渋している．

産科大出血の定義とは？

産科大出血の普遍的な定義はないが，各組織は対応プロセスを整理し，監査を実施するために明確な定義を必要としており，多くの組織は以下の推奨される定義のいずれかを使用している．
- WHO は，分娩後 24 時間以内の 500 mL 以上の出血を産後出血と定義している．
- その他の定義としては以下がある：
  - ＞24 時間以内に 1,500 mL 以上の出血
  - ヘモグロビン低下＞40 g/L（4 g/dL）
  - 赤血球 4 単位の輸血が必要（訳者注：本邦の製剤で約 8 単位）

母体出血の原因は？

分娩前出血―妊娠 24 週から分娩までの間（妊娠の約 3％）．
- 外傷
- 胎盤剥離
- 前置胎盤
- 子宮破裂

分娩後出血（PPH：postpartum haemorrhage）――次性 PPH（分娩後 24 時間以内）；二次性 PPH（分娩後 6 週間まで）．
- Tone：弛緩出血（分娩の 5％，一次性 PPH の約 80％を占める）
- Tissue：胎盤など受胎産物の滞留
- Thrombin：凝固障害
- Trauma：性器の損傷

母体出血の管理は？

ABCDE アプローチをとり，妊娠中は生理的反応が変化する可能性があることに注意する．管理は出血の原因と重症度による．大量出血や重大な産科出血の場合，施設の緊急プロトコルを活用した共同チームによる対応が必要になる．

内科的介入
- 加温した血液製剤を輸血する．
- 大量出血や輸血中にカルシウム濃度が維持されるようにする．
- トラネキサム酸
- オキシトシン，エルゴメトリン，ミソプロストール，プロスタグランジン F2α などの子宮収縮薬（オ

キシトシンとエルゴメトリンは高血圧を引き起こす可能性があるため，子癇前症では避けるべきである）．

外科的介入
- 両手による子宮圧迫．
- B-lynch 縫合（訳者注：分娩時に止血が得られない場合に行う手法で，子宮をたすきがけのように縛って圧迫止血を行う）．
- 子宮摘出術
- 子宮内バルーンタンポナーデ
- 子宮や卵巣を栄養する動脈や内腸骨動脈の結紮術．

放射線学的介入
X 線透視下での塞栓術や動脈内バルーン閉塞．

全身管理
- 高流量酸素の投与．
- 左側臥位で大動脈圧迫を避ける．
- 止血が得られれば，Hb 70 g/L（7 g/dL）を許容する．
- ヘモグロビン値を迅速に評価するために，迅速検査でのヘモグロビン測定や血液ガス分析を使用する．
- 凝固障害を評価するためにリアルタイムのトロンボエラストグラフィを使用する．
- 目に見える外出血には細心の注意を払うが，大量の内出血にも注意する．

手術チームは最終的に機械的／薬理学的手段を組み合わせて止血に成功したが，Oksana は約 4.3 L の血液を失い，赤血球輸血 7 単位（訳者注：本邦の製剤で約 15 単位），新鮮凍結血漿 5 単位（訳者注：本邦の製剤で約 10 単位），血小板輸血 2 パック（訳者注：本邦の濃厚血小板製剤で約 30〜40 単位）を投与した．FiO_2 0.5 での動脈血ガスは以下のとおり：pH 7.20，PaO_2 8.3 kPa（62.25 mmHg），$PaCO_2$ 6.4 kPa（48 mmHg），塩基余剰 −7.7 mmol/L，乳酸 4.6 mmol/L．Oksana の鎮静を維持し，挿管したまま人工呼吸器管理を継続し，管理のために集中治療室へ搬送することとした．

現時点での Oksana に対する主な懸念は？

- ガス交換―Oksana は低酸素状態で，P/F 比は 16.6 kPa（124 mmHg）である．
- 輸血合併症―Oksana は産科大出血を起こし，現在大量の輸血を受けている．輸血関連肺損傷，DIC，希釈性凝固障害を発症するリスクがある．
- 心停止後虚血―院内心停止を起こし，脳や他の主要臓器に低酸素性虚血障害を起こした可能性がある．乳酸値が高く，著明な塩基欠損がある．急性腎障害や肝障害のリスクがある．
- 輸液管理―さらに慎重な輸液蘇生が必要である．Oksana にはおそらく追加の輸液が必要だが，子癇前症では尿量は少ないままである．不適切に高い尿量を目標にすることで，過剰な輸液を避けるように注意すべきである．
- その他の診断―敗血症を発症するリスクがある．

この症例にはまだ不明な点が多い．わかっていることは，Oksana は生理機能に重大な異常をきたしており，集中治療下で管理する必要があるということである．

管理プランは？

- ICU に入室させて，蘇生，安定化，評価を行う．
  - 肺保護換気
  - 心拍出量モニタリングによる輸液蘇生
  - 侵襲的動脈モニタリングや中心静脈モニタリング
  - 尿道カテーテル
  - 電解質補正
  - 正常体温維持
  - 血糖値管理
  - NG チューブ留置
  - 外科的ドレーンの評価
- 凝固スクリーニング，尿酸，腎機能・電解質，肝機能検査，培養を含む血液検査一式．貧血と凝固障害を改善するために，必要に応じて血液製剤を輸血する．
- Oksana は最近海外に渡航しているので，隔離管理すべきである．カルバペネマーゼ産生菌を検索するために，交差感染スクリーニングを確実に行う．
- 子癇前症の合併症は，出産後 6 週間以内に発症する可能性がある（多くは 48 時間以内）．細心の注意を払った血圧管理と継続的なマグネシウム投与が重要である．メチルドパ，ニフェジピン，ラベタロールなどを投与し，正常血圧の上限を目標にすることで，血圧の急激な低下を防ぐ（例：収縮期血圧 130〜140 mmHg，拡張期血圧 80〜90 mmHg）．経腸吸収が確実になれば，経腸で降圧薬を使用することができるが，本症例ではイレウスを発症する可能性が高い．
- 胸部 X 線写真，尿と痰の培養と感受性検査，膣内スワブ検体，ウイルススクリーニング，非定型肺炎の尿中抗原スクリーニングなど，敗血症スクリーニングを行う．
- Oksana は，現在凝固障害の可能性があるが，後で腰椎穿刺を行うことを考慮する．新生児が敗血症を発症している場合，Oksana にもリスクがあるかもしれない．
- 画像診断―分娩が終了し，臨床状態が安定した時点で，CTPA と頭部 CT を考慮する．
- 正式な心臓超音波検査で，輸液反応性と左室／右室機能障害の有無を評価する．
- 生理学的に安定したら，鎮静薬を中止し，神経学的評価を行う．
- 追加の病歴と以前の医療記録を入手する．

> Oksana のパートナーが病院に到着した．Gemma と Oksana は結婚して 1 年で，精子ドナーによる体外受精（IVF：*in vitro* fertilisation）によって子供を授かった．Oksana は 39 歳で，グラフィックデザイナーとして働いており，過去に軽い喘息の既往歴がある．タバコは吸わず，必要に応じてサルブタモール吸入を使用する以外，薬を服用していない．Gemma は Oksana の家族歴は知らない．Oksana と Gemma は欧州を旅行していたが，出産を待つために英国に戻った．Gemma は，生まれたばかりの新生児である Rufus が，特別新生児ケアユニットで CPAP を受けていると聞かされた．

Gemma との会話で考慮すべき具体的な問題は？

子癇，心停止，手術，大出血，危篤状態など，この時点で Gemma に説明すべきことは数多い．現時点での今後の予後予測は慎重であるべきである．また，Gemma から背景となる病歴や Oksana のかかりつけ医の連絡先も入手することができる．

Oksana に関する心配に加え，Gemma は間違いなく Rufus のことも心配するだろう．彼女のパートナーも新生児も死の危険にさらされており，低酸素性脳障害を負っているかどうかもまだわかっていないため，この困難な時期に支援が必要となるだろう．Gemma はまた，母子の離別による心理的影響や，Oksana がこの重要な時期に母乳を与えられないこと，Rufus と絆を深められないことを心配しているかもしれない．親子の情緒的な絆（ボンディング）を促進するために，ボンディングスクエアと呼ばれるニット製の四角いハンカチのようなものを母親の肌と赤ちゃんの肌に交互に当てるなどの方法がある．産科医と助産師は，このような管理面をサポートする必要がある．

> Oksana を集中治療室で安定化させる．積極的な血圧管理が必要である．鎮静を止めると，また痙攣発作が始まった．レベチラセタムを投与し，脳画像診断のために CT 室へ搬送する．放射線科医からは，「頭頂-後頭領域の白質を含む両側対称性の低濃度域」という所見の報告があった．胸部 X 線では肺浸潤がある．

この CT 所見の原因は？

PRES（posterior reversible encephalopathy syndrome：可逆性後頭葉白質脳症）と一致する．CT でみられる低濃度は，後頭葉の自己調節能障害と Willis 後輪の圧亢進によって生じる血管原性浮腫を反映している．MRI で確認するのが理想的である．妊娠に特異的な診断ではないが，高血圧，自己免疫，免疫抑制を背景に発症する傾向がある．

PRES の予後は？

場合によっては，永続的な視覚障害やその他の神経学的障害に苦しむことがある．まれに死に至るこ

ともある．通常，適切な支持療法により完治する．

Oksana の肺水腫の原因は？

考えられる原因は以下のとおりである：
- 肺炎に続発する ARDS
- 子癇前症に伴う肺水腫
- 輸血関連急性肺障害（TRALI：transfusion-related acute lung injury）
- 痙攣発作時の陰圧性肺水腫

降圧薬と抗痙攣薬で Oksana を管理した．子癇前症の治療のためにマグネシウムの投与を続けた．3 日目に鎮静薬を中止し，抜管することができた．診察の結果，神経学的障害はなく，その後の痙攣発作もない．観察と血圧管理のため，さらに 24 時間 HDU（high-dependency unit）（訳者注：本邦における HCU に相当）に入室させた．Rufus は特別新生児ケアユニットで順調に過ごしている．Rufus は 7 日目に退室し，新しい家族は再会し，最終的には一緒に家に帰ることができた．

もっと学びたい人へ

・MBRRACE-UK publishes a confidential enquiry into maternal deaths. The version published in 2021 deals with data collected from 2017 to 2019 and is available from www.npeu.ox.ac.uk/mbrrace-uk.
・Patel, S., Estevez, A., Nedeff, N. et al.(2020). ICU management of the obstetric patient. Trends Anaesth. Crit. Care 31: 1–7. 産科患者の ICU 管理に関する米国の有益なレビュー文献．

Part II The Cases

21 心血管系ICUの患者

The Patient in Cardiac ICU

> 心臓胸部集中治療室の夕方の病棟回診で，本日早朝「オンポンプ」で冠動脈バイパス術（CABG）と大動脈弁置換術（AVR）を受けた78歳のIsaacのノルアドレナリン必要量が増加していることに気づいた．まだ抜管されていない．プロポフォール100 mg/時とフェンタニル100 μg/時で鎮静されたままであり，ノルアドレナリン必要量はここ2時間で0.1 μg/kg/分から0.6 μg/kg/分に増加した．この間，胸腔ドレーンからの排液は最小限であった．

Isaacの低血圧の原因は？

- 心タンポナーデ—心嚢液貯留は心臓手術後患者の85％にみられると報告されているが，心タンポナーデははるかにまれである．心タンポナーデは開心術症例の0.1～6％に起こるとされており，CABG単独よりも弁膜症術後によくみられる．グラフト不全やペーシングワイヤーの合併症として起こることもある．
Isaacの昇圧薬必要量が急激かつ劇的に増加し，胸腔ドレーンからの排液量が減少していることから，心タンポナーデが潜在的な原因の筆頭に挙げられる．緊急の心臓超音波検査と緊急の外科的評価を依頼すべきである．この場合，経食道心臓超音波検査（TOE：transoesophageal echocardiography）が理想的である．
- 循環血液量減少や出血—ここ2時間でのノルアドレナリンの0.1～0.6 μg/kg/分の増加は極端であり，循環血液量減少だけが原因である可能性は極めて低い．もし循環血液量減少が原因であれば，顕性／不顕性含め出血の可能性が高い．Isaacを十分に評価し，動脈血ガスと乳酸値を確認し，輸液負荷を検討する．
- 開心術後の心原性ショック—この診断は心臓超音波で確認すべきである．心拍出量モニタリング（肺動脈カテーテルなど）を行い，強心薬の投与を開始する必要がある．もしこれがIsaacの悪化の原因であれば，速やかに外科チームと話し合うべきである．適切な処置を行っても改善しない場合は，機械的循環補助を考慮すべきである．
- バイパスグラフトの急性閉塞／心筋梗塞—心筋梗塞のuniversal definition第3版では，CABG後48時間以内の心筋梗塞はタイプ5の心筋梗塞とされている．この心筋梗塞は通常，グラフト不全や残存冠動脈のイベントによるものである．IsaacのCABGの適応は，基礎となる虚血性心疾患の二次的なアテローム性動脈硬化症であったかもしれず，さらなるイベントのリスクにさらされている可能性がある．12誘導心電図を行い，トロポニンを検査し，TOEで局所壁運動異常の評価を行う．疑いが強ければ，カテーテル検査室でのさらなる検査が必要かもしれないし，連続心電図モニター，心臓超音波，トロポニンでフォローすることもあるだろう．
- アーチファクト—機器エラーの可能性がある．動脈ライン圧バッグが適切に膨らみ，輸液バッグが空になっていないか確認する．動脈ライン波形がオーバーダンピング（訳者注：いわゆる"なまっている"状態）していないか，ルート内に血栓がないかをチェックし，動脈ラインシステムを再較正する必要がある．非観血血圧（NIBP：non-invasive blood pressure）をチェックする．胸腔ドレーンに閉

塞や血栓がないか確認する．
- 左室自由壁破裂／心室仮性動脈瘤／腱索断裂などのまれな原因―これらの鑑別は完全を期すためにリストアップしたが，事前に疑うことなく ICU で突然起こることはまずない．自由壁破裂，中隔穿孔，急性僧帽弁閉鎖不全症は急性心筋梗塞の壊滅的な合併症になりうる．自由壁破裂が心膜内に収まると，偽性動脈瘤が発生することがある．腱索断裂は僧帽弁修復後に起こりやすいが，心筋梗塞や CABG 後にも起こりうる．

「オンポンプ」の意味は？

ここでいう「ポンプ」とは，体外心肺バイパス（CPB：cardiopulmonary bypass）のことである．CPB は，酸素化した血液の全身循環を非拍動性に維持しながら，心停止と肺収縮を可能にするために術中に使用される．これにより，心臓外科医にとって最適な術野を確保することができる．

心肺バイパスは合併症の可能性がないわけではなく，特に CABG では可能な限り「オフポンプ」での手術を好む医師もいる．心拍動下での手術は技術的に難しいかもしれないが，CPB に伴うリスクを減らすことができる．慢性肺疾患，慢性腎障害，大動脈のアテローム性動脈硬化症などによる合併症のリスクが高いため，オフポンプ手術が選択されることもある．

オンポンプ手術とオフポンプ手術の治療成績の比較については，相反するデータがある．術式の選択は手術を行う外科医の裁量に委ねられている．

心肺バイパス回路の説明

図 21-1 参照．
- 静脈カニューレ―通常は，ワイヤー補強されたポリ塩化ビニル（PVC：polyvinylchloride）カニューレが右心房に挿入される．脱血は重力下でチューブを介して貯血槽に行われる．
- チューブ―通常は PVC だが，より近代的な素材が開発されている．チューブは，短時間で使用する場合は特にコーティングはされていないものだが，長時間使用する場合（ECMO 回路など）はトロンビンの沈着を防ぐためのヘパリンコーティングがされているものが用いられる．
- 貯血槽―通常は受動式だが，真空アシスト式もある．開放回路は，空気混入を防ぐために貯血レベルを最低限に維持する必要がある．閉鎖回路は容量に限りがあるが，開放回路よりも炎症誘発が少ない．
- ポンプ―ローラーポンプと遠心ポンプの両方が使用される．ローラーポンプは安価であるが，溶血を誘発する可能性がある．遠心ポンプは神経学的転帰の改善，血小板輸血の温存，腎機能の改善と関連している．
- 熱交換器―これは通常，回路を介して人工肺に接続された大きな機械である．
- 人工肺―膜型人工肺は中空のポリプロピレン繊維から作られている．
- 心筋保護―厳密には CPB 回路の一部ではないが，通常，ともに使用される．大動脈クランプ後の心筋虚血を防ぐため，心筋酸素消費量を減少させる．この混合液にはカリウム，カルシウム，マグネシウム，プロカイン，グルコース，グルタミン酸，アデノシン，重炭酸塩，マンニトールが含まれる．（晶質液による心筋保護と比べて）温血心筋保護では患者自身の血液も含まれる．クランプの近位で溶液を順行性か逆行性のいずれかで心臓を灌流する．

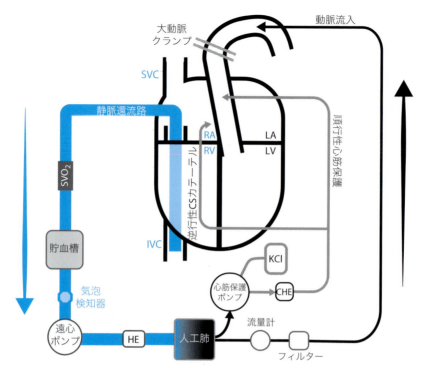

図 21-1　心肺バイパス回路の概略図

CHE：心筋保護用熱交換器，CS：冠状静脈洞，HE：熱交換器，IVC：下大静脈，KCl：塩化カリウム，LA：左心房，LV：左心室，RA：右心房，RV：右心室，SVC：上大静脈，SVO$_2$：中心静脈血酸素飽和度．
出典：Theophilus Samuels．

CABG における大動脈クランプ時間の意義は？

Ruggieri et al.（2018, Heart Lung Circ）は，クランプ時間の延長は，CABG 後早期の転帰不良と関連する可能性があることを示した．これは，他のいくつかの研究結果（Al-Sarraf 2011, Int J Surg など）と一致している．「長時間」の定義は様々で，75 分以上から 300 分以上と定義されている．

研究で観察された転帰不良は以下のとおりである：
■死亡率の増加
■強心薬の長期使用
■大動脈内バルーンポンプ（IABP）や ECMO の使用増加．
■心房細動の発生率増加
■ICU 滞在期間の延長

CPB の合併症は？

■神経系
- 1 型―患者の最大 3％．昏迷，昏睡，脳卒中，痙攣発作を含む局所神経障害．
- 2 型―患者の最大 6％．認知障害や知的機能低下．

■血液系―凝固障害（血小板減少，血小板機能障害，希釈，線維素溶解），貧血（溶血や出血），血液希釈，輸血に伴うリスク（Case 7 参照）．
■呼吸器系―全身炎症反応による二次性 ARDS，CPB 中の肺収縮に伴う無気肺．プロタミンは肺血管抵

抗の増加につながる可能性がある．好中球の活性化は肺機能障害につながる可能性がある．
- 心血管系―左心不全，右心不全，両心不全などの心血管系合併症は，心臓バイパス術よりもむしろ心臓実質の手術に関連する傾向があるが，CPB 中の不十分な心筋保護（不十分な心筋麻痺など）から生じることもある．また，一般的に手術時間が長く，リスクの高い患者に関連する．その他の合併症としては，心筋虚血，心筋麻痺，塞栓イベント，カニューレ損傷による二次的な大動脈解離などがある．
- 腎臓―患者の最大 8％が急性腎障害を起こす．
- 免疫系―全身炎症反応，プロタミンアレルギー．
- 代謝系―電解質障害，高血糖．
- 消化器系―腸管虚血，虚血性肝炎，膵炎．
- カニュレーション問題―出血，血管損傷，解離，空気／粒子塞栓を含む．
- 機器／操作ミス．
- その他の合併症は，開心術自体に続発することがある―熱交換器での加温・冷却に関連した *Mycobacterium chimaera* 感染の例がある．これはまれであるが，発症すると重症化することもあり，重要な問題である．患者の約 1～4％が縦隔炎や胸骨創感染を起こし，それに伴う死亡率は最大 25％であるが，これは CPB とは直接関係ない．

現時点で予想される Isaac の凝固状態は？

術中は，ACT（activated coagulation time：活性化凝固時間）が 400 秒以上になるように，ヘパリンによる抗凝固療法を行う．通常，300 IU/kg のヘパリンが心房のカニュレーション前に投与される．手術が終了し，患者が CPB から離脱すると，ヘパリンをリバースさせるためにプロタミンが 3 mg/kg 投与される．

ヘパリンのリバウンドは術後に起こり，継続的な出血の一因となることがある．これはヘパリンの一部が蛋白結合しているため，プロタミンによる中和が不完全になることが原因と考えられている．

グラフト不全を予防するために，術後 6 時間以内にアスピリンを投与することが推奨される．アスピリンが禁忌の場合は，通常クロピドグレルが投与される．

診察の際，Isaac の胸から小さなコントロールボックスにつながっているワイヤーがあることに気づく．これは何か？ なぜ存在しているか？

これは一時的な心外膜ペーシングワイヤーで，多くの施設では，CPB を伴う開心術後にルーチンに留置される（表 21-1）．不整脈や心伝導ブロックの高リスクであり，通常，患者が集中治療室から退室するまで留置される．不整脈は，脆弱な術後患者において血行動態の悪化を引き起こす可能性がある．

心外膜ワイヤーは単極か双極である．一時的ペーシングは心房+心室のデュアルか，心房 or 心室のシングルであり，性能は永久的ペーシングとほぼ同様に高度である．

制御デバイスは通常，ペーシングモード，ペーシング速度，心房 or 心室出力，感度（mV）を選択できる．

ペーシングワイヤーが留置されているときは，ペースメーカと制御デバイスを毎日チェックする必要がある．
- ペーシングスパイクは見えるか？ 捕捉はあるか（QRS 波形がペーシングスパイクに続いているか）？
- 必要に応じてレートを設定する（通常 80～90 回/分）．

表 21-1　抗徐脈ペーシングに関する一般コード改訂版，2002 年

I ペーシング部位	II センシング部位	III センシング後作動様式	IV レート応答機能	V マルチサイトペーシング
O	O	O	O	O
A	A	T	R	A
V	V	I		V
D	D	D		D

O：なし，A：心房，V：心室，D：心房+心室，T：同期，I：抑制，R：レート応答機能あり．多くの場合，VVI のように最初の 3 文字のみが使用される．
出典：North American Society of Pacing and Electrophysiology/British Pacing and Electrophysiology Group（NASPE/BPEG）.

■捕捉が得られるまで，感度の数値を徐々に下げていく（ペーシングの感度を上げる）．

　Isaac を診察し，侵襲的動脈モニタリングを迅速に評価する．機器に問題はないようで，NIBP は侵襲的モニタリングと一致している．右内頸静脈カテーテルの中心静脈圧は 18 mmHg である．ICU 看護師に 12 誘導心電図と動脈血ガスチェックを依頼する．同僚に待機している心臓外科医に知らせるよう頼み，ICU の指導医が TOE を行うと，心臓周囲に大量の液体貯留がみられた．

TOE 所見での懸念事項は？

　患者の臨床症状を考えると，これは心タンポナーデである可能性が高い．リアルタイム心臓超音波検査では，右心房と右心室の拡張期虚脱や心臓の揺れなどを確認し，単純な心嚢液貯留と心タンポナーデを区別することができる．
　心膜腔には生理的に最大 50 mL の心嚢液が貯留していることもある．心臓手術後の心嚢液貯留はめずらしい所見ではない(中等度の心嚢液貯留 100〜500 mL；500 mL 以上は大量貯留)．血行動態の悪化，すなわち閉塞性ショックは，心タンポナーデを意味する．手術後 72 時間以内であれば，これは早期心タンポナーデと表現される．

心臓手術後患者における心タンポナーデの発症様式は？

　術後患者における心タンポナーデの発症は緩徐である．Beck の三徴（心音減弱，頸部静脈怒張，低血圧）の古典的な徴候は，この状況では当てにならない．心タンポナーデは，心拍出量の減少，頻脈，低血圧を伴う開心術後の患者で考慮すべきである．手術ドレーンからの排液量が減少している場合，血栓が排液を妨げている可能性があり，心嚢液が大量に貯留する危険がある．その結果，心臓の機械的障害を引き起こす可能性がある．
　心胸部手術後の患者で非典型的な症状がある場合，心臓超音波検査の閾値は低くすべきである．

Isaac が心停止した場合，最も適切な蘇生プロトコルは？

　CARE（Cardiac Advanced Resuscitation Education）が作成した Cardiac surgery ALS（Advanced Life Support）プロトコルは，欧州蘇生協議会で承認されており，米国でも使用されている．CALS（米国では CSU-ALS）は胸骨切開後 10 日までの ICU 患者を対象としている．

　心臓外科医はドレーンを確認し，吸引して詰まりを取ろうとしたがうまくいかず，開胸手術のために手術室に移動することをチームで計画した．しかし Isaac はさらに不安定になり，心停止に近い状態になった．心臓外科医は迅速な消毒を行い，胸骨切開クリップを外し，開胸し，心嚢を手動で開放した．心拍出量はすぐに改善し，心拍出量モニターの数値上昇を確認した．

本患者の管理における次のステップは？

- 出血点の特定と確実な管理．
- 心臓を適切に評価するために，患者をより適切な環境に移すべきである．
  - 麻酔チームに知らせる．
  - 緊急手術の準備のため，手術室に知らせる．
  - 人工心肺を扱える臨床工学技士の支援が必要だろう．
  - 移動の準備─適切なスタッフ，酸素，人工呼吸器や輸液ポンプなどの機器を準備する．
- 血液製剤が利用可能であることを確認する．
- 経験豊富な上級医の援助を要請する．
- Isaac の全身状態の最適化を目指す．
  - 全身麻酔のために深鎮静する．
  - 筋弛緩薬を考慮する．
  - ガス交換を最適化する．
  - 電解質を補正する．
  - 施設のプロトコルに従って抗菌薬を投与する．
  - 体温管理を行う．
- Isaac の近親者に連絡する．

Isaacを手術室に搬送し，ICUでの仕事を続けた．2時間後，手術部診療補助者（ODP：operating department practitioner）が血液検体を持って集中治療室に来て，トロンボエラストグラフィ（TEG）と血液ガスの測定を依頼した．ODPからCPBが再確立され，外科医が冠動脈バイパスグラフトの一部分に出血点を確認したことを聞いた．欠損部は縫合で閉鎖されたが，CPBから離脱しようとしたとき，Isaacは循環不安定となった．現在，高濃度の昇圧薬を要し，麻酔科医は術中モニタリングで心電図のII誘導でST上昇を指摘した．麻酔科医は，Isaacには術後ICUでlevosimendanが必要になるだろうと言っている．

CPBから離脱できない原因は？

- 心筋梗塞
- グラフトの機械的閉塞による急性心筋虚血
- 空気塞栓
- 冠血管攣縮
- CPB施行中に起こる阻血に関連した，急性炎症反応による虚血再灌流障害．

手術チームの考えている管理オプションは？

- 必要に応じて強心薬や血管拡張薬を使用し，バイパスグラフトの開存性を確認しながら，よりゆっくりとCPBからの分離を再度試みる．
- Isaacが不安定なままであれば，術後の回復期に心拍出量を増加させるための橋渡しとなるデバイスが必要になるかもしれない：
  - IABP
  - VA ECMO（venoarterial extracorporeal membrane oxygenation）

levosimendanの作用機序は？

主に3つの作用がある：
- 陽性変力作用—levosimendanは心筋トロポニンCに結合し，遊離カルシウムに対する感受性を高める．これにより，心臓の収縮性が増加する．
- 血管拡張作用—この作用機序は明確に解明されていないが，カリウムチャネル（ATP依存性チャネル，Ca^{2+}活性化チャネル，電圧依存性チャネルを含む）の開口によるものと考えられる．
- 心筋細胞保護作用—おそらくフリーラジカル産生と心筋炎症の減少によるものだろう．

VA（venoarterial：静脈—動脈）とVV（venovenous：静脈—静脈）のECMOの比較

表21-2を参照．

表 21-2　VA と VV ECMO

VA ECMO	VV ECMO
主に心不全がある場合に使用する（呼吸不全も併発する場合もある）	重症呼吸不全で心臓に問題がない患者のサポートに役立つ
太い中心静脈へのカテーテル挿入が必要となる．血液は人工肺を経由し，カニューレを介して患者の動脈系に戻される	血液は太い中心静脈から人工肺に排出されるが，その血液は右心房近くの別の静脈に戻される
両方：回復可能な問題と高い死亡リスクの両方が存在する	
両方：ECMO 回路には，カニューレ，チューブ，ポンプ，熱交換器，膜型人工肺，ガスブレンダーが必要となる	
両方：カニューレが太く（15〜25 F），抗凝固療法が必要となる	
両方：酸素供給に加えて二酸化炭素も除去する	

ECMO による合併症は？

- カニューレ接続の問題―動脈解離や空気塞栓，後にカニューレを追加する必要性など．
- 凝固経路の活性化（出血と血栓の両方）．
- 炎症反応の活性化．
- 抗凝固の問題．
- VV や VA 特有の問題―VA ECMO では Harlequin 症候群や左心室への不適切な後負荷が起こりうる．VV ECMO ではリサーキュレーションが起こりうる．
- 心停止につながる回路部品の問題やシステム障害―人工肺の故障，チューブのよじれ，ポンプの故障，回路の破裂，肺梗塞，左心室過拡張，吸引圧による「suck down（血管壁の吸い込み）」での血管虚脱とそれに伴う血流低下など．

このような場合，Impella や補助人工心臓は有用か？

　補助人工心臓（VAD：ventricular assist device）は，難治性心原性ショックにおいて心拍出量を増大させるために使用される機械的ポンプである．これらは移植への橋渡しや回復を助けるために使用され，CPB からの離脱が困難な患者に使用されてきた．

　VAD は外科的に留置され，R-VAD（血液を肺動脈に戻して右心室を補助），L-VAD（血液を大動脈に戻して左心室を補助），両心室を補助する Bi-VAD がある．通常，VAD は IABP では不十分な重症の場合にのみ使用される．

　Impella は左心室から上行大動脈に血液を送り込む．この小型ポンプは，心臓カテーテル検査室で X 線透視下に，通常は大腿動脈から挿入する必要がある．Impella は，患者がショックにある経皮的冠動脈形成術の際に，心拍出量を増大させるために使用されてきた．また，心停止中に ROSC（return of spontaneous circulation）への補助にも使用されている．

　本症例では，IABP が不十分であったり，解剖学的に挿入が困難であったりする場合，Impella が選択肢となりうる．しかし，Isaac が大動脈弁を置換していることを考えると，外科医は Impella の留置に消極的かもしれない．

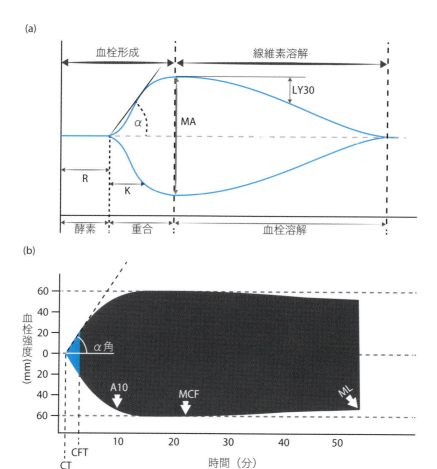

図 21-2

(a) TEG．R 値（reaction time：反応時間）は，検査開始から凝固開始までの時間を測定する．K 値（kinetics：動力学）は，血栓強度が 20 mm の振幅に達するまでの時間である．α角は，フィブリンの蓄積と架橋が起こる速度を測定することにより，血栓形成速度を評価する．最大振幅（MA：maximum amplitude）はフィブリン凝血塊の極限強度と全体的な安定性を表す．LY30 は 30 分後の血栓の振幅の減少率である．
(b) ROTEM®の例．凝固時間（CT：clotting time）は，トレース上で最初に報告されるパラメータであり，アッセイ開始から凝固形成開始までの時間を表す．血栓形成時間（CFT：clot formation time）は，血栓形成開始から血栓の固さが 20 mm の振幅に達するまでの時間を示す．α角は，振幅 2 mm における血栓の接線を度単位で測定し，今後の血栓の固さの推定を可能にする．A10 は CT 後 10 分の血栓の固さを表し，凝固障害の早期指標となる．最大血栓硬度（MCF：maximum clot firmness）は血栓強度の指標であり，血小板，フィブリン重合，第 XIII 因子による安定化に依存する．ML は血栓の最大溶解度を示す．

出典：Theophilus Samuels．

トロンボエラストグラフィ（TEG：thromboelastography）とは？

　TEG は，臨床医が血栓形成（および血栓溶解）の全体的な動態をリアルタイムで評価できる迅速検査である．血栓の粘弾性特性が図式化され，その成分は凝固カスケードの欠損や異常を示す．

　伝統的な TEG は，0.36 mL の全血をカップに入れ，その中に小さなピンを吊るし，カップを回転させて，ピンの周囲に血栓形成を誘導する．血液中のピンの動きは，血栓が形成・増加し，溶解するときに影響を受ける．ピンに取り付けられたねじれたワイヤーによって，これらの動きの変化がトランスデューサーに伝達され，血栓動態のグラフ表示をリアルタイムに作成する（図 21-2a）．

　より近代的な TEG は，ピン・イン・カップ法ではなく，カートリッジを使用する．血液は共振周波数

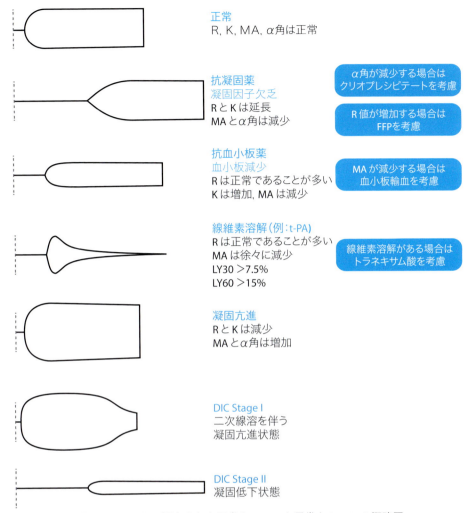

図 21-3 TEG で観察された正常トレースと異常トレースの概略図

R：R 値（reaction time：反応時間），K：K 値（kinetics：動力学），MA：最大振幅（maximum amplitude），LY30：30 分後の振幅減少，LY60：60 分後の振幅減少，DIC：播種性血管内凝固，FFP：新鮮凍結血漿，t-PA：組織プラスミノーゲン活性化因子．
出典：Theophilus Samuels．

に曝され，LED 照明が血栓動態の評価に用いられる．

代替的な迅速粘弾性止血検査として，同様の原理に基づく ROTEM® システムがある（図 21-2b）．

図 21-3 は異常トレースの一連の画像とその対処法を示している．

術後，Isaac は IABP を留置され，深鎮静で ICU に戻った．AVR は問題なく機能しているようである．IABP は心電図トリガーで 1：1 の比率に設定されている．

IABP 使用の理論的根拠は？

- カウンターパルセーション（訳者注：大動脈内バルーンを心周期に同期させて拡張期にバルーンを膨張させることで冠血流を確保する手法）は拡張期の冠血流量を増大させることを目的としている．腎動脈の近位で左鎖骨下動脈の起始部から遠位の下行大動脈にバルーンを留置する．
- バルーンの膨張には粘性が低いヘリウムが用いられる．
- 膨張は収縮期の終わり（動脈血圧波形の微小ノッチ），収縮は拡張期の終わりに起こる．理想的には，左室仕事量を減少させ，心筋酸素化を増加させ，冠動脈灌流を増加させ，心拍出量を増加させることである．
- バルーンを正確に適切なタイミングで膨張・収縮させるには，トリガーが必要である．これは，心電図，動脈波形，ペーシングスパイク（患者がペースメーカでペーシングされている場合），心収縮がない場合は内部トリガーモードを使用して同期させることができる．バルーン膨張のタイミングを誤ると，動脈血流が妨げられ，心拍出量の減少につながる．
- 正しく駆動していれば，バルーン収縮後の拡張末期圧は IABP 補助なしの拡張期圧より約 15 mmHg 低くなるはずである．IABP 使用時の収縮期圧は IABP 補助なしの収縮期圧より約 5 mmHg 低くなる．
- 最初は，すべての拍動に対し IABP を駆動させる（1：1 の比率）．患者の状態がよくなるにつれて，駆動比率を減らすことができる．

IABP 使用のエビデンスは？

　米国心臓病学会／米国心臓協会の推奨では，心原性ショックにおける IABP の使用についてクラス IIA のエビデンスを維持しているが，エビデンス自体には議論の余地がある．心筋梗塞後の心原性ショック患者の 30 日死亡率（IABP-SHOCK II, Thiele et al, NEJM, 2012）や 12 か月死亡率の改善は証明されていない．しかし，Deppe らによるメタ解析（J Card Surg, 2017）では，高リスク CABG に対する術前 IABP 使用による死亡率改善が示されている．

　相反するエビデンスがあるため，IABP の使用は患者を管理するチームの裁量に任されている．特に ECMO が使用できない施設では，IABP は急性期の気絶心筋のエピソードを通して患者をサポートするための，合理的で，費用効果が高く，侵襲の少ない手技であるが，IABP は，可逆的な病態に対する橋渡し療法にすぎない．

クリティカルケアにおける状態最適化のために，他に対処すべき問題は？

- 不整脈を避けるための電解質管理：
  - カリウム >4.5 mmol/L（mEq/L）
  - イオン化カルシウム >1 mmol/L
  - マグネシウム >1 mmol/L（2.4 mg/dL）
- 凝固をモニタリングし，必要に応じて補正する．
- 心拍出量のモニタリングを継続し，心拍出量の最適化を目指す．Isaac には肺動脈カテーテルを使用する．
- 体温管理
- シバリングを避ける

- 胃潰瘍予防
- 血糖管理
- 感染徴候（特に人工呼吸器関連肺炎，胸骨や縦隔の創感染）をモニタリングし，疑われる場合は抗菌薬で積極的に治療する．

> Isaac は 3 日間かけて IABP から離脱した．4 日目，看護師から，鎮静薬使用下で頻脈性心房細動を発症したと連絡が入る．Isaac は興奮しており，適切に覚醒していない．

なぜ心房細動が問題になるか？ Isaac の心房細動の管理は？

術後心房細動（AF）は通常 2～3 日目に起こり，CPB 後患者では約 25～40％，弁膜症手術後患者では 50～60％の頻度で起こる．

AF は，入院期間の延長，腎機能障害，脳卒中（標準リスクの最大 3 倍）のリスク増加と関連している．

心房収縮は左室拡張末期容積の最大 30％を占めるため，AF は心拍出量と全酸素供給量の減少につながる可能性がある．

- 心外膜ペーシングを確認する．
- ペーシングワイヤーが所定の位置に留置されていること，ペースメーカの電源が入っていること，ワイヤーがペースメーカに正しく接続されていることを確認する．
- ペーシングワイヤーが挿入部位で破損していないことを確認する．
- この場合の AF の管理には，他の場合と同じ原則が適用される．
  - リズムコントロール
  - 除細動の閾値は低いが，AF が 24～48 時間以上続いている場合は，血栓がないことを確認する．
  - 電解質補充
  - 輸液負荷を考慮する．
  - アミオダロンを考慮する．
- レートコントロール―β遮断薬やアミオダロンなどの薬物療法を考慮する．
- AF が 24 時間以上持続する場合は，抗凝固療法を行う（外科チームとも相談する）．

Isaac が興奮し，適切に覚醒しない原因は？

- 薬物―重症治療における数日間の鎮静薬の残存効果．アルコールや喫煙からの離脱も原因となりうる．
- せん妄―ポンプ後せん妄や重症患者せん妄．
- 脳卒中―Isaac を診察し，局所神経障害の有無を確認する．
- 感染―特に人工呼吸器関連肺炎，胸骨創感染，縦隔炎を評価する．
- コミュニケーションの問題―Isaac が聴覚障害者なのか，補聴器を使用しているのか，言語障害があるのかを確認するために，追加の病歴を入手する．

> 頭部 CT を実施し，急性の異常がないことを確認する．電解質を補正し，AF を解決できた．腎機能は終始正常である．鎮静を最小限にし，CAM-ICU 評価を行うと，Isaac はせん妄であることが示唆される（Case 11 参照）．

せん妄に対する薬理学的管理戦略は？

- 抗精神病薬は，特に激しい興奮が患者やスタッフを危険にさらす可能性のある過活動せん妄の症状コントロールに用いられてきた．ハロペリドールのような薬剤がせん妄そのものの治療に有益であるというエビデンスはない．
- デクスメデトミジンは，シナプス前 α2 アドレナリン受容体の選択的アゴニストである（クロニジンに似ているが，副作用的により好ましい）．鎮静としてデクスメデトミジンを使用することで，重症患者のせん妄の発生率が減少することを示唆する研究もある．

> その後 7 日間で，Isaac は十分に回復し，心臓胸部集中治療室から退室できるようになった．

CABG を受けた患者の予後は？

術後 1 か月を経過した患者の死亡率は，一般の患者と同程度である．

大動脈弁置換術を受けた患者の予後は？

メタ分析によると，65 歳未満の患者の生存期間は平均 16 年であるのに対し，75 歳以上の患者の生存期間は約 6〜7 年である．年間の脳卒中リスクは 1％未満である．人工弁の 50％近くは 20 年近くも良好に機能し続け，ほとんどすべての人工弁は少なくとも 10 年は良好に機能する．

Isaac の継続的な管理について，病棟チームへの引き継ぐべき内容は？

- Isaac は以下の薬物療法を考慮すべきである：
  - アスピリンやクロピドグレルによる抗血小板療法の継続
  - スタチン
  - β遮断薬
  - 降圧薬（血圧＜140/85 mmHg を目指す）
- 必要に応じて禁煙と肥満管理のサポート
- 腎機能のモニタリング
- 計画的な心臓リハビリテーションを推奨する．
- 毎年の予防接種を推奨する．

■心臓手術後のうつ病の発生率は高いので，フォローアップ時にうつ病のスクリーニングを行う．
■循環器内科と心臓胸部外科のフォローアップ

もっと学びたい人へ

・Mitchell, J., Bogar, L., Burton, N. et al.(2014). Cardiothoracic surgical emergencies in the intensive care unit. Crit. Care Clin. 30（3）: 499-525. 心臓胸部 ICU での最重要緊急症例の大切なまとめ．
・Makdisi, J. and Wang, I.（2015）. Extracorporeal membrane oxygenation（ECMO）: review of a lifesaving technology. J. Thorac. Dis. 7（7）: E166-E176. ECMO の適応，合併症，管理を含む ECMO の有益なレビュー．
・Broomhead, R., Myers, A., and Mallett, S.（2016）. Clinical aspects of coagulation and haemorrhage. Anaesthesia Intensive Care Med. 17（2）: 86-91. 出血の臨床的管理に関する素晴らしいレビュー．
・Brill, J., Brenner, M., Duchesne, J. et al.（2021）. The role of TEG and ROTEM in damage control resuscitation. Shock 56（1S）: 52-61. この論文は，外傷性凝固障害を中心に扱っているが，粘弾性試験の解釈に関して貴重な説明をしている．

Part II The Cases

22 住宅火災の患者

The Patient Who was in A House Fire

　救急部門の蘇生エリアで外傷患者対応の呼び出しに応じた．Philip は 70 代の男性で，住宅火災から救出され，顔，首，胸部，右腕，右足に広範囲にわたる熱傷を負っている．火災が発生する前に，近隣住民から爆発音のようなものが聞こえたとの情報がある．用手的な頸椎正中固定は継続している．呼吸数は 45 回/分で，喘鳴が聞こえる．口と鼻の周りにすすが付いている．熱傷による浮腫がひどく，目を開けることができない．

主な懸念事項は？

- 気道—喘鳴は気道が腫れ始めているサインかもしれない．高温のガスを吸入すると，声帯上に浮腫が生じる．曝露後数時間でこの腫脹は悪化し，輸液蘇生によってさらに悪化する可能性がある．つまり，Philip の気道には早急な処置が必要で，すぐに挿管が必要になる可能性が高い．気道確保は困難になることが予想され，気道浮腫による視界不良のほか，頸椎の用手的正中固定によってもさらに視認性が悪くなるかもしれない．
- 呼吸
  - 口と鼻の周りにすすが付着しており，気道熱傷の所見がある．気管支痙攣や炎症を引き起こす可能性のある気道熱傷があるかもしれない．
  - 爆発を示唆する病歴がある．気胸の可能性がある．爆傷による二次的な ARDS の可能性がある．
  - 胸部に広範な熱傷がある．これが全周性の場合，胸郭拡張を妨げないように焼痂切開術が必要になることがある．
- 心血管系—広範な熱傷のため，目に見えない体液喪失は大きい．カニューレは焼けていない皮膚から挿入するのが理想的であり，静脈ルート確保は難しいかもしれない．
- 外傷—熱傷に加えて他の外傷がないかを確認する．ATLS® のアプローチに従う．
- 広範囲熱傷—本症例は熱傷専門施設と相談すべきであり，継続的な管理のために転院が必要な場合もある．
- 毒物の危険性—住宅火災は一酸化炭素やシアン化物にさらされる危険性が高い．アンモニアのような他の潜在的な有毒化学物質は，家材が燃えることで放出される可能性がある．毒素は火災の原因そのものに関与している可能性がある．アルコールやその他の薬物による中毒による不注意が火災につながることもあれば，自殺未遂の一部として意図的な過剰摂取があった可能性もある．

爆発で起こる外傷は？

　爆傷は戦闘状況下でみられるのが一般的である．爆発は貫通損傷と鈍的損傷を引き起こす可能性がある．通常，爆発が閉鎖空間で発生した場合，被害はより拡大する．大きく分けて，傷害は 4 つのメカニズムによって引き起こされる：
- 一次（高次爆発物による）—過圧された爆風が表面に接触するため，気体が含まれている構造物は最

も脆弱である．これにより，肺の圧外傷，眼球破裂，腹部穿孔，中耳破裂が引き起こされる．
- 二次―飛散破片によって身体のどの部分でも影響を受ける可能性がある．これは通常，貫通損傷を引き起こす．
- 三次―爆風が患者を吹き飛ばし，骨折や頭部外傷を引き起こす．
- 四次―熱傷，圧挫傷，基礎疾患である呼吸器疾患の悪化，煙吸入など，その他の爆発に関連するすべての損傷が含まれる．

外傷指導医は，上記の懸念があるため，直ちに気道を確保するよう依頼してきた．救急隊員はなんとか左手背に良好な 20 G の静脈ルートを確保した．

気道確保の方法は？

改良 RSI（rapid-sequence intubation）を行う必要があり，Introduction の Section 2 を参照のこと．熱傷患者の気道に関する具体的な問題は以下のとおりである：
- 頸椎固定の継続が必要であれば，用手的正中固定を継続する．
- ビデオ喉頭鏡など，気道確保困難に対する器具をすぐに使用できるようにしておく．
- 短く切断されていない気管チューブを使用する．時間経過とともに，口腔顔面浮腫が進行し，ETT が短いと抜けてしまったり，逆に口側端が奥に入ってしまいアクセスが難しくなることがある．
- 声門上気道浮腫に備え，小さめの ETT を用意しておく．
- 輸液と薬剤のために，理想的には焼けていない皮膚から静脈ルートを確保する．迅速に静脈ルートを確保できない場合は，骨髄針を使用することもできる．
- 脱分極性筋弛緩薬であるスキサメトニウムは，熱傷後 24 時間を超えると禁忌である．このような患者は，おそらくニコチン性アセチルコリン受容体のアップレギュレーションが原因で，スキサメトニウムによる高カリウム血症を呈しやすいためである．急性期では安全であるはずだが，副作用が改善され，スガマデクスのような拮抗薬が容易に入手できるため，代替薬としてロクロニウムを使用し筋弛緩を行う救急医が増えている．
- 経口挿管に失敗した場合に備える．万が一失敗した場合に，頸部前面からアプローチを試みる計画を立てておく．
- もし Philip の愛する人が近くにいるならば，挿管に先立ち，すぐに来院してもらう必要がある．現時点で意識が戻らない可能性もあるので，近親者の声を聞く最後の機会になるかもしれない．
- 時間を無駄にしない！　浮腫は悪化していき，喉頭展開での視野確保がさらに困難になる．

内径 7.0 mm のカフなし経口気管チューブを門歯 23 cm で固定し，問題なく Philip の気道を確保した．同僚が 14 G の点滴カニューレを左肘前窩に挿入した．胸と背中を覆うような広範囲な熱傷を負っていることに気づいた．

当面の管理・モニタリング・追加の評価について，今すべきことは？

緊急管理
- 毒素に曝露された場合，高濃度酸素を投与する．一酸化炭素がヘモグロビン結合部位から脱離したとしても，蛋白結合部位からのクリアランスには時間がかかる．シアン中毒の場合も酸素が必要である．
- 輸液蘇生を開始する．
- 熱傷の評価―深さの評価，全周性熱傷のチェック，分布の評価，熱傷皮膚の表面積の算出．

モニタリング
- 動脈内カテーテルは，ガス交換，電解質，血圧のモニタリングに必要である．
- 血管作動薬が必要な場合は，中心静脈カテーテルを挿入する．

評価
- ABCS（Alignment：アライメント，Bony Structures：骨構造，Cartilage and Soft tissues：軟骨と軟部組織）を評価するために，外傷診療における一連の単純X線検査（胸部，骨盤，頸椎）を行う．
- 外傷に対する超音波検査（FAST：focused assessment with sonography for trauma）の評価．
- 外傷診療の一環として，頭部，頸部，胸部，腹部，骨盤のCT検査を行う．

必要な蘇生輸液量の計算は？

成人の場合，最初の24時間に必要な輸液量はParklandの計算式を用いる．最初の8時間で半分，次の16時間で残りの半分を投与する．

$$最初の24時間に必要な輸液量 = 4\ mL/kg \times \%\ BSAburn$$

（% BSAburnは，体表面積の熱傷割合である）
尿道カテーテルを挿入し，0.5 mL/kg/時の尿量を目標に輸液蘇生を行うのが標準的である．

熱傷の割合と深さの評価法は？

- 割合―Lund-BrowderチャートとWallaceの9の法則はどちらも迅速な評価に便利なツールである．9の法則はBSAの割合を計算するのに使用する．成人患者の場合，頭部，右腕，左腕のBSAはそれぞれ9%である．右下肢，左下肢，胸部，背部のBSAはそれぞれ18%を占める．最後の1%は会陰部である．小児では，頭部が18%，両下肢が13.5%である．
- 創傷治癒，体温恒常性，疼痛，体液喪失に影響するため，熱傷の深さ（程度）も評価する必要がある．
  - 1度熱傷は，表皮に起こる．
  - 2度熱傷は，真皮上層（表層部分熱傷）と真皮下層（深部部分熱傷）である．
  - 3度熱傷は，下部構造を含む全層熱傷である．深部部分熱傷と全層熱傷では，感覚が低下する．

熱傷専門施設への相談適応は？

BURNSを想起する：
- <u>B</u>ody surface area：体表面積（成人では＞3%，小児では＞1%―外傷ネットワークによって異なる）
- <u>U</u>nder 5 years old or over 60 years old：5歳未満または60歳以上
- High <u>R</u>isk burns：高リスク熱傷（全層熱傷や全周熱傷）

- iNvolvement of special areas：特殊部位（顔，手，耳，性器）の熱傷
- Sepsis or Special causes：敗血症や特殊な原因（化学性，電撃性，高圧蒸気，摩擦熱傷，気道熱傷，非熱傷性皮膚欠損，中毒性表皮壊死融解症など）

トキシックショック症候群や熱傷敗血症症候群は，内科的エマージェンシーである．熱傷の大小にかかわらず，次のような症状のある患者には低い閾値で疑いを持つ．
■倦怠感
■食欲不振
■発熱（＞38℃）
■発疹
■下痢
■頻脈
■頻呼吸
■低血圧
■乏尿

焼痂切開術とは？

焼痂切開術は，全周性全層熱傷の治療に用いられる手術手技である．焼痂とは，真皮と表皮が破壊された後に残る，強靭で非弾性の瘢痕のような組織のことである．焼痂が全周性の場合，輸液投与と浮腫により焼痂の圧力が上昇してコンパートメント症候群を引き起こし，焼痂の遠位で血行が悪くなる．胸部周囲では，これによって胸郭拡張が妨げられる可能性がある．焼痂切開術は脂肪組織まで切開する手術で，圧迫を軽減するために開いたままにして拡張させる．

Philip は BSA 46％以上の熱傷がある．BSA の約 10％が全層熱傷である．頭部と全身の画像診断のため CT 室へ搬送した．放射線科医はすぐには対応できないが，頭部 CT で粗大な病変は確認できない．しかし，肺実質には異常がみられた．ICU 指導医に相談し，そのまま ICU へ搬送した．血中シアン濃度を送るように依頼した．

初回動脈血ガス分析は以下のとおり：
pH 7.07
PaO_2 11.7 kPa（87.75 mmHg）（FiO_2 0.75, PEEP 8 cmH_2O）
$PaCO_2$ 12.3 kPa（92.25 mmHg）
塩基過余剰 − 7.3 mmol/L
乳酸 6.5 mmol/L
一酸化炭素レベル 35％

シアン中毒についての懸念は？

シアン化物は，ミトコンドリア呼吸を阻害することにより，細胞毒性低酸素症を引き起こす．シアン中毒は，重篤な永続的神経障害を引き起こす可能性がある．

血中シアン濃度を検査することはできるが，ほとんどの施設では，結果はすぐに出ない．シアン中毒は早期の疑いと管理が重要であるため，患者に曝露歴があり，神経障害の徴候があり，血清乳酸値が高く（＞8 mmol/L），口腔内にすすがある場合には，治療を行うべきである．

100％酸素を投与し，意識のない患者には換気補助を行うべきである．具体的な治療法は以下のとおりである：
- ヒドロキシコバラミン（ビタミンB12）
- チオ硫酸ナトリウム
- エデト酸ジコバルト

硝酸アミルや硝酸ナトリウムのようなメトヘモグロビン生成解毒薬は，ヘモグロビンの酸素運搬能力を低下させる可能性があるため，気道熱傷では避けるべきである．

治療に関するガイダンスについては，国家毒物情報サービス（National Poisons Information Services）／TOXBASEを参照されたい．

一酸化炭素による毒性のメカニズムと管理法は？

一酸化炭素はデオキシヘモグロビン（酸素の40倍の親和力がある）と優先的に結合することによって低酸素症を引き起こす．また，シトクロム p450 酵素（CYP450）にも結合する．

カルボキシヘモグロビン（CO-Hb）濃度が25％を超えると（通常は動脈血ガス分析で測定），通常，気管挿管と人工呼吸の適応となる．重篤な毒性は高気圧療法を必要とする．NICEガイダンスも利用可能である．

非喫煙者の一酸化炭素レベルは3％未満であるべきである．ヘビースモーカーの場合，一酸化炭素レベルは15％まで上昇する．一酸化炭素レベルが15〜20％を超えると毒性の臨床的特徴が明らかになり，30％以上の人は重度の曝露を受けたと考えるべきである．

臨床的特徴は毒性の程度によって異なる．短時間の低レベルの曝露では，めまい，頭痛，筋肉痛が起こるが，高レベルの曝露では，呼吸不全，筋力低下，心筋梗塞が起こり，最終的には意識喪失や死に至る．

空気中のCO-Hbの半減期は320分である．この半減期は100％酸素下では80分に短縮されるため，密着型フェイスマスク（または密閉式呼吸回路）を使用するべある．これは患者が無症状になるまで続けるべきで，Philipが覚醒している場合は，神経学的評価を繰り返し行う必要がある．一酸化炭素がCYP450から排出されるのに時間がかかるため，CO-Hb濃度がコントロールできた後も100％酸素を継続することが望ましい．パルスオキシメータの酸素飽和度の測定値は，エラーの可能性があるため，パルスオキシメータを信頼してはいけない．

高圧酸素療法は，重度の中毒の場合に有効であることが示されているが，高圧酸素療法は限られた施設でしか実施されておらず，英国ではルーチンに行われてはいない．

Philip の人工呼吸器設定は？

- 一酸化炭素とシアン化物の毒性がなくなるまで，100％酸素を継続する．
- ARDS を発症するリスクが高いので，ARDSNet（Brower et al., NEJM, 2004）が支持するような肺保護戦略を選択するのが理想的である．高圧の PEEP 表（すなわち PEEP を 24 cmH$_2$O まで上げていく）は一般的に使用されてはいないが，プロトコルの他要素の多くは，肺保護換気のデフォルト戦略として広く受け入れられている．
  - PaO$_2$ > 8 kPa（60 mmHg）．
  - pH 7.3～7.45（現在，多くの集中治療医は pH > 7.20 を許容している）．
  - FiO$_2$ を減らすために PEEP を上げる．
  - 呼吸数を増やし，最適な分時換気を達成する．
  - プラトー圧を 30 cmH$_2$O 以下に維持する．
  - さらに，Amato（NEJM, 2015）以来，多くの集中治療医は driving pressure（駆動圧）を 14 cmH$_2$O 未満に最小限に抑えるという目標を追加している．
- しかし，頭部 CT では肉眼的損傷は判然としないが，Philip は低酸素性脳損傷のリスクがある．そのため，可能であれば，神経保護を行うよう換気戦略を調整すべきである．当面は，最適な脳血流を維持するために，PaO$_2$ > 10 kPa（75 mmHg），PaCO$_2$ 4.5～6.0 kPa（33.75～45 mmHg）を目指す．神経保護を達成するように人工呼吸器を設定するが，可能であれば肺保護戦略を維持することを目指す．

その後 24 時間，Philip を鎮静状態に保ち，神経と肺を保護する人工呼吸器管理を行った．一酸化炭素レベルは 15％以下に低下した．計算と臨床評価から輸液蘇生を行った．入院時の CT では，急性の頭蓋内異常と骨損傷はなかったが，肺に広範な慢性気腫性変化があった．人工呼吸器管理を純粋な肺保護戦略に変更した．

2 日目，Philip の酸素必要量が増加し，吸気圧が上昇し，腎機能が悪化していることに気づいた．さらに，体温調節が困難になっている．

鎮痛と鎮静を続けているが，Philip は痛みを感じているようである．

警察から，Philip の家にあった酸素ボンベが火災に関係している可能性があると連絡があった．警察は Philip の 2 人の息子に父親が入院していることを伝えた．息子らは船旅に出ているが，明日には来院できるとのこと．

Philip の換気が難しくなっている理由は？

- 気道熱傷―熱傷患者の 10～20％が気道熱傷を負っている．声門下の呼吸粘膜損傷を引き起こすメカニズムは複雑である．住宅火災で放出される化学刺激物質によって，サブスタンス P，ニューロキニン A，カルシトニン遺伝子関連ペプチドなどの炎症性サイトカインが放出される．これは気管支収縮，走化性，一酸化窒素合成酵素を活性化させる．血管透過性が増加し，さらに気管支収縮が起こり，低酸素性肺血管収縮が消失する．V/Q ミスマッチの悪化があり，滲出液は円柱形成と肺胞崩壊につながる．最終的に，ミトコンドリア機能障害が進行し，細胞のアポトーシスが起こる．
- ARDS―気道熱傷，BSA40％以上の熱傷，BSA20％以上の全層熱傷は，熱傷に伴う ARDS 発症のリス

ク因子である．この状況での ARDS は極めて高い死亡率と関連している．
- 既存の肺疾患—Philip の家には酸素ボンベがあり，胸部 CT では肺の気腫性変化の所見があった．Philip は長期間在宅酸素療法を受けていた可能性があり，基礎的な肺機能が低下している可能性が高い．
- 小さいサイズの ETT—比較的小さな内径の気管チューブが挿入されているため，Hagen-Poiseuille の法則に従って流量が減少する．チューブ内の乾燥した分泌物はさらに気流を悪くする．成人男性では 7.0 mm は理想的ではないが，これでも Philip の人工呼吸は可能なはずである．換気困難を完全に説明できるものではない．
- 肺挫傷—浮腫と血腫は肺の自然な構造と弾力性を変化させる．これらは最初の 24 時間をかけて進行し，酸素化と換気が徐々に難しくなる．
- 胸水や気胸—病態が進行していないか調べる．Philip は，肺の基礎疾患があり，気道熱傷，人工呼吸器管理中であることを考慮すると，このような状態に陥りやすい．

Philip の体温管理が難しい理由は？

熱傷患者は基礎体温が上昇し，高体温になる傾向がある．しかし，体温調節に重要な役割を果たす皮膚の露出や完全性の喪失により，低体温になることもある．体温が変化する理由には以下のようなものがある：
- 代謝亢進—重度の熱傷では，受傷後 5 日以内にカテコラミンによる代謝亢進状態が引き起こされる．高体温は炎症反応の一部として発現する．
- 皮膚の完全性—熱傷部位は経皮保護層を失うため，不感蒸泄の影響を受けやすくなる．放熱による熱損失を減らすために，周囲温度を高く保つ必要がある．手術が必要な場合，患者は周術期に低体温の危険にさらされる．
- 感染症—重症で皮膚保護バリアが大きく欠損しているため，敗血症にかかりやすい．

熱傷患者における腎不全の原因は？

- 循環血液量減少—血管透過性亢進，ナトリウム-カリウムポンプ障害，ナトリウム貯留が，全身浮腫と有効循環血液量減少の原因となる．自由水の増加は，血漿浸透圧低下と腎浮腫につながる．これは，不感蒸泄の増加によってさらに悪化する．
- 心筋抑制—血漿浸透圧低下，腫瘍壊死因子（TNF），酸素フリーラジカルはすべて心筋抑制につながり，結果として腎灌流が低下し，急性尿細管壊死が起こる．
- 低酸素血症—低酸素血症を引き起こす呼吸器障害により，腎臓への酸素供給が減少する．
- 腎毒性—熱傷患者の治療に使用される抗菌薬は腎毒性を示すことがある（アミノグリコシド系など）．
- 炎症—熱傷後に放出される炎症性メディエータ（TNF，インターロイキン，トロンボキサン，ロイコトリエン，血小板活性化因子，プロスタグランジン）は，血管透過性の亢進と DIC の両方に関与し，腎毛細血管床に微小血栓が生じる．
- ヘモグロビン尿—熱傷は赤血球の破壊を引き起こす．大量の遊離ヘモグロビンが腎糸球体を通過し，円柱を形成したり，尿細管を閉塞したりする．また，ヘモグロビンの再吸収と変性に伴ってヘムが放出され，鉄イオンが酸素フリーラジカルを発生させることで，さらに尿細管障害を起こすこともある．
- 横紋筋融解症—熱傷，圧挫，電撃傷は，主に毛細血管漏出を伴ういくつかの機序を介して横紋筋融解症を引き起こし，灌流低下，虚血，組織壊死を引き起こすことがある．

なぜ Philip は痛みを感じやすいのか？

　Philip には多くの潜在的な痛みの原因がある．全層熱傷は真皮と表皮の神経終末が失われているため，本質的な痛みはないかもしれないが，部分熱傷の隣接部位は非常に敏感である．ドレッシング材の交換，体交／可動，理学療法，手術やデブリドマンは，非常に痛みを伴うことがある．その他の痛みや不快感の原因としては，気管チューブの存在，処置に関連した痛み（胸腔ドレーンの挿入など），関節炎などの既存の痛みがある．

　痛みは侵害受容性のものと神経障害性のものがある．最初に，A デルタ（速い）線維と C（遅い）線維が脊髄後角に痛覚刺激を伝達する．神経細胞は視床脊髄路を走行し，視床と皮質，特に帯状皮質に分布する．メディエータには，ヒスタミン，ブラジキニン，ロイコトリエン，プロスタグランジン E2，サブスタンス P などがある．

　鎮痛のためには，事前に多剤併用鎮痛を行うことが望ましい．通常のパラセタモールとオピオイドを併用し，ガバペンチン，プレガバリン，アミトリプチリンなどの非定型薬も考慮すべきである．Philip はオピオイドの点滴を受けているが，補充が必要かもしれない．Philip のニーズは通常の ICU の必要量を超えているかもしれない．局所療法も考えられるが，効果時間には限界がある．

> 　Philip は換気困難となり，コンプライアンスが低下し，濃い黒色の気道分泌物がみられた．気管支肺胞洗浄を行うことにした．

気管支内視鏡検査のリスクとメリットは？

メリット

　気管支鏡検査は，気道熱傷の診断と管理の両方に有用である．気道熱傷の AIS（Abbreviated Injury Score）では，重症度を評価するために気管支鏡検査が必要である．所見は死亡率と相関する．

　毎日の気管支鏡検査と洗浄の臨床的価値については，矛盾したエビデンスがある．炭素質の粘液栓や分泌物を効果的に管理できたという症例報告もある．

リスク

　説得力のある大規模臨床試験のエビデンスが得られるまでは，特に酸素必要量が高い場合は，症例を個別に評価すべきである．リスクには以下がある：

- 気管支痙攣／喉頭痙攣
- 無気肺／気道虚脱／酸素飽和度低下／気道抵抗増大
- 出血
- 感染
- 気道穿孔
- 血管迷走神経刺激／頻脈／肺動脈圧上昇／血行動態不安定
- 頭蓋内圧上昇

3日目，腎機能の悪化を確認し，血液濾過を開始する．Philipは経管栄養の吸収が悪くなり，腹部は膨張している．胸部X線では，後半な両側浸潤影がある．Berlin基準に基づいてARDSと診断する．PEEP 10 cmH$_2$O〔PaO$_2$ 7.9 kPa（59.25 mmHg）〕でFiO$_2$の必要量は0.9に増加している．炎症マーカーは上昇しており，体温は39.1℃である．

かかりつけ医によると，Philipは73歳で，2年前からCOPDのため在宅酸素療法を受けているが，ときおり喫煙しているのではと疑っている．6か月間Philipを診察していないが，前回の往診では，Philipはほとんど1つの部屋で生活しており，息切れのため階段を上ることができず，介護者が1日4回介助している状態であった．

PhilipのARDSの重症度は？

Berlin基準によると，PhilipはP/F比8.8 kPa（65.8 mmHg）〔PaO$_2$/FiO$_2$= 7.9 kPa（59.25 mmHg）/0.9=8.8（65.8）〕の重症ARDSである．

Philipの病前状態とフレイル（虚弱）の評価は？

Philipは重篤で不可逆的な肺の基礎疾患があり，生理的予備能が極めて限られている．Rockwood Frailty Scaleによると，Philipは重度のフレイルで日常生活活動が依存的であるため，7点となる．フレイルの悪化は，集中治療室に入院した患者の死亡率上昇と関連することが示されている．

Philipの臓器機能不全の重症度を評価するためのスコアリングシステムは？

■MODS（multiple organ dysfunction score）
- 6つの領域（P/F比，血小板数，ビリルビン値，血圧調整後の心拍数，GCS，クレアチニン）で点数をつける．
- 複合スコアはICU死亡率，病院死亡率，ICU在院日数のリスクを予測できる．

■Injury Severity Score（ISS）
- 外傷例によく使用され，交通事故に伴う鈍的損傷に最も当てはまる．
- 頭頸部，顔面，胸部，腹部，四肢，外表の6部位の傷害のうち，最も損傷が強い部位に点数を与える．
- 最も点数の高い3つの部位を2乗して合計し，75点満点とする．
- このスコアは一般的に調査ツールとして使用される．

■気道熱傷のAbbreviated Injury Score（AIS）
- 気管支鏡検査で評価された気道熱傷患者の入院死亡率を予測するのに使用できる．
- グレード0〜1では院内生存率が84％と予測されるが，グレード2〜4では57％の生存率にとどまる．

なぜ腸の機能不全が Philip にとって重大な問題か？

　さらなる臓器不全は Philip の悪化の徴候である．熱傷患者では異化が進み，代謝率が劇的に上昇するため，栄養必要量が増加する．BSA 40％以上の熱傷の場合，安静時のエネルギー消費量は通常の 2 倍になる．栄養必要量が満たされないと，創傷治癒不良，免疫不全，多臓器不全の原因となる．

　Philip が経腸栄養を吸収できない場合は，静脈栄養を考慮する必要があるが，これにはかなりのリスクが伴う．熱傷患者の場合，皮膚が損傷しているため，中心静脈カテーテルを留置することが困難であり，カテーテルを清潔に保つことも非常に難しくなる．感染のリスクも考慮しなければならない．

　4 日目，血液濾過をしているにもかかわらず，腎機能は悪化し続けている．下気道感染の徴候があり，ガス交換は極めて悪い．ノルアドレナリンの必要量も増加している（現在 0.7 μg/kg/分）．一晩中，心拍出量モニタリングと心臓超音波を行い，輸液療法とバソプレシンとドブタミンの漸増投与を行った．乳酸値は上昇し始め（現在 5.1 mmol/L），低血糖を防ぐために 10％のブドウ糖の継続投与が必要である．血液凝固も異常がみられ，INR 6.3，血小板 47×10^9/L（4.7×10^4/μL），フィブリノゲン 0.8 g/L（800 mg/dL）である．Philip の息子たち（近親者）が病院に到着した．

血液凝固異常について

　これは DIC である．熱傷による組織損傷は，循環中の破壊産物と組織因子の増加をもたらし，これが凝固経路を活性化する．全身的な炎症反応も補体カスケードを活性化する．その結果，凝固因子の消費，線溶系の活性化，調節蛋白質の減少が組み合わさり，循環全体に微小血栓が形成され，微小血管障害を引き起こし，致命的な状態となる．

Philip の低血糖の理由は？

　難治性の低血糖と INR の異常は肝不全の発症を示唆している．これは低灌流や低酸素性虚血性肝障害の二次的なものかもしれない．これは Philip の多臓器不全への進行という点で非常に悪い兆候である．

　Philip の息子たちは，父親がこの 2 年間で体調が悪くなっており，家での生活がうまくいっていないと話している．外出もままならず，この半年はほとんど椅子に座ったまま過ごしていた．禁煙するように言われているが，友人が週に 2 回，ビールとタバコを持って訪ねてきていた．息子たちは，Philip は蘇生や生命維持装置を望んでいなかったと話している．息子たちに，できる限りの治療をしても Philip の死は差し迫っており，今できる最も大切なことは，Philip の安寧と尊厳を優先し，安らかな最期を迎えることだと説明した．息子たちも，それが正しいことだと同意した．

熱傷患者の転帰は？

　熱傷患者の生存率はケアの向上により改善しつつあるが，BSA 40％以上の成人熱傷患者は合併症や死亡のリスクが高い．高齢者は二次的に死亡する可能性が高い．

　気道熱傷を伴う熱傷患者の死亡率は最大 20％である．その後呼吸器感染症を併発した患者の死亡率は最大 40％である．（その他の熱傷がない）気道熱傷単独のほうが予後がよい．

熱傷生存者が直面する問題は？

　身体的問題には以下がある：
- 疼痛
- 瘢痕組織による可動性や器用さの低下
- 掻痒

　心理社会的後遺症には以下がある：
- うつ病
- 睡眠障害
- 全般性不安
- 心的外傷後ストレス障害
- 多くの患者が身体イメージや性的機能に問題を抱える
- 仕事への復帰が難しい

　社会的孤立を避けるためには，支援ネットワークが重要である．認知行動療法や悲嘆のカウンセリングも有用である．

　その日のうちに臓器サポートを中止し，Philip の友人や家族がそばに集まってから終末期医療を開始した．Philip は臓器サポートをやめてから数分以内に安らかに死を迎えた．

もっと学びたい人へ

- Bishop, S. and Maguire, S. (2012). Anaesthesia and intensive care for major burns. Cont. Educ. Anaesth. Crit. Care Pain 12 (3): 118-122. 熱傷管理の教育的レビュー文献．
- Griffiths, M., McAuley, D., Perkins, G. et al. (2019). Guidelines on the management of acute respiratory distress syndrome. BMJ Open Respir. Res. 6: e000420. 英国胸部学会の支援を受けて英国集中治療医学会が作成した ARDS 管理に関する貴重なガイドライン．
- Vincent, J. and Monero, R. (2010). Clinical review: scoring systems in the critically ill. Crit. Care 14: 207. クリティカルケアのスコアリングシステムに関する教育的レビュー文献．

Part II The Cases

23 血小板数低値の患者

The Patient with Low Platelets

集中治療室での夜勤開始時に，夜間に救急病棟から入室した Jackie（44 歳女性）の血液検査の評価を依頼された．Jackie は昨日，痙攣発作を起こし，目撃していた夫によって病院に搬送された．内科チームは髄膜脳炎と考え，経験的治療を開始した．救急病棟で，その後さらに痙攣発作を起こし，鎮静と人工呼吸が必要となった．気管挿管後の頭部 CT では頭蓋内病変はなかった．血行動態は安定しており，救急病棟入院時と ICU 入室後の検査結果を表 23-1 に示す．

表 23-1　血液検査

	救急病棟入院時	ICU 入室時
血算		
Hb（g/L）	98（9.8 g/dL）	91（9.1 g/dL）
MCV（fL）	80	81
WBC（×10^9/L）	11（11,000/μL）	11（11,000/μL）
Neut（×10^9/L）	5.5（5,500/μL）	5.6（5,600/μL）
Plt（×10^9/L）	27（2.7×10^4/μL）	28（2.8×10^4/μL）
INR	1.1	1.1
aPTT（秒）	27	28
血液塗抹標本	−	結果待ち
肝機能検査		
ALT（U/L）	−	43
AST（U/L）	−	42
Bili（μmol/L）	−	結果待ち
腎・電解質		
Na（mmol/L）	136（mEq/L）	137（mEq/L）
K（mmol/L）	4.8（mEq/L）	5.0（mEq/L）
Ur（mmol/L）	7.4（20.7 mg/dL）	7.8（21.8 mg/dL）
Cr（μmol/L）	121（1.37 mg/dL）	125（1.41 mg/dL）
CRP（mg/L）	<5（0.5 mg/dL）	<5（0.5 mg/dL）

ALT：アラニンアミノトランスフェラーゼ，aPTT：活性化部分トロンボプラスチン時間，AST：アスパラギン酸アミノトランスフェラーゼ，Bili：ビリルビン，Cr：クレアチニン，CRP：C 反応性蛋白，Hb：ヘモグロビン，INR：国際標準比，K：カリウム，MCV：平均赤血球容積，Na：ナトリウム，Neut：好中球，Plt：血小板，Ur：尿素，WBC：白血球．

血液検査の解釈は？

　白血球数とCRPはすべて正常範囲内にあり，感染症らしくはない．ASTとALTは正常範囲内で，血清ビリルビン値は結果待ちである．INRとaPTTが正常であり，凝固は現在正常範囲内であることが示唆される．尿素とクレアチニンは正常値より軽度上昇しており，腎障害を示唆している．ヘモグロビン値も正常値より低いが，最も目立つ異常は血小板減少のようである．

血小板減少症の定義

　成人において，血小板減少症は血小板数が正常下限値〔$<150×10^9$/L（$15×10^4$/μL）〕を下回るものと定義され，さらに以下のように分類される：
- 軽度：$100〜149×10^9$/L（$10.0〜14.9×10^4$/μL）
- 中等度：$50〜99×10^9$/L（$5.0〜9.9×10^4$/μL）
- 重度：$<50×10^9$/L（$5.0×10^4$/μL）

　Jackieの血小板数は$28×10^9$/L（$2.8×10^4$/μL）であり，重度の血小板減少症である．

血小板減少症のリスクは？

　血小板数が少ない場合のリスクは出血が一般的であるが，血小板の機能的な質（血栓を形成する能力）も出血のリスクに影響する．したがって，血小板数は正常だが血小板の機能障害がある患者は，血小板減少症で血小板が正常に機能している患者よりも出血リスクが高い．質的欠陥がなければ，血小板数と症状の目安は以下のとおりである：
- $<50×10^9$/L（$5.0×10^4$/μL）は外傷や手術後の過剰出血を伴うことがある．
- $<20×10^9$/L（$2.0×10^4$/μL）未満は自然出血を伴うことがある．
- $5〜10×10^9$/L（$0.5〜1.0×10^4$/μL）は，生命を脅かす自然出血の危険性が高い．

　重症患者では，血小板減少症は死亡リスクの増加と関連している．しかし，このリスクの増加は出血によるものではなく，血小板減少が重篤な病的状態のマーカーとして機能することによるものである．

腰椎穿刺（LP：lumbar puncture）を行う際の血小板数の閾値は？

　一般的に，血液悪性腫瘍のない患者で，凝固障害がない場合，血小板数が$40×10^9$/L（$4.0×10^4$/μL）以上であることが理想的である．しかし，許容される閾値については，施設のガイダンスや方針を参照されたい．さらに，血小板輸血はLPに関連するリスクの一部を軽減するのに役立つかもしれないが，血小板輸血は患者を合併症（感染症，輸血関連急性肺障害，同種免疫，アレルギー反応，アナフィラキシー反応など）にさらす危険があることも覚えておく．輸血は，治療の指針として必要と判断された場合にのみ行うべきである．本症例では，血小板数が非常に少なく，感染症であるという明確な証拠がまだないため，血小板輸血とLPを行うリスクは利益を上回るかもしれない．

血小板は体内でどのように作られるか？

骨髄内の巨核球前駆細胞が分裂して巨核芽球を形成する．この細胞は核だけが分裂し，細胞自体は分裂しない．このプロセスは「細胞内分裂重複」として知られており，これが完了すると，成熟した巨核球が形成され，いくつかの核と血小板顆粒を含む細胞質を持つ大きな細胞となる．その後，大量の無核血小板がこれらの細胞から分断され，循環に入る．

トロンボポエチン（TPO：thrombopoietin）は巨核球の形成と成熟を刺激する．これは肝臓と骨髄の間質細胞内で作られる．興味深いことに，TPO が循環中に放出されると，血小板上の特異的レセプターと結合し，効果的に除去される．したがって，遊離濃度と活性濃度は血小板数と逆の関係にある．

血小板の正常寿命は？

通常，血小板の平均寿命は 7～10 日であり，循環から除去されて，肝臓や脾臓の細網内皮系によって破壊される．

クリティカルケアにおける血小板減少症の頻度は？

血小板減少症は重症患者によくみられる所見である（25～55％）．

血小板減少症のメカニズムは？

クリティカルケアにおいて，血小板減少症の最も重要な 2 つの原因は，敗血症とヘパリン起因性血小板減少症（HIT：heparin-induced thrombocytopenia）であるが，血小板減少を引き起こすメカニズムは大きく 3 つに分けられる：
- 血小板産生低下
- 血小板破壊亢進
- 血小板分布異常

血小板産生低下の原因は？

- 骨髄疾患（骨髄腫，急性白血病，再生不良性貧血，転移性癌，骨髄線維症など）
- 化学療法
- 放射線療法による骨髄抑制
- ウイルス感染症（HIV，EBV，CMV など）
- アルコール
- 骨髄異形成（巨核球増殖障害）

このような状況では，他の細胞（赤血球や白血球など）の減少も同時に起こる傾向があり，血液塗抹標本で容易に確認することができる．これらの原因による出血は，通常，血小板輸血が必要となる．

血小板破壊亢進の原因は？

非免疫機序
- 敗血症
- 播種性血管内凝固（DIC：disseminated intravascular dissemination）
- 溶血性尿毒症症候群（HUS：haemolytic-uraemic syndrome）
- 血栓性血小板減少性紫斑病（TTP：thrombotic thrombocytopenic purpura）
- ヘパリン起因性血小板減少症（HIT）
- 子癇前症や子癇
- 体外循環（人工心肺や血液濾過など）

　根本的な問題が特定され，それに応じた治療がされていれば，このような状況で血小板輸血が必要になることはほとんどない．また，TTP，HUS，HIT は出血よりもむしろ微小血管血栓症や閉塞症に関連する可能性が高いので，これらの管理で血小板輸血が必要になることはほとんどない．HIT や TTP 患者では血小板輸血後に臨床的悪化が起こる危険性がある．

免疫介在性機序
- 薬剤（β-ラクタム系抗菌薬，バンコマイシン，キニーネ，キニジン，スルホンアミド，プロカインアミドなど）
- 自己免疫疾患
- 同種免疫感作原因薬剤を中止すれば血小板値は正常に戻るが，重度の血小板減少症では血小板輸血が必要となる．

血小板分布異常の原因は？

　脾臓は通常，循環血小板量の約 30〜40％が貯留しているが，門脈圧亢進症などで脾臓が腫大している場合には，この割合が増加する．脾機能亢進症だけで出血が起こることはまれで，血小板数が 40〜50×10^9/L（4.0〜5.0×10^4/μL）以下になることはまれである．

ヘパリン起因性血小板減少症（HIT）とは？

　ヘパリン起因性血小板減少症は，未分画ヘパリンや低分子ヘパリンに曝露された後に起こる，生命を脅かす可能性のある合併症で，投与量，投与時期，投与経路とは関係しない．HIT は重症患者の 0.5〜1.0％に起こると推定されている．HIT には 2 つのタイプがある：

- I 型（HIT I）は臨床的に重要ではなく，ヘパリン投与後 48 時間以内に起こる傾向があり，非免疫介在性の血小板凝集によると考えられている．血小板数が 100×10^9/L（10.0×10^4/μL）を下回ることはまれで，ヘパリン投与を続けても正常レベルに戻るのが一般的である．HIT I 型では血栓症は起こらず，ヘパリン投与を中止する必要はない．
- II 型（HIT II）またはヘパリン誘発性血小板減少・血栓症（HITT：heparin-induced thrombocytopenia and thrombosis）は，血小板減少に血栓症を伴う臨床的に重要な症候群である．血栓性合併症のリスクは，ヘパリンを中止して非ヘパリン系抗凝固薬を開始するまで続く．

表 23-2　検査前確率スコア

評価項目	2 点	1 点	0 点
急性の血小板減少	＞50％の減少 and 最低値 ≧20×10⁹/L（2×10⁴/μL）	30〜50％の減少 or 最低値 10〜19×10⁹/L（1〜1.9×10⁴/μL）	＜30％の減少 or 最低値 ≦10×10⁹/L（1×10⁴/μL）
発症のタイミング	ヘパリン曝露後 5〜10 日で発症 過去 30 日以内に曝露歴がある場合は曝露後 1 日で発症	ヘパリン曝露後＞10 日経過して発症，ないし曝露歴不明 過去 31〜100 日以内に曝露歴がある場合は曝露後 1 日以内での発症	ヘパリン曝露後 4 日以内での発症，ないし曝露歴不明
血栓症	ヘパリンボーラス後に新規血栓症やアナフィラクトイド反応あり	進行性，再発性の血栓症あり 皮膚紅斑，血栓症の疑いあり	なし
他の血小板減少の原因	なし	可能性あり	確実にあり

0〜3 点：低リスク，4〜5 点：中リスク，6〜8 点：高リスク．

HITT の原因と診断法は？

　HITT は，ヘパリン-血小板第 4 因子（PF4）免疫グロブリン G（IgG）抗体が血小板に結合して活性化し，血栓形成を促進することによって起こる．抗 PF4 抗体は重症患者の最大 50％にみられる．抗 PF4 抗体を検出するための最も一般的な検査法は，HITT の診断に対する特異性が低い．したがって，HITT は依然として臨床診断が中心であり，HITT に精通した専門家への相談が不可欠である．代替抗凝固薬の副作用の観点から，過剰診断のリスクを減らすため，4T スコア（Thrombocytopenia：血小板減少，Timing of platelet count fall：血小板数減少のタイミング，Thrombosis and other causes of thrombocytopenia not evident：血栓症および血小板減少の他の原因が明らかでない）を用いた検査前確率が中間の場合（例えば 4〜5 点；表 23-2）にのみ，これらの抗体を検査すべきである．

HIT は通常いつ起こるか？

　典型的な HIT は，ヘパリン投与開始後 5〜10 日の間に起こる傾向がある．しかし，過去 100 日以内にヘパリンに曝露されたことのある人では，ヘパリン投与開始後数時間から 1〜2 日以内に急速発症 HIT となることもあるため，病歴を明確にし，以前の薬剤処方を精査する必要がある．まれに，ヘパリン中止後数日たってから遅発性 HIT を発症し，血栓性合併症を呈することがある．

HITT による死亡率は？

　未治療のまま放置すると，HITT の死亡率は 20％に達するが，早期診断と適切な管理により，死亡率は 2％以下に低下する．

HITT急性期後，ヘパリンはいつから投与できるか？

通常，発症から約100日経過すれば，抗体が消失するのに十分な時間が経過しているため，状況によっては（心臓血管外科手術など）ヘパリンを再投与することができる．

> Jackieの血行動態は安定しており，鎮静状態と人工呼吸器管理が維持され，ガス交換も良好で，髄膜脳炎と推定されるため経験的治療を受けている．ベッドサイドの看護師から，敗血症で血小板が低下しているのかと尋ねられた．

敗血症で血小板減少を引き起こすメカニズムは？

敗血症の場合，血小板数は減少しうる：
- 骨髄抑制
- DICの一部として
- 血小板破壊亢進
- DICとは無関係の血小板消費によるもの

敗血症の原因を効果的に管理し治療することで，血小板減少症は治る．

DICとは？

DICは比較的一般的な病態で，ICU患者の最大19％にみられ，通常は敗血症が原因となる．DICは消費性凝固障害やフィブリン減少を起こすことが知られており，血栓症と出血の両方を引き起こす可能性がある全身性病態である．DICは単独で発症することはないため，根本的な原因を特定し，正しく治療することがDICの管理には不可欠である．凝固促進物質（組織因子など）が循環中に放出され，凝固系と血小板が全身的に活性化されることが，基本的な病態生理学的機序である．

DICで起こる検査値異常は？

これらの凝固異常の基本的な原理は，未治療の急性DICにおいて，凝固因子が肝臓で補充できるよりも速く消費され，血小板も骨髄巨核球が放出できるよりも速い速度で消費されるということである．その結果，以下のような異常がみられる．
- プロトロンビン時間（PT）の延長／国際標準比（INR）の上昇
- 活性化部分トロンボプラスチン時間（aPTT）の延長
- トロンビン時間（TT）の延長
- 血小板減少
- フィブリン（およびフィブリノゲン）を消化するプラスミンの活性上昇によるフィブリン分解産物（FDP）の増加．これは，D-ダイマー測定を使用して測定できる．
- 低フィブリノゲン血症

■微小血管障害性溶血性貧血（MAHA：mcroangiopathic haemolytic anaemia）は，末梢血塗抹標本で破砕赤血球（断片化した赤血球）を観察することで証明される．

> Jackie は 4T スコアで HIT のリスクは低い（過去 100 日間にヘパリンへの曝露がない）ので，抗 PR4 抗体の検査は現時点では必要ない．検査技師に保留中の血液塗抹標本について尋ねると，破砕赤血球がみられたとのことである．検査技師は間接ビリルビン検査も行い，41 μmol/L（2.4 mg/dL）であった．

この時点ですでに送られている検体で，他にどのような検査を追加するか？

Coombs 試験，フィブリノゲン値，D-ダイマー測定とともに，乳酸脱水素酵素（LDH）の追加を依頼する．本症例では破砕赤血球がみられ，血液塗抹標本からは MAHA の存在を示唆している．

間接ビリルビン検査の意味は？

肝臓はビリルビンの代謝と胆汁の産生を担っている．血液中のビリルビンのほとんどはヘムの分解から生成され，ほとんどが非抱合型である．この非抱合型または「間接型」は非水溶性であるため，血液中でアルブミンと結合し，尿中に排泄されない．したがって，ヘムの分解が進み，ビリルビンの間接型が増加した場合（この結果から明らかなように），溶血などの原因が考えられる．

Coombs 試験を行う目的は？

赤血球の免疫介在性破壊は，後天性溶血性貧血の最も一般的な原因の 1 つである．これらの反応を引き起こす抗体は，温式凝集素（体温で反応する IgG 抗体）と寒冷凝集素（深部体温以下で反応する IgM 抗体）に分けられる．この検査は以下のような直接検査と間接検査がある：
- 直接 Coombs 試験または直接抗グロブリン試験（DAT：direct antiglobulin test）は，温式凝集素を検出するために使用される．患者の赤血球を調製し，様々な免疫グロブリンに対する抗血清やモノクローナル抗体に直接曝露する．正しく実施されれば，99％以上の温式凝集素による自己免疫性溶血性貧血患者が同定される．
- 間接 Coombs 試験または間接抗グロブリン試験（IAT：indirect antiglobulin test）は，患者の血清と正常赤血球をインキュベートすることにより，循環抗体が存在するかどうかを判定する．この検査は，輸血のための血液適合性検査や，新生児の溶血性疾患を引き起こす可能性がある抗体の妊娠中スクリーニングなど，親和性の低い抗体の検出に使用される傾向がある．

> 検査技師から朝の引継ぎの直前に，直接 Coobs 試験が陰性，D-ダイマー測定 200 μg/mL 未満，フィブリノーゲン 3.5 g/L（350 mg/dL），LDH 510 U/L であると報告を受けた．

この結果の解釈は？

　血液内科医へ相談するのが賢明だろう．しかし，Coombs 試験が陰性であることは，自己免疫過程が存在しないことを示唆している．D-ダイマー測定が正常であることは，FDP が病的なレベルで存在しないことを示しており，正常な凝固能とフィブリノーゲン値と合わせて，DIC の可能性は非常に低くなる．LDH の値は非常に高く，おそらくこの患者の溶血を反映している．

血液検査結果を考慮すると，この患者の血小板減少の最も可能性の高い原因は？

　重度の血小板減少症，MAHA の所見，Coombs 試験陰性，LDH 上昇，臓器機能障害（腎機能障害など），凝固能正常は，血栓性微小血管症（TMA：thrombotic microangiopathy）の存在を強く示唆している．

血栓性微小血管症とは？

　TMA は，以下を特徴とする疾患群である：
- 血小板減少
- MAHA
- 溶血や微小血管血栓症の所見

　TMA には以下が含まれる：
- 血栓性血小板減少性紫斑病（後天性や遺伝性）
- 志賀毒素媒介性 HUS
- 薬剤性 TMA（キニーネ，タクロリムスなど）
- 骨髄移植，血管炎，妊娠に合併する症候群

HUS とは？

　この症候群は一般的には小児や高齢者が多く罹患し，通常は大腸菌 O157：H7 による先行感染の結果である．志賀毒素 1 や 2 をコードする遺伝子を持つ大腸菌は重要なヒト病原体である．志賀毒素産生大腸菌（STEC：Shiga toxin-producing *E. coli*）と呼ばれる志賀毒素 2 を産生する株は，志賀毒素 1 を産生する株よりも病原性が強く，前者は HUS や血の混じった痛みを伴う下痢を引き起こす可能性が高い．
　HUS は通常，下痢発症後 5〜13 日の間に発症し，以下のような特徴がある：
- 急性腎不全
- MAHA
- 血小板減少

STECは重症化する可能性があるため，これらの特徴がある場合は，疑いを強く持つ必要がある．しかし，腹痛がないこと，血性下痢が1週間以上続くこと，小球性貧血，体重減少，発熱（38.5℃以上，病院で測定）は，STEC感染の可能性を下げる特徴の一部である．

非定型HUS（aHUS：atypical HUS）も起こりうるが，これは補体調節蛋白に対する抗体や慢性的な補体活性化をもたらす遺伝子異常によるものである．このような症例の管理は難しく，専門医の介入が必要である．

HUSの治療法は？

HUSに対する特異的な治療法はなく，主に支持療法にとどまっている．ADAMTS13値（本症例で後述）はHUSでは正常であると報告されており，血漿交換や輸血が転帰を改善することは示されていない．HUS患者は，ある時点で腎支持療法を必要とするかもしれない．しかし，早期の透析が臨床転帰に影響するというエビデンスはない．aHUSでは，エクリズマブ（C5蛋白での終末補体活性化を阻害するモノクローナル抗体）の使用がaHUSの解決と腎機能の維持・改善に有効である．また，重度の中枢神経系障害を呈する患者にも使用される．

> 入院記録と内科チームのカルテを確認した結果，Jackieに激しい腹痛や下痢の先行症状がなかったことから，STECの可能性は低いと結論づけた．

血栓性血小板減少性紫斑病（TTP）とは？

TTPは非常にまれな疾患であり，全人口における推定発症率は100万人あたり6人である．血漿交換により，病勢が進行して古典的な以下の"5徴"をすべて呈することはまれである：
- MAHA
- 血小板減少
- 急性腎不全
- 発熱
- 重篤な神経症状

現在では，ほとんどの患者は溶血性貧血と血小板減少のみを呈する傾向がある．血漿交換による治療を開始することが急務である．この最新の治療法では，TTPによる死亡率は約10～20％である．しかし，未治療のまま放置すると，TTPは3か月以内に90％が死亡する．

TTPの原因は？

TTPの遺伝型と後天型はどちらも，ADAMTS13（a disintegrin-like and metalloprotease with thrombospondin type 1 motif, member 13）として同定されるメタロプロテアーゼの欠損や抗体が原因である．ADAMTS13の役割は，内皮細胞によって産生されるvon Willebrand因子（vWF）の「超大型」多量体を切断することである．これらの「超大型」vWF多量体が持続すると，血小板の凝集と接着を促

表 23-3　PLASMIC スコア

		0 点	1 点
血小板数	$<30\times10^9$/L（3.0×10^4/μL）	No	Yes
溶血	網状赤血球数＞2.5％ ハプトグロビンが検出されない 間接ビリルビン＞34.2 μmol/L（2 mg/dL）	No	Yes
活動性の癌	過去 12 か月以内に癌の治療を受けた	Yes	No
固形臓器移植または幹細胞移植の既往歴がある		Yes	No
MCV	$<9.0\times10^{-14}$ L（＜90 fL）	No	Yes
INR	＜1.5	No	Yes
クレアチニン	＜176.8 μmol/L（2 mg/dL）	No	Yes

INR：国際標準化比，MCV：平均赤血球容積．

進する．ADAMTS13 やそれに対する抗体の値は，血液検査で検出することができる．ADAMTS13 の濃度が 5〜10％未満であれば TTP と関連する．検体を他施設へ送る場合など，検査結果がすぐに得られるとは限らないため，ADAMTS13 活性値の結果のみに基づいて診断を下すことは推奨されない．

ADAMTS13 活性が 10％未満である可能性を予測できるスコアリングシステムとは？

TTP は早期に血漿交換を開始することが有益であると考えられており，ADAMTS13 活性の結果が出るまでの間，TTP が疑われる成人入院患者に対し PLASMIC スコアで評価が可能である（表 23-3）．しかし，すでに血漿交換を受けた患者には使用できない．

PLASMIC スコアが高ければ（6〜7 点），ADAMTS13 活性が 10％未満であることを予測する感度は 91％であり，臨床的判断よりも優れている．さらに，低いスコア（0〜4 点）は，ADAMTS13 活性が 10％未満ではないことを示唆し，特異度は 99％に近づき，別の診断を考慮する必要がある．

Jackie の PLASMIC スコアは 7 点で，ADAMTS13 活性が 10％未満であるリスクが高い．専門医の診断を受け，TTP の治療を開始すべきである．

TTP の治療について

TTP の治療の中心は，管理の専門知識を備えた環境での血漿交換（PEX）である．ADAMTS13 に対する抗体が関与する TTP では，最も良好な効果が得られる．治療は，血小板数が正常レベルに戻るか，別の診断が確定するまで継続される．さらに，TTP と推定される患者には，グルココルチコイドとリツキシマブ（CD20 に対するモノクローナル抗体）を投与すべきである．TTP の重症例（痙攣，錯乱，昏睡，

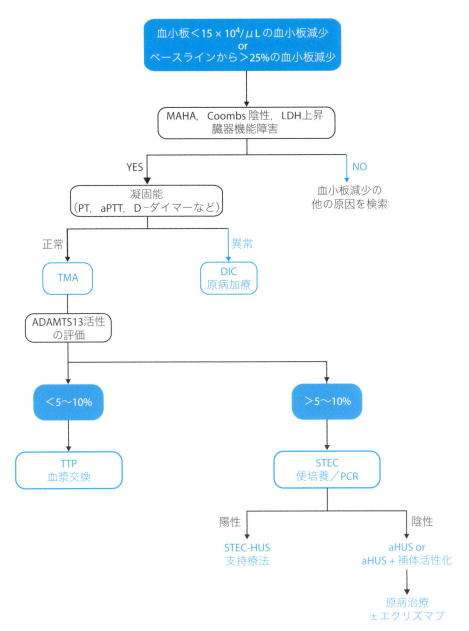

図 23-1 クリティカルケアにおける DIC と TTP・HUS の鑑別アルゴリズム
出典：Vincent, J.-L. et al. 2018/Springer Nature/Public Domain CC BY 4.0.

脳症など）には抗 vWF 抗体カプラシズマブの投与も考慮すべきである．これらの治療法の決定は，TTP の治療に精通した専門家が行う．

血漿交換療法（PEX）について

　その名のとおり，血漿交換は，患者の血漿を除去し，分離し，そして根本的な問題を治療するために必要な置換液と交換する．濾過法を用いた血漿交換は，直径 0.2 μm までの細孔を持つ半透膜を利用した腎透析装置で行われる．これにより，免疫複合体，補体因子，免疫グロブリンなど，最大 $3×10^6$ Da

までの物質を交換することができる．手技のための静脈アクセスは，VasCath™（透析用血管内留置カテーテル）やトンネル型ライン（パーマキャスや Hickman® ラインなど）のような中心静脈が理想的である．回路の局所抗凝固療法は，クエン酸塩の使用など血液濾過法の場合と同様で，必要となるモニタリングや問題点も同様である．TTP の場合，置換液には ADAMTS13 酵素と機能性 vWF が含まれていなければならない．

　朝の引き継ぎで，Jackie が安定していることをチームに伝え，夜間に実施した検査結果を提示し，TTP の診断と ADAMTS13 測定を提案した（図 23-1 に概略を示す）．夕方，夜勤に戻ると，日中の指導医が，TTP の推定診断で血漿交換可能な専門施設に転院となったと聞き，「よく拾い上げたね」と褒められた．その後，夜勤中に，一般病棟の他患者の診察に呼ばれたが，その患者も同様に血小板減少症を呈していたので，心の中で微笑んだ．

もっと学びたい人へ

・Thachil, J. and Warkentin, T. (2016). How do we approach thrombocytopenia in critically ill patients? Br. J. Haematol. 177: 27-38. 実践的な指針を提供し，クリティカルケアにおける血小板減少症のメカニズムを議論する包括的なレビュー．
・Brocklebank, V., Wood, K., and Kavanagh, D. (2018). Thrombotic microangiopathy and the kidney. Clin. J. Am. Soc. Nephrol. 13: 300-317. TMA の詳細なレビューとその診断／管理への実践的アプローチ．

Part II　The Cases

24　COVID-19 の患者

The Patient with COVID-19

　本書の執筆は SARS-CoV-2（COVID-19）の大流行によって中断された．この時期は集中治療にとって，間違いなく記憶に残る最も困難な時期であり，この問題を扱った症例を本書に掲載しなければ，不完全なものとなってしまうだろう．

　この事例は，パンデミックが世界中で起こり，終息には程遠い 2021 年後半に向けた時期に設定されている．本書が出版される頃には，公衆衛生の管理戦略も COVID-19 の研究もさらに進展していることだろう．

　パンデミックの発生と前後して，現場ではさまざまな用語が発達した．その一例が感染区分や隔離区分の名称である．例えば，多くの施設では色分けシステム（赤，緑，青など）が使われていた．本書でいう「ホット」エリアとは，COVID-19 が確定または疑われる患者が管理されているゾーンのことである．「コールド」エリアとは，COVID 感染の可能性が最小限であるゾーンのことである．

　救急部門の「ホット」症状である呼吸困難を伴う 45 歳の男性を診察するよう依頼された．患者である Jonathan は肥満で，高血圧のためにアムロジピンを服用しているが，それ以外は健康である．ナイトクラブの警備員としてフルタイムで働いており，妻と 2 人の小さな子供がいる．救急部門に到着すると，看護師からマスクや帽子などの個人用保護具（PPE：personal protective equipment）を用意するよう指示があった．Jonathan の COVID-19 の迅速 PCR 検査は陽性であった．

PPE とは？

　PPE とは，生物学的，化学的，放射線学的，電気的，機械的危険への曝露を防止または最小化するために使用される装備のことである（マスク，呼吸マスク，ガウン，つなぎ服，ゴーグル，フェイスシールド，バイザー，ブーツなど）．PPE がなければ，これらの危険にさらされ，外傷や疾病の罹患につながる可能性がある．PPE は，医療従事者を放射線や生物学的病原体（ウイルスや細菌など）から保護する．PPE の主な特徴を**表 24-1** に示す．

「空気感染」とは？　また感染を減らす方法は？

　世界保健機関（WHO）は，空気感染粒子をエアロゾル（直径 5 μm 未満）と飛沫（直径 5 μm 以上）と定義している．
- エアロゾルは空気中に浮遊し，飛沫よりも長い距離を移動できる．
- 飛沫は通常，発生源から 1 m 程度に限定され，空気中を浮遊できない．

　空気感染を減らすために用いられる方法には，以下のようなものがある：

表 24-1 個人防護具（PPE）の特徴

カテゴリー	特徴
設計上の特徴	粘膜の保護 PPE 同士の接合部の数を最小限にする 視界を妨げない コミュニケーション能力の確保 サイズと快適性を考慮した人体要素を考慮したデザイン
素材性能	作業期間中の保護が可能であること 繰り返しの消毒に耐える 熱帯気候での使用に耐える包装
理想的な使用法	最小限の手順で着脱手順を標準化すること 非毒性で環境に優しい方法で PPE を廃棄する

- ソーシャルディスタンスや隔離（訳者注：ついたてなどのセパレーションも含む）．
- 飛沫拡散による二次汚染を軽減するための手指衛生（WHO 手指衛生の 5 つのタイミング）．
- 医療用手袋
- サージカルマスク—これらは「平らまたはプリーツ状で，ストラップで頭部に固定されるマスク」と定義されている．
- 呼吸マスク—これらは空気供給式と空気浄化式に分けられ，後者はさらに動力式（動力式空気浄化呼吸器または PAPR）と非動力式に分けられる．空気供給式マスクと空気浄化式マスクは高価で，使用できる範囲が限られており，装着には適切なトレーニングが必要であるため，医療現場で使用することが推奨されているのは非動力式マスクである．N95 は，濾過効率 95％以上の非動力式マスクである．FFP2 と FFP3 は，それぞれ濾過効率 94％以上と 99％以上の非動力式マスクである．FFP2 マスクは標準的な呼吸マスクで，FFP3 マスクは高度な濾過が必要な場合に使用される．
- ワクチン接種プログラム．

> FFP3 マスクを選択し，PPE を装着する．Jonathan の呼吸数は 45 回/分，酸素飽和度は 15 L の酸素吸入マスクを使用し 88％，血圧 155/85 mmHg である．怯えているようにみえるが，完璧な文章で話すことができる．COVID-19 の予防接種を受けていないとのこと．動脈血ガスは PaO_2 8.5 kPa（63.75 mmHg），$PaCO_2$ 3.5 kPa（26.25 mmHg），pH 7.40，乳酸 0.5 mmol/L，塩基余剰 1.5 mmol/L である．救急部門チームはすでに高流量経鼻酸素をセットアップしている．

主な懸念事項は？

若く，リスク因子を持つワクチン未接種の人の重度の呼吸困難で，COVID-19 が確認されている．Jonathan は状態悪化と呼吸停止のリスクが高い．

COVID-19 とは？

　COVID-19 は，わずか 20 年の間に，動物コロナウイルスがヒトに感染した 3 番目の事例である．最初に報告されたのは中国の武漢だった．ウイルスの分類に関する国際委員会のコロナウイルス科研究グループ（CSG：Coronaviridae Study Group）は，COVID-19 の原因ウイルスは 2002 年に SARS の大流行を引き起こしたウイルスと共通の祖先を持つと認識し，このウイルスを SARS-CoV-2 と命名した．ウイルス学の用語では，SARS-CoV-2 は，重症急性呼吸器症候群関連コロナウイルスの原型であるヒトやコウモリの重症急性呼吸器症候群ウイルス（SARS-CoV）と姉妹関係にある．

　本症例の執筆時点では，SARS-CoV-2 に感染したほとんどの人は軽度から中等度の呼吸器疾患を経験し，入院や専門医による治療を必要とせずに回復する．基礎疾患（心疾患，呼吸器疾患，糖尿病，癌，免疫抑制など）を持つ患者は重症化しやすい．しかし，どのような人でも，どのような年齢でも，COVID-19 によって重症化し，死亡する可能性がある．

救急部門の医師に高流量経鼻酸素（HFNO：high-flow nasal oxygen）のセットアップを続けてもらうか？

　答えは Yes である．COVID-19 患者の急性 I 型呼吸不全に対しては，従来の酸素療法よりも HFNO の使用が広く推奨されている（弱い推奨）．どの非侵襲的呼吸サポートが最適かについては，まだ議論が続いている．HFNO や BIPAP，フェイスマスク CPAP，ヘルメット CPAP（H-CPAP）などの NIV デバイスは，すべてこの段階で検討できる．H-CPAP は粒子の飛散や空気の汚染が最も少ないが，騒音，患者が経験する閉所恐怖症の可能性，腋窩や頸部の皮膚損傷，機器の利用可否，適切な使用とセットアップのための教育などが使用上の課題である．HFNO は，セットアップが簡単で，患者の忍容性が高いという利点がある．

酸素化を改善するために，現段階で他に考慮すべき管理戦略は？

　最近のシステマティックレビューでは，COVID-19 による急性呼吸不全を発症した患者において，APP（awake prone positioning：覚醒下腹臥位），すなわちうつぶせに寝かせると，酸素化改善と関連するが，挿管率は低下しないことが示唆されている．残念ながら，フルフェイスマスク CPAP を必要とする肥満患者にとって APP は現実的ではないため，この比較的簡単で効果的な処置は時に不可能である．

> 　救急部門の医師は Jonathan に HFNO（流量 60 L/分，酸素濃度 80％）を装着させ，うつぶせに寝かせた．酸素飽和度はすぐに 99％まで改善した．Jonethan をこの姿勢で 1 時間ほど休ませ，挿管を回避できるほど回復してくるかどうかを確認することにした．

現時点で他に検討すべきことは？

■挿管と人工呼吸の準備—薬剤の準備を開始し，サポートチームが支援できるようにする．これは，「ホット」な蘇生患者を受け入れるために，病院の一部が最近改装されたばかりであれば，特に重要で

- ある．環境は不慣れで，必要な薬剤や設備がすぐに利用できないかもしれない（筋弛緩薬を保存している冷蔵庫など）．
- ベッドサイドでの画像診断―肺と心臓の超音波検査を考慮する．胸部 X 線も望ましい．
- 血液検査―COVID-19 による重症患者に適切な検査が依頼されていることを確認する．血算，白血球，肝機能検査，CRP，INR，トロポニン，プロカルシトニン，D-ダイマー，LDH，フェリチンなど．ガイダンスについては，各々の病院の方針を参照のこと．
- 抗凝固療法―COVID-19 に伴う血栓リスクの増加により，禁忌がない限り，すべての入院患者に静脈血栓塞栓症（VTE）予防が必要である．この原稿を書いている時点では，NICE のガイダンスでは，BMI やその他のリスク因子を通常どおり調整した上で，できるだけ早く，入院後 14 時間以内に標準的な予防的低分子量ヘパリンを使用することになっている．
- ステロイド―the Randomised Evaluation of COVID-19 Therapy Trial（RECOVERY）では，COVID-19 で入院した患者において，デキサメタゾン（6mg，10 日間）の使用は，人工呼吸管理や酸素のみの投与を受けている患者において 28 日後の死亡リスク低下が実証されたが，呼吸サポートを受けていない患者には適用されない．
- 集中治療医への相談―患者の管理や集中治療室への入室の必要性については，できるだけ早期に集中治療医と話し合うべきである．パンデミック時には，ICU は定員オーバーで患者を受け入れられない可能性があるため，早期に話し合いを進めることで，必要に応じて，患者を自施設で収容するか，他院に搬送させるか検討することができる．
- 呼吸器内科医の診察―Jonathan が現在の管理戦略で改善すれば，呼吸器内科病棟で継続的に管理するのに適しているかもしれない．
- 近親者―Jonathan に近親者へ自身の状況を知らせたいかどうか尋ね，自分で話す機会を提供する．近親者との会話は（隔離のため）おそらく電話で行われるだろうし，PPE を着用してのコミュニケーションは困難であることを忘れてはいけない．この議論をするためには，「ホット」な区域から離れるのが最善かもしれない．
- 臨床試験の募集―パンデミック中，COVID-19 に対する効果的な治療と管理戦略を決定するために，多くの臨床試験が迅速に実施された．Jonathan はおそらくこれらの臨床試験のいずれかに参加できるだろう．

COVID-19 の放射線画像的な変化は？

COVID-19 の胸部画像所見は，他の感染症や疾患（SARS，MERS，インフルエンザ A，H1N1，薬物反応，結合組織病など）の所見と類似したり重複する可能性がある．また，胸部 X 線や CT が正常であっても，感染の初期段階では COVID-19 を確実に除外することはできない．

- 胸部 X 線―所見は様々で，感染初期の正常なものから，片側や両側の陰影が，時に肺底部や末梢にまで分布する．両側下肺野の浸潤影は発症から 10〜12 日でピークを迎える．
- 胸部 CT―典型的には，両側肺下部の末梢に分布するスリガラス影（GGO：ground glass opacities）を示し，時に結節状や腫瘤状の浸潤影を伴う．CT 変化のピークは 9〜13 日で，急性肺障害の進展に類似した，より広範な浸潤影を特徴とする．あまり一般的ではない CT 所見としては以下のようなものがある：
  - GGO を伴わない大葉性／区域性の浸潤影
  - 小さい肺結節の散在
  - 肺空洞

- 小葉間隔壁の肥厚
- 気胸
- 胸水貯留

COVID-19 の患者では，他の ARDS 患者に比べて，人工呼吸器管理中の圧外傷（barotrauma）の発生率が高いことが報告されている（24% vs 11%）．

> HFNO（流量 60 L/分，FiO_2 0.5）を用いて腹臥位を行い，90 分が経過したが，Jonathan の呼吸数は 28～30 回/分に減少し，酸素飽和度は 96% であった．デキサメタゾンとエノキサパリンの皮下投与を行った．救急部門でさらに 2 時間，同じ管理を行ったが，HFNO の設定をそれ以上減じることはできなかった．Jonathan の呼吸数は 25～35 回/分になり，腹臥位になっていることが不快に感じ始めている．救急部門チームが，集中治療室に入室させるかどうか尋ねてきた．

今後の方針とその根拠は？

多くの呼吸器病棟は HFNO 患者であれば管理はできるが，早期の集中治療室への入室が賢明である．Jonathan はまだ HFNO によるかなりのサポートを必要としており，経過として明らかに改善したとは言えない（呼吸数は上昇している）．腹臥位はもう長くは耐えられそうにない．Jonathan は若く，急速に悪化する可能性がある．また，肥満であるため気道確保が難しく，集中治療室での管理が望ましい．

> ICU 指導医に Jonathan を入室させたいと電話した．現在，病棟は満床だが，Jonathan が入室できるよう，より安定した患者の転院搬送を手配してくれた．

集中治療室におけるパンデミック対策において，戦略的に考慮すべきことは？

疫学と歴史は，パンデミックが常に脅威であることを教えてくれる．1918 年のスペイン風邪，2009 年の H1N1，COVID-19 などがその例である．レベル 2 やレベル 3 の病床を必要とする患者数が劇的に増加した場合，最小限の通知でクリティカルケアサービスを拡大・拡張するよう，国から指示されることがある．これがどのように行われるかの詳細は，本書の範囲を超えているが，リソース管理の概要は，米国疾病管理予防センター（CDC）が提示しているように，3 つのカテゴリーに分けて考えることができる：

- 場所—臨時の集中治療室の新設，隔離室の増設，感染患者の集約化．クリティカルケア・ネットワーク全体で仕事量を分散させるために，病院間移動が必要になることもある．これは「相互扶助」と呼ばれることもある．最も安定した患者を選んで搬送すべきである．
- 人—看護スタッフと医療スタッフは緊急当番制で働く必要がある場合があり，応援のスタッフを他の専門分野からも集め，ボランティア組織から派遣される場合もある．

- 物―消耗品（人工呼吸器回路，血液濾過セットなど）の使用増加，人工呼吸器やモニターなどのハードウェアの必要性増加．PPE，鎮静薬，ステロイド，抗菌薬などの薬剤需要の増加．

パンデミックが日常診療に与える影響とは？

スタッフ
- 燃え尽き症候群や病気による欠勤
- 職場での過重な責任に伴うストレスの増加（例：ケアを必要とする患者の増加）
- 不慣れな環境での勤務（例：クリティカルケアで働く一般病棟の看護師）

倫理的問題
- 緊急治療の需要に応えるために，予定診療をいつ中止するか
- 予定診療を中止する際に，誰が最もふさわしいかに関する決定（例：癌手術）
- 特定のサービスを必要とする患者を選別する（例：リソースが限られた集中治療室）

> Jonathan を集中治療室へ搬送した．

集中治療室ですることは？

モニタリング
- 動脈ライン
- 尿道カテーテル

薬剤
- 腹臥位の苦痛／疼痛に対する鎮痛薬
- COVID-19 の NICE ガイダンスに従った定期的な抗凝固療法とステロイド

コミュニケーション
- 電話やビデオ通話で患者の近親者に最新情報を伝え，相談する．隔離措置と面会制限について説明する．
- 気管挿管を検討する時期の目安となるパラメータを定めた計画を立てる．COVID-19 の患者は「happy hypoxia」を経験することが多く，呼吸困難の徴候を見逃しやすいので，気管挿管の目安設定は非常に困難である．例えば，呼吸数が 30 回/分を超え，FiO_2 が 0.6 を超えて上昇し，酸素飽和度が 92％未満である場合，看護師が医師に Jonathan を再度診察するよう依頼することを検討する．気管挿管がいつ行われるべきかについての強力なエビデンスはなく，常に臨床的判断が必要である．

COVID-19 に対し有効な，他の薬理学的治療は？

執筆時点では，すでに述べたものに加えて，他の薬理学的治療として以下のものがある：
- トシリズマブ―モノクローナル抗体で，膜結合性と可溶性のインターロイキン 6 受容体を両方阻害し，炎症性疾患（関節リウマチなど）の治療に使用される．
- サリルマブ―トシリズマブと同種の薬剤で，トシリズマブが使用できないか，入手できない場合に推

Case 24　COVID-19 の患者　271

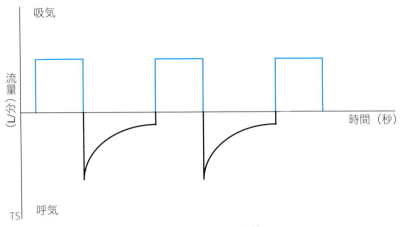

図 24-1　流量-時間曲線 A
出典：Theophilus Samuels.

奨されるモノクローナル抗体．
■ カシリビマブとイムデビマブ—これらは 2 つの組換えヒト IgG1 モノクローナル抗体で，SARS-CoV-2 のスパイク蛋白質受容体結合ドメインの重複しないエピトープに非競合的に結合し，ウイルスの宿主細胞への侵入を阻止する．
■ レムデシビル—これはウイルスの RNA 依存性 RNA ポリメラーゼの阻害薬で，SARS-CoV-2 に対して活性を示す．

　　Jonathan を ICU に収容し，彼の希望で妻と電話で話した後，Jonathan は状態が安定しているようにみえ，満足して勤務を終えた．
　　朝，仕事に戻ると，Jonathan は夜間に挿管されていた．Jonathan は腹臥位になることを拒否し，呼吸数は 40 回/分以上に増加し，HFNO にもかかわらず，酸素飽和度は 80％まで低下していた．
　　Jonathan は現在，プロポフォールとフェンタニルで鎮静されている．ロクロニウムを注入し筋弛緩を得た．午前 5 時に腹臥位を開始した．人工呼吸器は 25 回/分，P_{high} 35 cmH$_2$O，$P_{plateau}$ 32 cmH$_2$O，PEEP 14 cmH$_2$O（結果として 1 回換気量 290 mL），FiO$_2$ 0.9 に設定されている．PaO$_2$ は 10.2 kPa（76.5 mmHg），PaCO$_2$ は 11.4 kPa（85.5 mmHg），塩基余剰 − 5 mmol/L，pH 7.08，乳酸 3.4 mmol/L．心血管系のサポートは必要ない．朝の血液検査の結果はまだ出ていない．

人工呼吸器の流量-時間曲線（図 24-1）の解釈は？

　この流量-時間曲線は breath stacking を示している．これは，設定された呼気時間が短すぎる場合にみられる．慢性閉塞性肺疾患（COPD）や重症喘息など，呼気時定数が延びるような基礎疾患によく起こる．このような患者や気流閉塞のある患者では，肺が空になるのが遅くなり，患者の肺が静的平衡容積に達する前に，次の人工呼吸器でプログラムされた吸気によって呼気が中断される．

動的肺過膨張は，呼気時間，肺の抵抗とコンプライアンス，1回換気量の影響を受ける．動的肺過膨張がある場合，肺胞内では平均呼気終末圧は人工呼吸器によって適用される PEEP よりも高くなる．両者の差が auto-PEEP に相当する．

図 24-1 の流量-時間曲線に関連する潜在的な問題点は？

Breath stacking は次のような問題が発生する可能性がある：
- 圧外傷（barotrauma）
- 呼吸仕事量の増加
- 人工呼吸器のトリガー障害
- 血行動態不安定
- 人工呼吸器のウィーニング失敗

本症例の driving pressure とその懸念は？

DP（driving pressure：駆動圧）は，基本的に V_T（tidal volume：1回換気量）を下部呼吸器系コンプライアンス（C_{RS}：the compliance of the lower respiratory system）で正規化したものである．この比率（$V_T : C_{RS}$）は肺の機能的な大きさ，すなわち V_T に使用できる肺の容積を示す指標として使用される．この比率は，ARDS 患者の転帰を予測する指標として，V_T のみの指標よりも優れていることが証明されている．吸気終了時に気流が停止したときに測定される気道圧は，患者が自発呼吸をしていないと仮定して，プラトー圧と呼ばれる．したがって，吸気努力を行っていない患者のプラトー圧（$P_{plateau}$）と呼気終末陽圧（PEEP）の差によって，DP を臨床的に計算することができる．

$$\Delta P = P_{plateau} - PEEP$$

本症例では，プラトー圧は 32 cmH$_2$O と測定され，DP は 32 − 14 = 18 cmH$_2$O となる．Amato et al（2015, NEJM）は，より高い DP と死亡率増加との関連を実証しているので，DP を忍容性のある範囲で下げることは有益かもしれない．

> あなたは後輩に DP と breath stacking を心配していることを説明した．

コンプライアンス曲線を描き，下限と上限の変曲点をマークする．このグラフを使って過膨張を説明する

呼吸コンプライアンスとは，加える圧力（すなわち吸気圧）の変化によって誘発される呼吸器系の容積の変化のことで，これはエラスタンスの数学的逆数である．

図 24-2 に示すように，コンプライアンス曲線は，吸気コンプライアンスと呼気コンプライアンスの差であるヒステリシス（訳者注：ある状態が，現在加えられている力だけでなく，過去に加わった力に依存して変化すること．履歴現象，履歴効果とも呼ぶ）を示している．

下部変曲点は，虚脱していた肺胞の一部が開き始める点と解釈されてきた．これは設定すべき「最良

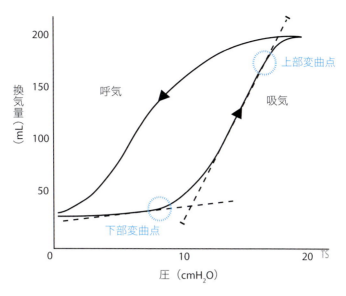

図 24-2　肺コンプライアンス曲線
出典：Theophilus Samuels.

の PEEP」に相当する．

　吸気曲線が直線性を失う点は上部変曲点と呼ばれ，それ以上肺が開放しない最高圧力を表す．この圧力を超えると，肺の伸張や過膨張が起こる可能性がある．同じ DP で PEEP を高くすると，過膨張がある場合，V_T が小さくなることがある．

　圧力-換気曲線と変曲点を臨床的な意思決定に用いることについては，依然として多くの議論があることに留意されたい．

静的呼吸コンプライアンスについて

　吸気終了時に短時間の吸気ホールドを行うことで，換気量制限の人工呼吸器管理を受けている患者の静的呼吸コンプライアンスを測定することができる．すでに述べたように，プラトー圧と PEEP の差は，V_T を供給するのに必要な圧力の変化（ΔP）とみなされる．静的システム呼吸コンプライアンス（C_{RS}）は，以下のような式で規定されている：

$$C_{RS} = \frac{V_T}{\Delta P}$$

　C_{RS} は胸壁と腹部からの影響も受けるため，胸壁の変形や病的な肥満のある患者は，肺に異常がなくても肺コンプライアンスが低くなる．正常な呼吸コンプライアンスは 50〜70 mL/cmH$_2$O の範囲であり，ARDS 患者では通常 30 mL/cmH$_2$O 未満である．C_{RS} が 20〜25 mL/cmH$_2$O 未満の場合，呼吸に必要な負荷が高いため，人工呼吸器からの離脱は困難か不可能なことが多い．

換気を評価し，新しい人工呼吸器設定を行った．PEEP 10 cmH$_2$O，P$_{high}$ 28，呼吸数 25（ただし，air-trap を減らすために呼気期間を長くする），FiO$_2$ 0.85．完全に筋弛緩下にあることを確認した．午前 9 時の腹臥位から仰臥位に体位を戻そうとすると，突然 65％未満に酸素飽和度が低下し，換気が困難になり，血圧は 55/34 に低下し，頻脈性不整脈が出現した．

何が起こったか？

体系的な ABCDE アプローチをとる：
- 気道—気管チューブの詰まり，よじれ，外れは，体位変換時に問題が発生したことを考えると，直ちに懸念されることである．
- 呼吸—このような患者は，分泌物が詰まりや気胸を起こしやすい．
- 循環—迷走神経刺激や循環不安定性（特に，患者がアシデミアであったり，血管内ボリュームが少ない場合），急性冠動脈イベント，肺塞栓症が原因である可能性がある．

対応は？

- 助けを呼んだり，ベッドサイドの緊急コールで知らせる．
- FiO$_2$ を 1.0 に上げる（ただし，すでに FiO$_2$ 0.85 であったことに注意！）．
- 救急カートをベッドサイドに持ってくるよう依頼する．
- PEEP を失わないように注意しながら，ジャクソンリースを使って手動換気を開始する．
- 気管チューブが詰まっていないか（手動で換気できるか，吸引カテーテルは通せるか），両肺が換気されているか（片肺挿管になっていないか，気胸の可能性はないか）を確認する．
- 輸液と昇圧薬が投与されているか，準備されているかを確認するよう，チームメンバーの 1 人に依頼する．
- 安定していた体位に戻し，状況が改善するか確認する．
- 緊急に患者を仰臥位にする準備をする．

　気管チューブに吸引カテーテルを通し，250 mL の輸液投与を 2 回，10％塩化カルシウム 10 mL，メタラミノール 1.5 mg で血圧を安定させる．体位を腹臥位に戻したが，それでも酸素飽和度は回復しない．急いでチームメンバーを呼び，仰臥位にした．今，前胸部全体と首まで皮下気腫が広がっているのを確認した．胸の右側は動いておらず，左側の動きもわずかである．

次に何をするか？

　緊張性気胸と合致する症状であり，緊急の穿刺脱気が必要である．Jonathan の体格や皮下気腫の存在により，穿刺脱気がうまくいかない可能性があり，鈍的剥離による胸腔開放のような代替処置が必要

になることも留意しておく．脱気後，緊張性気胸は単純性気胸になり，その後の胸腔ドレーン挿入（トロッカー留置）は必須である．

右側への胸腔ドレーン挿入に成功し，酸素飽和度は非常にゆっくりと 80％台半ばまで回復し，循環も安定してきた．PaO_2 は FiO_2 1.0 で 8 kPa (60 mmHg)，$PaCO_2$ は 10.5 kPa (78.75 mmHg) で，人工呼吸器の設定は上記のとおりである．指導医は，病院の別の場所で他の COVID-19 患者を診察している．指導医に連絡をとる．

指導医に何を相談するか？

- できるだけ早く ICU に来てもらうよう，依頼する．
- 状況を説明し，なんとか対処できたが，患者は依然として不安定な状況にあり，これ以上経過をみる余地はないことを伝える．Jonathan は腹臥位に戻せるほど安定しておらず，気胸のため APRV の適応もないので，ECMO センターへの転院を検討する．
- 胸部 X 線を依頼する．

ECMO センターへ Jonathan を紹介し，転院の了承を得た．ECMO チームは 2 時間後に到着し，その場で ECMO を導入し，状態を安定させ，継続的な管理のためにセンターに搬送した．3 週間後，Jonathan の経過は良好で，戻り転院の準備が整ったとの連絡が入った．

もっと学びたい人へ

- Amato, M., Meade, M., Slutsky, A. et al.(2015). Driving pressure and survival in the acute respiratory distress syndrome. N. Engl. J. Med. 372: 747–755. ランドマークとなる報告．
- Randomised Evaluation of COVID-19 Therapy. www.recoverytrial.net. RECOVERY 試験で用いられた介入結果に対するオンラインでの素晴らしいリソース．
- A Randomised, Embedded, Multi-factorial, Adaptive Platform Trial for Community-Acquired Pneumonia. www.remapcap.org. REMAP-CAP の主要な結果をまとめたオンラインでの優れたリソース．
- COVID-19 rapid guideline. www.nice.org.uk/guidance/ng19. コンスタントに更新される NICE の英国 COVID-19 のラピッドガイドライン．

part III

Test Yourself

Part III Test Yourself

各選択肢（A〜E）の正誤を選ぶ問題

MCQs：Multiple Choice Questions
Mark each option（A-E）as true or false

1. 溺水について正しいのはどれか？
    A) ほとんどの溺水は「乾性溺水」〔訳者注：水などの液体の刺激により，反射的に気道が痙攣（咽頭痙攣，気管支痙攣）して呼吸困難になることで起きる溺水．対して湿性溺水という，水などの液体を誤飲し，肺に液体が入って窒息することで起きる溺水もある〕である．
    B) 肺炎は致死的でない溺水症例によくみられる．
    C) 真水ではなく塩水が肺サーファクタトを破壊する．
    D) 潜水反応（訳者注：息を止めることによって，徐脈や末梢血管の収縮が起こること）は温水で起こり，身を守る働きがある．
    E) 大脳の酸素消費量は，37 ℃から 20 ℃の範囲内で，温度が 1 ℃下がるごとに約 1％減少する．

2. 重症筋無力症に関して
    A) Osserman grade III は眼にのみ発症する．
    B) 微小電極の研究では，周波数は正常であるが，微小終板電位が低下する．
    C) 重症筋無力症の約 15〜20％は，眼瞼挙筋のみに生じる．
    D) 薬物治療が不十分な場合，コリン作動性クリーゼを起こすことがある．
    E) 深部腱反射が消失する．

3. プレドニゾロン 10 mg について
    A) プレドニゾロン 10 mg はメチルプレドニゾロン 8 mg に相当する．
    B) 6 か月間の連日内服があれば，侵襲の大きい予定手術の周術期ステロイド補充は必要としない．
    C) これは重症筋無力症の治療に適切な量である．
    D) これはヒドロコルチゾン 60 mg に相当する．
    E) CORTICUS 試験では，重症敗血症性ショックの成人患者に対する生存効果は示されなかった（NEJM 2008）．

4. 乳酸について
    A) 乳酸は Coli 回路でピルビン酸に変換され，グルコースに戻る．
    B) 乳酸は肝臓からのみ排出される．
    C) Type B 乳酸アシドーシスは組織低酸素による二次的なものである．
    D) 通常，すべての痙攣発作は乳酸値上昇を引き起こす．
    E) L 型乳酸アシドーシスは短腸症候群と関連する．

5. IABP（intra-aortic balloon pump）について
    A) 収縮期の冠動脈灌流を改善させるために大動脈内に留置する．
    B) ヘリウムと酸素を組み合わせてバルーンを膨らませる．
    C) 動脈波形を利用して作動させることができる．

D）IABP 補助回数と心拍数の比が 1：2 になったら抜去する．
E）重症僧帽弁狭窄症には絶対禁忌である．

6. 溶血性尿毒症症候群（HUS：haemolytic uraemic syndrome）について
    A）非免疫性溶血性貧血，急性腎不全，血小板減少が同時に起こることで定義される．
    B）ほとんどの症例はウイルス感染と関連している．
    C）幼児（5 歳未満）は HUS を発症しにくい．
    D）神経症状があると予後が悪い．
    E）非定型 HUS（atypical HUS）は補体副経路の根本的な調節障害と関連している．

7. 脳脊髄液について
    A）脈絡叢から 0.3〜0.4 mL/分で産生される．
    B）通常，髄液蛋白は 200〜400 mg/L である．
    C）くも膜絨毛に吸収される．
    D）比重が大きい．
    E）髄液産生は脳灌流圧に依存しない．

8. グルカゴンについて
    A）血糖値の上昇によって分泌が刺激される．
    B）このホルモンは Langerhans 島の β 細胞から分泌される．
    C）血糖値を 20 mg/dL 上昇させるには，1 mg/kg のグルカゴンを投与する必要がある．
    D）糖新生とグリコーゲン分解の両方を引き起こす．
    E）脂肪細胞リパーゼを阻害する．

9. 水分の恒常性について
    A）アルギニン・バソプレシン（AVP）は下垂体前葉で産生される．
    B）AVP は水分排泄に影響を及ぼす最も支配的な調節因子である．
    C）AVP は Henle ループの上行脚の内側を覆う腎上皮細胞の側底膜にあるバソプレシン-2（V-2）受容体に結合する．
    D）AVP の放出は低血糖の影響を受ける．
    E）正常な血漿浸透圧は 275〜285 mOsm/L の範囲内に維持されるように厳密に制御されている．

10. 脳の動脈循環について
    A）組織 100 g あたり約 3〜5 mL/分の酸素を利用する．
    B）内頸動脈は前大脳動脈と中大脳動脈に分かれ（前方大脳循環を形成），全脳循環の約 30％を担っている．
    C）脳灌流圧（CPP：cerebral perfusion pressure）は容易かつ正確に直接測定できる．
    D）動脈内圧の変化に応じた血管壁の局所的な筋原性反応により，CPP の広い範囲にわたって一定の血流が維持される．
    E）慢性高血圧患者では，CPP の自動調節能が機能しない．

11. ペースメーカについて
A) ペースメーカの機能は 3 文字のコードで表される．
B) 最初の 3 文字は抗徐脈機能を表す．
C) 4 番目の文字はレート応答機能のあり／なしを表す．
D) ペースメーカは 1 つの分類（例：DDD）が保持され，1 つの機能モードにのみ対応している．
E) 下限レート間隔とは 2 つの連続したペーシング心拍間の時間である．

12. 電解質について
A) 溶液中で解離してイオンを形成する化合物である．
B) ナトリウム（Na^+）は細胞外浸透圧の 85％近くを占める．
C) 細胞内 Na^+ 濃度は組織によって異なり，3〜40 mmol/L の範囲である．
D) カリウム（K^+）は主要な細胞内アニオンである．
E) 全身のカリウム（K^+）の約 90％は細胞内にある．

13. 英国蘇生協議会ガイドライン（RCUK）における徐脈管理について
A) 失神と心不全は生命を脅かす徴候である．
B) 生命を脅かす徴候がある場合は，アトロピン 500 μg の静脈内投与が推奨され，最大 5 mg まで繰り返し投与できる．
C) イソプレナリン 5 μg/分の点滴静注は，専門医の助けが得られるまでの暫定措置として使用できる．
D) 5 秒以上の心室ポーズは，心停止のリスク因子である．
E) β遮断薬の過剰摂取に伴う徐脈にはグルカゴン投与を考慮できる．

14. 敗血症について
A) 病原体関連分子パターンには，エンドトキシンやβグルカンなどの細菌，真菌，ウイルス病原体が含まれる．
B) HMGB1（high mobility group box 1）は，細胞壊死時に放出される細胞内蛋白質である．
C) パイロトーシスとは，熱による細胞の破壊を指す．
D) PAMPs や DAMPs によって自然免疫系が活性化されると，Ⅰ型インターフェロンや炎症性サイトカイン（TNF-α，インターロイキン：IL-1，IL-6 など）の転写が増加する．
E) サイトカイン IL-1-β と IL-18 はパイロトーシスを誘発する．

15. 脳梗塞について
A) MRI の拡散強調画像（DWI）は，発症後 6 時間以内の急性脳梗塞の検出には使用できない．
B) 脳梗塞の既往のある患者が痙攣発作を起こした場合，DWI では痙攣発作のみか新しい脳梗塞かを識別することはできない．
C) MRA は CTA よりも高感度である．
D) 急性脳梗塞後 3〜4.5 時間後のアルテプラーゼによる血栓溶解療法は臨床転帰を有意に改善する．
E) 一過性脳虚血発作（TIA）の持続時間は 1 時間未満であることはまれである．

16. 肝炎について

A）肝炎は肝臓の炎症と定義され，感染性のものと非感染性のものに分けられる．
B）アルカリホスファターゼ（ALP）の上昇は，アルカリアミノトランスフェラーゼ（ALT）やアスパラギン酸アミノトランスフェラーゼ（AST）の上昇よりも顕著である．
C）C型肝炎は血液を介して感染するDNAウイルスが原因である．
D）C型肝炎に感染した人の約70〜85％が慢性感染症に移行する．
E）肝硬変性腹水による3年後の死亡率は10％である．

17. 肝肺症候群（HPS：hepatopulmonary syndrome）について

A）HPSは一般的に肝硬変や門脈圧亢進症と関連している．
B）HPSによる息切れは，多くの場合は立ち上がると軽減する．
C）肝硬変患者では呼気一酸化窒素（NO）濃度が健常人に比べて低下している．
D）死亡は通常，原発性呼吸不全によるものである．
E）肝移植は唯一の有効な治療法であり，ほとんどの症例でHPSは改善するか消失する．

18. 肺超音波検査について

A）B-lineは肺底部の正常所見である．
B）A-lineは通常，残響アーチファクトによるものである．
C）比較的低い周波数（1〜5 MHz）のトランスデューサが理想的である．
D）バーコードサイン（またはstratosphere sign）は正常所見である．
E）Lung slidingは異常所見である．

19. 重症疾患多発ニューロパチー（CIP：critical illness polyneuropathy）と重症疾患ミオパチー（CIM：critical illness myopathy）について

A）人工呼吸期間や入院期間の延長に関連する．
B）両者とも早期の筋萎縮，筋力低下，深部腱反射の消失が主な臨床症状である．
C）人工呼吸器からの離脱に失敗することがCIP/CIMの最初の徴候である可能性がある．
D）CIPはCIMよりも予後が良好である．
E）敗血症と全身性炎症，重症度，低血糖が関連するリスク因子である．

20. 心臓超音波における右室（RV）について

A）三尖弁輪収縮期移動距離（TAPSE）が11 mmであれば，収縮機能は正常である．
B）自由壁の厚さは通常5 mm以下である．
C）目視による評価では，収縮機能は傍胸骨長軸（PLAX）像で評価するのが最もよい．
D）自由壁の拡張期虚脱は心タンポナーデの所見である．
E）収縮機能の大部分は径方向収縮に由来する．

21. 血球貪食性リンパ組織球症（HLH：haemophagocytic lymphohistiocytosis）について

A）HLHはマクロファージの活性化を特徴とする疾患群であり，急速に進行する．
B）HLHには家族性と後天性がある．
C）フェリチンとトリグリセリド値は通常著しく低下する．
D）家族性HLHの10％未満では，*PRF1*または*UNC13D*遺伝子に変異がある．

E）未治療の HLH は致死的である．

22. 腎代替療法（RRT：renal replacement therapy）について
A）RRT では，血液と透析液が半透膜の両側を向流する拡散を利用する．
B）低分子は拡散では除去効率が低い．
C）血液濾過では，対流を利用して溶質と水分を除去する．
D）血液濾過は，水とより大きな分子（＜60 kDa）の除去がより効率的である．
E）血液濾過透析では，老廃物の交換は拡散のみによって行われる．

Part III　Test Yourself

各選択肢（A〜E）から最も正しいものを選ぶ問題

SBAs：Single Best Answer Questions
Choose the answer which is the most correct from the options（A-E）

1. 心臓超音波検査で，ARDS の 50 歳の患者（IBW 70 kg）が重度の右心不全であることが判明した．現在，PEEP 0 cmH$_2$O，FiO$_2$ 0.5，P$_{high}$ 24 cmH$_2$O，呼吸数 32 回/分，1 回換気量 400 mL に設定された人工呼吸器で，PaO$_2$ 9.3kPa（69.75mmHg），PaCO$_2$ 10.3 kPa（77.25 mmHg）を達成するために，低 1 回換気量換気による肺保護戦略を行っている．MAP 65 mmHg を達成するためにノルアドレナリン 0.3μg/kg/分を必要としている．pH 7.1，塩基余剰− 3.7 mmol/L，乳酸 3.1 mmol/L，尿量 35 mL/時．最初にとるべき処置は？

    A）500 mL の輸液ボーラス投与
    B）低 1 回換気量換気戦略をやめる
    C）地域の ECMO センターに連絡する
    D）追加の昇圧薬を開始する
    E）CVVHF を開始する

2. ある患者が呼吸器敗血症のため ICU で挿管・人工呼吸器管理されている．結核であることがわかっており，イソニアジドとリファンピシンを 3 日間投与され，公衆衛生局によって接触者追跡が行われた．4 日目，この患者が実は広範囲薬剤耐性結核（XDR-TB）であることが判明した．最初にとるべき最も適切な処置は？

    A）レボフロキサシンとアミカシンを治療に追加する
    B）接触者追跡を強化する
    C）陰圧隔離室を使用しているか確認する
    D）患者の HIV 検査を行う
    E）患者を腹臥位にする

3. 心停止後 72 時間の 65 歳の男性患者．昏睡状態が続き，鎮静薬なしで人工呼吸器管理されている．頭部 CT で皮髄境界が不明瞭であることが確認され，低酸素性虚血性脳損傷と一致する．この患者の予後予測に最も有用なのはどれか？

    A）ミオクロニー発作の有無
    B）対光反射の消失
    C）脳の MRI 検査
    D）角膜反射の消失
    E）体性感覚誘発電位 N20（20 ミリ秒の負のピーク）の両側欠如

4. ARDS の 47 歳の女性が APRV（気道圧開放換気）で管理されている．人工呼吸器の設定は次のとおりである：P$_{low}$ 0 cmH$_2$O，P$_{high}$ 24 cmH$_2$O，T$_{high}$ 5.0 秒，T$_{low}$ 0.4 秒，FiO$_2$ 0.35．軽い鎮静状態にあり，低圧の呼気相に加えて快適な呼吸をしている．血圧と腎機能のサポートは必要としていない．
動脈血ガスから，PaO$_2$ 11.4 kPa（85.5 mmHg），PaCO$_2$ 6.5 kPa（48.75 mmHg），Ph

7.36，塩基余剰 −2 mmol/L，乳酸 1.4 mmol/L．
次の最善策は？
A）輸液ボーラス投与
B）プレッシャーサポートを付加した CPAP に変更する
C）T_{low} を 3 秒に増やす
D）P_{high} を 22 cmH$_2$O に下げる
E）T_{high} を 4.5 秒に下げる

5. 53 歳の女性が尿路敗血症で ICU に入院した．平均動脈圧 65 mmHg を達成するためにノルアドレナリン 0.4 μg/kg/分を必要としている．傾眠で混乱しているが，高流量鼻カニューレ（流量 60 L/分，FiO$_2$ 0.55，PaO$_2$ 10.2 kPa（76.5 mmHg））による酸素吸入で経過をみている．この状況で最も正しいのはどれか？
   A）入院中の死亡率は 10％以上である
   B）SIRS は SOFA よりも有用なスコアリングシステムである
   C）重症敗血症と診断すべきである
   D）この患者は，ST 上昇型心筋梗塞で入院した場合よりも，今回の尿路敗血症での死亡リスクのほうが低い可能性がある
   E）この女性の尿路敗血症の原因となっている病原体を特定できる可能性は極めて低い

6. 学習障害のある 62 歳の男性が ICU で挿管されている．重症の呼吸器敗血症による多臓器不全で，状態は悪化している（酸素と昇圧薬の必要量が増加し，腎代替療法に完全に依存している）．非常にフレイル（虚弱）が強く，運動耐容能は介助付きで 5 m 程度である．救命困難と考え，緩和的アプローチに変更したいと思っている．
   彼はケアホームに住んでおり，近親者はいない．
   何を最優先するか？
   A）患者の ReSPECT フォームに「蘇生しない」指示書に署名をする
   B）独立した精神的能力の擁護者を任命する
   C）学習障害看護専門看護師と話し合う
   D）病院の法律チームに連絡する
   E）ケアホームの管理者と患者の希望について話し合う

7. ある患者が HEMS（ヘリコプター救急医療サービス）によって救急部門に運ばれてきた．頭部外傷，フレイルチェストを伴う多発肋骨骨折，右大腿骨開放骨折，腹腔内損傷の可能性がある．意識清明で気道は保たれており，呼吸数 25〜30 回/分，血圧は 156/95 mmHg，心拍は 127/分である．最初の処置として最も適切なものは？
   A）挿管する
   B）全身 CT スキャンを行う
   C）Primary survey（一次評価）を行う
   D）骨盤固定具を装着する
   E）骨折した脚を固定する

8. 人工呼吸器管理中の重症 COVID 肺炎の 78 歳の男性患者が，気道内圧が突然に急上昇した（1 回換気量 6 mL/kg，最高気道圧 40 cmH₂O）．血行動態は安定している．左胸部は動かず，身体所見では気管の右方偏位がある．次の肺超音波所見のうち，診断を確定する可能性が最も高いのはどれか？

   A）A-line の存在
   B）Lung sliding の欠如
   C）B-line の欠如
   D）Lung point の存在
   E）Lung pulses の欠如

9. 70 歳の男性患者が急性の息切れと胸痛を訴えて救急部門を受診した．不安な様子で，130/分の頻脈，血圧 130/70 mmHg である．心電図は電気的交互脈を示し，胸部 X 線では肺うっ血はなく，球状の心拡大影を示す．診察では心音は不明瞭である．この臨床像の基礎にある病因として最も可能性の高いものはどれか？

   A）悪性腫瘍
   B）急性心膜炎
   C）外傷
   D）尿毒症
   E）心不全

10. 58 歳の男性患者が，重症市中肺炎のため挿管，筋弛緩，人工呼吸器管理を受けている．ノルアドレナリン投与 2 時間後（現在の投与量は 0.5 μg/kg/分），MAP は 50〜55 mmHg である．尿量は 0.5 mL/kg/時未満で，乳酸値は 3.4 mmol/L である．心臓超音波検査では，左室収縮能は亢進し，右室収縮能は正常である．1 回心拍出量変化率は 5％未満である（1 回換気量 8 mL/kg 下）．不十分な MAP に対処するための最も適切な次のステップは何か？

    A）250 mL の調整晶質液をボーラス投与する
    B）ヒドロコルチゾン 50 mg/回を 1 日 4 回で開始する
    C）バソプレシンの投与を開始する
    D）ノルアドレナリンを増量する
    E）ドブタミンの投与を開始する

11. 25 歳の男性が，II 型壊死性筋膜炎のデブリドマン後，集中治療室に入室した．左下肢後面の大部分と前面の一部がデブリされている．MAP＞65 mmHg を達成するためにノルアドレナリン 0.05 μg/kg/分が必要である．既往歴はなく，アレルギーもない．最も正しいのはどれか？

    A）この病態の平均死亡率は 60％以上である
    B）これは Fournier 壊疽と呼ばれることがある
    C）高用量ペニシリンとクリンダマイシンで治療すべきである
    D）これはおそらく *Clostridium* 感染によるものである
    E）CT では皮下にガス産生がみられる可能性が高い

12. 72歳の女性患者が尿路敗血症で救急病棟に入院した．40 mL/kg の輸液を投与したが，低血圧（75/45 mmHg）が続いている．心拍 110/分 洞調律．血液ガスは，pH 7.29, PaO_2 12 kPa（90 mmHg）（鼻カニューレ 4 L/分），$PaCO_2$ 4.5 kPa（33.75 mmHg），乳酸 3.2 mmol/L，塩基余剰－7 mmol/L，重炭酸 18 mmol/L．心臓超音波では，左心室と右心室に大きな収縮障害や拡張障害はみられないことがわかった．現時点で，この患者を ICU に入室させるには少なくとも 30 分かかるので，患者のそばから離れられない．この患者を管理する上で，次のステップとして何が最も適切か？
    A）晶質液をさらにボーラス投与する
    B）末梢血管収縮薬の投与を開始する
    C）中心静脈ラインを留置する
    D）動脈ラインを留置する
    E）アルブミンのボーラス投与を行う

13. 28歳の女性患者が急性の息切れで救急部門を受診した．診察では，胸部全体に wheeze があり，頻脈（140/分 洞調律），血圧 140/70 mmHg，頻呼吸（40 回/分）である．呼吸補助筋を使用しており，文章や単語を話すことができない．発疹や stridor はない．診察前の処置は 15 L/分の酸素投与のみである．SpO_2 は 94%である．15 L/分の酸素投与下での血液ガスは，ph 7.49, PaO_2 8.8 kPa（66 mmHg），$PaCO_2$ 2.8 kPa（21 mmHg），塩基余剰＋2 mmol/L，乳酸 1.8 mmol/L である．胸部 X 線では肺過膨張があり，感染の所見はない．この時点で最も適切な薬剤はどれか？
    A）マグネシウム静注
    B）サルブタモール静注
    C）ヒドロコルチゾン静注
    D）テルブタリンのネブライザー吸入
    E）アドレナリンのネブライザー吸入

14. アルコール性肝疾患が判明している 45 歳の男性患者が，慢性肝不全急性増悪をきたした．肝性脳症のため挿管と人工呼吸器管理が必要である．継続的な輸液蘇生や昇圧薬サポート，中心静脈ルートの確保が必要がある．この患者の出血リスクの評価に最も有用な検査はどれか？
    A）国際標準比（INR）
    B）血小板数
    C）フィブリノゲン
    D）粘弾性検査（トロンボエラストグラフィ，回転トロンボエラストメトリーなど）
    E）活性化部分トロンボプラスチン時間（aPTT）

15. 42歳の肥満で，過去に大きな既往のない女性が，（妊娠 36 週での胎児仮死のため）緊急帝王切開術後に ICU に入室した．分娩を早めるために全身麻酔を行った．術中，酸素化が悪化し，循環が不安定になった．現在 ICU で，彼女は鎮静されたまま，FiO_2 1.0 で人工呼吸器管理され PaO_2 8.4 kPa（63 mmHg），ノルアドレナリンは MAP 65 mmHg を達成するために 0.85 μg/kg/分を要する．ヘモグロビンは 90 g/L（9 g/dL）である．当面の処置として最も適切なのはどれか．
    A）CT 撮像へ搬送する

B）心臓超音波検査を行う

C）血栓溶解療法を行う

D）赤血球輸血する

E）ノルアドレナリンをドブタミンに置換する

16. 51歳の女性が，卵巣癌の骨盤内摘出術後，術後管理のため集中治療室に入室している．臓器サポートは必要ないが，腹痛が回復を妨げている．尿道カテーテルを留置しており，尿量は十分である．硬膜外麻酔をT9–10に行っている．足は温かく，下肢の感覚は低下している．また，両側対称に軽い筋力低下があるが，両膝を曲げることができる．硬膜外麻酔は昨日の午後の手術以来，6 mL/時（0.1％レボブピバカインと2 µg/mLのフェンタニル）で行っている．最初のステップとして最適なものは次のうちどれか？

A）脊髄圧迫を除外するために脊椎の緊急MRIを依頼する

B）硬膜外注入速度を8〜10 mL/時に上げる

C）硬膜外麻酔を抜去し，モルヒネPCAを行う

D）硬膜外から最大計20 mLの局所麻酔薬をボーラス投与する

E）緊急に外科的診察を依頼する

17. 65歳の男性患者が挿管され，7日間人工呼吸器管理を受けている．重症市中肺炎だったが，治療は成功した．RASSは−1〜0の間である．現在，自発呼吸での人工呼吸器管理を行っており，1回換気量は6〜8 mL/kg，PaO_2は8〜10 kPa（60〜75 mmHg）（FiO_2 0.35）を維持している．血行動態は安定している．人工呼吸器からの離脱の成功を最も予測しやすい評価はどれか？

A）CORE index（動的コンプライアンス，酸素化，呼吸数，呼吸努力）

B）Integrative weaning index

C）Inspiratory effort quotient

D）RSBI（rapid shallow breathing index）

E）Dynamic CROP index（動的コンプライアンス，呼吸数，酸素化，最大吸気圧指数）

18. 妊娠30週目の妊婦が，2週間前から激しい息切れを訴えている．PaO_2 9 kPa（67.5 mmHg），呼吸数30回/分，心拍124/分，体温36.5℃．彼女は最近インドから英国に移動し，以前の医療記録にアクセスすることはできない．彼女は，子供の頃から常に感染症とは無縁だったと話している．最も有用な臨床情報が得られる検査は？

A）血液培養

B）CTPA

C）心臓超音波

D）D-ダイマー

E）胸部X線

Part III Test Yourself

解答

Answers

MCQs：各選択肢（A～E）の正誤を選ぶ問題

1.
　A）×
　　乾性溺水は，医学的に認められた診断名ではなく，世界中の多くの団体や救命施設が，この用語や他の類似の用語（「湿性溺水」など）の使用を控えている．この用語が生まれたのは，溺死者の約10～15%は剖検時に肺に水が入っていないことがわかったからである．この用語の曖昧さは，突然死の場合の誤診につながる可能性がある．
　B）×
　　肺内の水によって，初期のX線検査では肺炎と誤診されることがよくある．入院中の非致死的溺水患者の報告では，約10人に1人が抗菌薬による治療を要した．
　C）×
　　塩水は肺サーファクタントを破壊するのではなく，洗い流して肺胞と毛細血管の間の膜を損傷する．淡水にも同様のことがいえる．
　D）×
　　幼い子供は，非常に冷たい水の中で溺れたとき，哺乳類の潜水反射を起こすことがある．20℃未満の冷水に突然浸漬すると，呼吸を停止し，心拍数が大幅に低下し，心臓と脳にすべての血流をシャントすることができる．これらの子供の多くは蘇生し，通常の機能に戻ることができる．1時間水中にいても生存した例が報告されている．
　E）×
　　脳の酸素消費率は1%ではなく，約5%減少する．

2.
　A）×
　　重症筋無力症は以下のように分類される：
　　・Grade I─眼のみ
　　・Grade IIa─軽症の全身型重症筋無力症で，治療反応は良好である
　　・Grade IIb─中等症の全身型重症筋無力症で，治療反応はよくない
　　・Grade III─重症の全身型重症筋無力症
　　・Grade IV─人工呼吸器を要する重症筋無力症クリーゼ
　B）○
　　神経筋伝達障害は，シナプス後反応の低下による二次的なものである．
　C）○
　　全身脱力は約80%にみられる．複視と眼瞼下垂はほとんどの患者にみられ，初期症状であることが多い．
　D）×
　　薬物療法が不十分であれば重症筋無力症クリーゼを，過剰であればコリン作動性クリーゼを起こ

す．これらのクリーゼはどちらも似たような症状を示すことがある．
   E）×
   　深部腱反射は保たれているが，Guillain-Barré 症候群では失われる．

3.
   A）○
   B）×
   　大手術の場合，プレドニゾロンを 1 日 10 mg 以上服用している患者は，周術期にステロイド補充を受けるべきである．補充レジメンの例としては，導入時に 100 mg のヒドロコルチゾンを投与し，術後 48～72 時間は 1 回 50 mg を 1 日 4 回投与する．ステロイドの服用期間が 1 か月未満であれば，通常，追加補充は必要ない．
   C）×
   　開始用量は 1 日 15～20 mg とする．1 日 60 mg まで徐々に増量し，その後 1 日おきに 60 mg とする．
   D）×
   　プレドニゾロン 10 mg は，ヒドロコルチゾン 40 mg，デキサメタゾン 1.6 mg，トリアムシノロン 8 mg に相当する．
   E）×
   　重症敗血症性ショックの成人患者において，50 mg のヒドロコルチゾンを 6 時間ごとに投与しても生存上のメリットを示すことはできなかった．

4.
   A）○
   B）×
   　腎臓も同様である．
   C）×
   　Type A は，組織の不十分な灌流，組織低酸素によるもので，古典的には様々なタイプのショックの結果である．Type B は，明らかに十分な組織灌流と酸素化の状況で発生し，通常は薬物，毒物，代謝の先天的異常に起因する．
   D）×
   　強直間代発作でみられる急激な筋活動の亢進は，酸素の需給と需要のミスマッチを引き起こし，Type A 乳酸血症を呈する．欠神発作ではみられない．
   E）×
   　D-乳酸は細菌によって産生される．炭水化物の吸収不良は D-乳酸の増加につながる．ヒトでは，乳酸は L-乳酸に由来する．日常的に用いられる乳酸分析器の多くは L-乳酸のみを測定する．アニオンギャップ開大性アシドーシスが生じた場合，D-乳酸の上昇を疑うべきである．

5.
   A）×
   　IABP は大動脈内に留置され，心周期の拡張期に膨張する．これにより血液が大動脈起始部へ移動し，開存冠動脈を通る流量が増加する結果，冠動脈の拡張期灌流が増加する．
   B）×

ヘリウムが唯一使用されるガスで，室温では酸素より密度が低いため，層流下でバルーンを急速に膨張させることができる（Reynolds 数を減少させる）（訳者注：Reynolds 数は流れの乱れやすさを示す数値とされ，数が小さいと流れが乱れずに層流となり，数が大きいと流れが乱れやすいので乱流となる）．
C）○
心電図（最も一般的）トリガーや，ペーシング装置との同期，非同期モードで設定することによっても作動させることができる．
D）×
IABP からの離脱は，必要な生理学的パラメータが十分に満たされれば，通常 6〜12 時間かけて行われる．IABP がサポートする心拍とサポートしない心拍の比率は，最初の 1：1 から，1：2，1：4，1：8 と段階的に減らす．サポートを減らすことによる有害事象がなければ，血栓症を予防するために，1：8 になった時点で IABP は離脱する．
E）×
IABP の使用に絶対的な禁忌はほとんどない．重度の大動脈閉鎖不全と大動脈解離，患者の拒否が唯一の絶対禁忌と考えられている．

6.
A）○
B）×
HUS の主な原因は，志賀毒素産生大腸菌（STEC）であり，腸管出血性大腸菌（EHEC）としても知られている．ウイルス感染（HIV，インフルエンザ A 型，エンテロウイルスなど）も HUS を引き起こすことがあるが，頻度は低い．
C）×
EHEC 関連 HUS は，主に 5 歳未満の小児と高齢者で発症する．
D）○
神経症状は，軽度の痙攣から脳卒中や重度の昏睡まで様々で，症例の約 30％にみられ，転帰の悪化に関連する．
E）○
補体異常は，補体因子をコードする遺伝子の遺伝子再配列，突然変異，欠失の可能性がある．aHUS は非常にまれな疾患で，発症率はおそらく 100 万人に 0.5〜2 人と推定される．小児期，特に 2 歳未満で発症することが多い．

7.
A）○
B）○
C）○
D）×
比重が小さく（1.007），浮力によってアルキメデスの原理で脳の重量を効果的に軽減し，加速・減速力から脳を保護する．
E）×
脳脊髄液の産生は脈絡叢の血流に依存している．脳灌流圧が 70 mmHg 以下になると産生が低下する．

解答 291

8.
A) ×

グルカゴンの放出は，血糖値の低下によって刺激される．インスリンは血糖値の上昇に反応して分泌される．

B) ×

グルカゴンは Langerhans 島の α 細胞から分泌され，インスリンは β 細胞から分泌される．

C) ×

血糖値を 20 mg/100 mL（25％上昇）上昇させるのに必要なのは，わずか 1 μg/kg（1 mg/kg ではない！）であり，約 20 分である．グルカゴンが高血糖ホルモンと呼ばれる由縁である．

D) ○

グリコーゲン貯蔵がすべて枯渇した後も，肝臓では糖新生が起こる．これは肝細胞によるアミノ酸の取り込みの増加によるもので，肝細胞はこれらのアミノ酸を糖新生によってグルコースに変換する．

E) ×

グルカゴンは脂肪細胞リパーゼを活性化し，脂肪酸を体内のエネルギー基質として利用できるようにする．

9.
A) ×

AVP（抗利尿ホルモンや ADH とも呼ばれる）は視床下部で合成され，下垂体後葉から分泌される．

B) ○

C) ×

AVP は分泌されると，集合管を覆う腎上皮細胞の基底側膜にある V2 受容体に結合する．いったん結合すると，この結果，水チャネル（例：アクアポリン）が内腔膜に挿入され，集合管を横切る水の受動的拡散が可能になる．

D) ○

血漿の高張性は AVP 放出の主要な刺激であるが，その放出は，低血糖，有効循環血液量，薬物（例：チアジドやチアジド系利尿薬，NSAIDs，抗精神病薬）などの他の非浸透圧因子によっても影響を受ける．

E) ○

10.
A) ○

B) ×

大脳の前方循環は大脳循環全体の約 70％を占め，前頭葉，側頭葉，頭頂葉，大脳基底核，視床下部に血液を供給している．残りの 30％は椎骨脳底動脈系から生じ，脳幹，小脳，後頭葉，視床に血液を供給している．

C) ×

CPP は生理学的には，くも膜下腔に入る栄養動脈と，主要な硬膜洞に入る前の排出静脈の動脈圧の差であり，CPP の直接測定は困難である．そのため，CPP は全身平均動脈圧（MAP）と組織圧力の推定値である頭蓋内圧（ICP）の差によって推定される．

D）○

健常者では，全身平均動脈圧（MAP）が約 50～150 mmHg の間であれば，脳血管は灌流圧の変化に反比例して直径を変化させることができる．したがって，CPP が上昇すると血管は収縮し，CPP が低下すると拡張して血流は一定に保たれる．

E）×

D で述べた自己調節域は，年齢（新生児では左にシフト）や慢性高血圧の影響を受ける．後者の場合，範囲は右にシフトするため，これらの患者では収縮期血圧の過剰治療には注意が必要で，自己調節の下限で脳虚血のリスクがある．

11.

A）×

5 文字のコードでペースメーカの機能を表す．

B）○

最初の 3 文字は抗徐脈機能を表す．
- 1 番目—ペーシング部位（A＝心房，V＝心室，D＝心房＋心室）
- 2 番目—センシング部位（A＝心房，V＝心室，D＝心房＋心室）
- 3 番目—センシング後作動様式（T＝同期，I＝抑制，D＝同期＋抑制）

C）○
- 4 番目は，レート応答機能を表す．R＝レート変調，P＝シンプルなプログラム可能（レートまたは出力），M＝マルチプログラム可能，O＝なし
- 最後の 5 番目は，抗頻拍機能を表す．P＝ペーシング，S＝ショック，D＝ペーシング＋ショック

D）×

ペースメーカは 1 つの分類（例：DDD）を持つことができるが，どのようにプログラムされているかによって，複数の機能モードが可能である．

E）○

すべてのペースメーカは，活動が検出されない最大時間が経過した後に作動するようにプログラムされている．この最大時間は，下限レート−間隔制限として知られている．

12.

A）○

イオンは電荷を持ち，電荷が正（Na^+，K^+ など）の場合は陽イオンと呼ばれ，負の電極または陰極に引き付けられる．電荷がマイナス（Cl^- など）の場合は陰イオンと呼ばれ，正の電極または陽極に引き付けられる．

B）○

C）×

ナトリウムの細胞内濃度は，3～20 mmol/L の間で変化する．

D）×

カリウムは主要な細胞内陽イオンである（正に荷電したイオンであるため）．

E）○

13.

A）○

ショックや心筋虚血を伴う．

B) ×

推奨されているアトロピンの最大用量は 3mg までである．

C) ○

D) ×

3秒を超える心室停止は，心停止のリスク因子である．

E) ○

カルシウム受容体拮抗薬の過剰摂取に伴う徐脈では，グルカゴンも考慮できる．

14.

A) ○

自然免疫系（マクロファージ，単球，顆粒球，樹状細胞，ナチュラルキラー細胞など）は，PAMPs と損傷関連分子パターンの両方を検出するように進化してきた．

B) ○

HMGB1 の細胞内蛋白質は，ATP やミトコンドリア DNA とともに DAMPs と考えられている．HMGB1 はアポトーシスやパイロプトーシスによっても放出される．

C) ×

パイロプトーシスは，おそらく抗菌反応の一部を形成し，細胞内病原体の感染時に最も頻繁に起こる，炎症性のプログラムされた細胞死プロセスである．

D) ○

PAMPs も DAMPs も，細胞質内のパターン認識受容体（NOD 様受容体など）や細胞表面のパターン認識受容体（Toll 様受容体など）を介して，自然免疫系や特定の上皮細胞を活性化する．興味深いことに，これらのパターン認識受容体の一部（主に NOD 様受容体）は，インフラマソームと呼ばれる分子複合体に集合することができる．IL-1-β と IL-18 の成熟と分泌に重要な役割を果たすのは，これらのインフラマソームである．

E) ○

IL-1-β と IL-18 はともに非常に強力なサイトカインで，カスパーゼを介した細胞膜の急速な破裂によってパイロプトーシスを引き起こす．

15.

A) ×

DWI MRI は，特に疑わしい症例において，発症から 6 時間以内に急性脳虚血の検出に現在使用されている．DWI はまた，脳虚血のサイレントエリアを明らかにすることができる．

B) ×

DWI はこのような症例でも識別することができる．

C) ×

MRA はこの点では CTA より感度が著明に低い．

D) ○

ECASS の研究者（2008 年）は，急性虚血性脳卒中後 3～4.5 時間にアルテプラーゼを投与すると，臨床転帰が有意に改善することを示した．しかし，アルテプラーゼは症候性頭蓋内出血を伴うことが多かった．英国では National Institute for Health and Care Excellence（NICE）が急性虚血性脳卒中の治療に推奨している．

E）×

TIA の持続時間の多くは 1 時間未満である．

16.

A）○

B）×

肝炎は，肝細胞の炎症と損傷の過程であり，細胞内内容物を血液中に放出する．そのため，主に AST と ALT の上昇がみられ，アルコール性肝炎では中等度の上昇，急性ウイルス性肝炎では極端な上昇がみられる．ALP も上昇することがあるが，一般的に上昇はそれほど大きくない．

C）×

C 型肝炎は血液を介して感染する RNA ウイルスで，主に感染者との血液接触によって感染する．ほとんどの急性感染症は無症候性であり，感染者の 20〜30％が自然治癒する．

D）○

慢性感染は肝硬変を引き起こし，肝細胞癌のリスクを高める．

E）×

肝硬変性腹水は，特発性細菌性腹膜炎や肝腎症候群を伴い，3 年死亡率は 50％である．

17.

A）○

HPS は，肝疾患，血管内肺拡張，肺ガス交換異常の 3 要素からなる．肝疾患患者では呼吸困難や低酸素血症を呈することが一般的である．

B）×

息切れは横になると緩和され，platypnoea と呼ばれる．また，低酸素血症は立位で悪化することが多く（orthodeoxia），一般的には酸素投与することで改善する．

C）×

NO は HPS における重要な血管拡張因子であり，その濃度は肝硬変の重症度やガス交換異常と相関している．呼気中濃度は，健常人と比較して肝硬変患者で，また HPS でない肝硬変患者と比較して HPS 患者で増加している．

D）×

死亡は通常，肝疾患の合併症によるもので，原発性呼吸不全で死亡する患者はまれである．

E）○

症状のある HPS 患者や，座位での室内空気中の PaO_2 が 8.0 kPa（60 mmHg）未満の HPS 患者では，移植のための評価を行うべきである．

18.

A）○

B-line（または "comet tails"）は，胸膜ラインの下縁から発する水平の高エコービームであり，スクリーンの深縁まで伸びている．胸膜ラインの動きに合わせて扇状に広がって動くため，A-line を描出することができない．肺底部は肺組織の量が多いため，B-line パターンを示すことが多く，上肺野の評価により肺水腫の有無についてより多くの情報が得られる．

B）○

A-line は胸膜ラインに由来する残響性アーチファクトであり，十分な深度があれば，一定間隔（等

距離）の平行線として見ることができる．

C）○

D）×

　この徴候は，視野全体に広がる平行な水平線の出現を指し，気胸，無気肺，無呼吸，過去の胸膜癒着術や胸膜切除術によって引き起こされる可能性のある，膨張した肺の正常な動きの欠如を示す．

E）×

　Lung sliding は動的な徴候で，接触している壁側胸膜と臓側胸膜のきらめきとして表現され，正常な換気パターンの一部である．気胸は，超音波プローブを当てた肋間部での lung sliding の存在によって，効果的に除外することができる．

19.

A）○

　CIP も CIM も経済的負担が大きく，ICU 後の QOL に影響を与える．

B）×

　早期の筋萎縮，筋力低下という主な臨床症状は共通している．しかし，CIP では深部腱反射の消失や，知覚神経線維の障害による遠位部での軽い触覚，痛み，温度，振動に対する感度の低下がみられる．

C）○

　人工呼吸器装着患者では，神経学的評価を注意深く行うことは困難であるため，人工呼吸器の離脱困難が最初の徴候となることがある．

D）×

　神経よりも筋肉の再生が早いため，CIM は予後がよい．

E）×

　血糖値が低いのではなく高いことが，関連するリスク因子である．

20.

A）○

　TAPSE が 17 mm 以上であれば正常とみなされる．TAPSE は角度依存の測定であり，M-モードのアライメントが平行でない場合，過小評価となることがある．

B）○

C）×

　視覚的評価では，収縮期機能は心尖部 4 チャンバー（より具体的には，右室中心の描出）で評価するのが最良である．

D）○

　これは心タンポナーデの後期所見であり，他の所見としては心囊液貯留，心臓の動揺，呼吸に関連した右室と左室の大きさの変化（心室間相互依存性），拡張期右房虚脱，ドプラ流入速度と肝静脈流パターンの変化などがある．

E）×

　右室収縮機能の約 80％は縦方向の収縮によるものである．

21.

A）○

組織球性疾患は5つのグループに分けられる：
- Lグループ：これらの疾患にはLangerhans細胞組織球症（LCH：Langerhans cell histiocytosis）やErdheim-Chester病が含まれる．
- Cグループ：皮膚や粘膜表面を侵す非LCHを含む．
- Mグループ：原発性悪性組織球症や続発性悪性組織球症など，白血病やリンパ腫，その他の血液腫瘍に伴って発症する悪性組織球症が含まれる．
- Rグループ：雑多な非皮膚性，非LCH組織球症やRosai-Dorfman病が含まれる．
- Hグループ：種々のHLHやマクロファージ活性化症候群（MAS：macrophage activation syndromes）を含む．

B）○

C）×

フェリチン値とトリグリセリド値は，骨髄検査の臨床的追加検査として有用である．両方が上昇し，フェリチンは著しく上昇する可能性がある（通常，数万 µg/L）．しかし，成人では，フェリチンが正常であることの陰性的中率は高いものの，他の慢性炎症性疾患，溶血性貧血，腎不全などでも上昇するため，成人型HLHの識別マーカーにはならない．

D）×

症例の約50％は，これらの遺伝子に変異があることが判明している．

E）○

HLHはマクロファージの活性化によって特徴づけられ，汎血球減少，凝固異常，肝機能異常，発熱という進行性で，放置すると致死的な症状を呈する．

22.

A）○

拡散は，血液透析のように，半透膜を横切る溶質の移動を引き起こす溶質の濃度勾配を伴う．

B）×

拡散は，小さな分子（カリウム，アンモニウム，クレアチニンなど）を除去するのに非常に効率的である．大きな溶質や水を除去する効率は低い．

C）○

溶質と水は，半透膜の両側の圧力差によって半透膜上を輸送される．膜を横切って輸送される水と溶質の量は，膜の透過係数と膜の両側の圧力差に依存する．

D）○

E）×

血液濾過透析では，対流と拡散の両方が使用される．

SBAs：各選択肢（A〜E）から最も正しいものを選ぶ問題

1. 正解：B

　軽度の高二酸化炭素血症は，心拍出量の増加（全身血管抵抗減少，心拍数増加，収縮力増加）と酸素化ヘモグロビン解離曲線の左方シフトにより，酸素供給を増加させる可能性がある．しかし，右心不全患者ではアシデミアによる肺血管抵抗の増加により，著しい高二酸化炭素血症は有害である．呼吸数はすでに非常に多く，$PaCO_2$ をより許容できるレベルまで低下させるためには，低1回換気量を維持することはまず不可能である．

2. 正解：C

　厳格な感染管理は不可欠である．スタッフやその他弱い立場となる患者を守る．HIV の検査は予後を予測し，適切な治療を開始するのに役立つので有用であるが，直ちに管理を変えることはない．早急に微生物の専門家に相談するべきであり，この微生物は XDR-TB であるため，アミカシンやレボフロキサシンにも耐性を示す可能性がある．接触者追跡の強化は重要であるが，この段階では最も適切なステップではない．XDR-TB は通常の結核と同じように感染し，リファンピシンとイソニアジドに耐性を持つ多剤耐性結核（MDR-TB）のまれなタイプである．患者の状態が悪化し，臨床状態がそれを必要とする場合には，腹臥位が有用かもしれないが，入手可能な情報ではその適応はない．

3. 正解：E

　両側の短潜時ピーク（N20 ピーク）がないことは，ROSC 後 72 時間の時点における 100％予後不良の所見である．脳 MRI は ROSC 後 2〜5 日の予後予測に使用できる．しかし，MRI の使用に関するエビデンスは選択バイアスがかかりやすい．72 時間後の対光反射と角膜反射の消失は予後不良の指標としてよく用いられるが，強力なエビデンスはなく，これらの測定は評価者に依存し，定性的である．ミオクローヌスによる痙攣は予後予測にほとんど意味がない．

4. 正解：D

　この患者の APRV は順調に進んでいるようで，ウィーニング可能である．与えられた情報からは，今すぐ輸液が必要だという示唆はない．T_{low} はピーク呼気流量の 75％を達成する肺の時定数に従って設定すべきで，ウィーニング中は変更しない．T_{low} は通常約 0.5 秒以下である．$PaCO_2$ は良好な範囲にあり，患者は自発呼吸をしているので，圧解除の頻度を増やす必要はなさそうである（E は誤り）．

　プレッシャーサポート付き CPAP への変更を検討することもできるが，患者の経過は良好で，まだかなり高い P_{high} が必要なため，APRV でのウィーニングを続けるほうがよいだろう．CPAP への変更や抜管を検討する前に，P_{high} を 12〜16 cmH_2O までウィーニングすることを目標にする．

5. 正解：A

　敗血症は，感染に対する宿主の反応異常によって引き起こされる，生命を脅かす臓器機能障害であり，SOFA スコアが 2 以上上昇すると，入院中の死亡率が 10％以上となる．この患者はノルアドレナリンを必要とするため，最低 4 点である．

　STEMI 全体の死亡率は 8.1％である．

　SIRS 基準は敗血症の定義に役立たないことが判明し，SOFA と qSOFA スコアに取って代わられた．2016 年，敗血症および敗血症性ショックに関する第 3 回国際コンセンサス定義（Singer et al., JAMA）では，「重症敗血症」という用語は冗長であると結論付けた．

完全な敗血症スクリーニングを常に行い，経験的抗菌薬療法を開始すべきである．尿路敗血症の場合，尿培養や血液培養から病原体が同定されることが多い（最大78%という報告もある）．

6. 正解：B

英国の精神能力法は，患者に判断能力がない場合，「相談」できる近親者がいない場合，その影響が患者に重大な影響を与える可能性がある場合に，重大な治療決定を行うためにIMCAの任命を義務付けている．

病院の学習障害チームも関与すべきであるが，この時点では意思決定プロセスを支援できる可能性は低い．

ケアホームの管理者が近親者として指名されていない限り，その決定について彼らと話し合う義務はない．しかし，多くの場合，利用者はケアホームで長年生活し，スタッフは入居者と親しくなる．患者がこれまでに終末期の問題について話し合えたかどうか確認することは価値があるかもしれない．そのため，IMCAはケアホームのスタッフとの話し合いを希望する場合がある．

DNARの署名や生命維持治療の中止は医師の決定と責任ではあるが，これは患者や近親者との緊密な協議のもとに行われる．時には，医師と近親者の間で重大な意見の相違が生じ，決定が保護裁判所に持ち込まれることもある．この段階では，意見の相違はないため，病院の法務チームと話し合う必要はない．

最も重要なことは，IMCAを任命することである．

7. 正解：C

外傷救急においてprimary surveyに優先する唯一の行動は，大出血を管理することである（NICEガイダンス39参照）．活動性の骨盤出血が疑われる場合は，大出血を管理する一環として骨盤固定具を装着するのが妥当だが，ここでの情報からはそのような強い疑いはない．この時点で骨折した脚の固定は，primary surveyよりも優先されない．

主要な外傷センターでは，特定の患者に対して，primary surveyの前に全身CTを実施することもあるが，これは標準的なやり方ではない．

8. 正解：D

患者は左気胸を発症しており，おそらくCOVID肺炎による人工呼吸器の合併症と思われる．肺超音波検査では，lung pointの存在は気胸の診断に100%の特異性を持つ．しかし，完全に虚脱した肺ではlung pointは描出できない．

Lung sliding，lung pulse，B-lineの欠如も気胸と関連する可能性があるが，気胸の診断に特異的ではない．しかし，これらの所見は高い陰性的中率を示すため，これらが観察された場合，胸壁でプローブが当てられた部位において気胸の除外に効果的である．A-lineは気胸の有無にかかわらず存在する．しかし，lung slidingがないにもかかわらずA-lineが存在する場合，報告されている気胸の感度と特異度はそれぞれ約95%と94%である．

9. 正解：A

患者は症候性心嚢液貯留を呈している．心嚢液貯留は，急性心膜炎を発症しうるあらゆる疾患によって引き起こされる可能性がある．報告によると，心嚢穿刺を受けた患者において最も一般的な病因は悪性腫瘍であったが，患者の最大1/5は心嚢穿刺時に悪性腫瘍と診断されていなかった．悪性腫瘍以外の原因としては，特発性，急性心膜炎，外傷，その他（心不全を含む），尿毒症であった．

10. 正解：C

欧州集中治療医学会（ESICM）の 2021 年敗血症ガイドラインでは，ノルアドレナリンの投与量を増やすのではなく，低～中用量（例えば 0.25～0.5 μg/kg/分）のノルアドレナリンを投与しても MAP が不十分な場合は，バソプレシンを追加することが提案されている．バソプレシンで必要な MAP を維持できない場合は，アドレナリンを考慮すべきである．SVV が 5％であることから，さらなる輸液の投与は次善の策としては不適切であり，この患者が輸液に反応する可能性は低い．ノルアドレナリンやアドレナリンが ≧0.25 μg/kg/分の用量となれば，開始後少なくとも 4 時間後に副腎皮質ステロイドを追加することが提案されている．十分な輸液量と動脈圧にもかかわらず低灌流が持続する心機能障害がある場合は，ドブタミン投与が推奨される．

11. 正解：C

壊死性筋膜炎には 3 つのタイプがある：

- Type I：多細菌性でガス産生しうる．通常，手術・外傷後や腹部・頭部・生殖器（Fournier 壊疽）に発症し，併存疾患を有していることが一般的で，敗血症性ショックを起こすことが多い．
- Type II：A 群溶血性連鎖球菌による単菌性感染症で非ガス産生である．四肢に発症することが多く，若い健康な患者を含め誰にでも発症する可能性がある．トキシックショック症候群を伴う．
- Type III：*Clostridium perfringens* や *Clostridium septicum* による単菌性感染症で，ガス発生が多い．通常は貫通性外傷，手術，静脈内薬物使用に伴い発症し，深部侵襲性で，血管内溶血性貧血を伴う場合がある．

死亡率は通常約 20～40％である．トキシックショックを起こすと，死亡率は 60％以上になる．鎮静状態の患者におけるノルアドレナリン 0.05 μg/kg/分の投与はトキシックショックを示唆しないが，後に発症する可能性がある．

12. 正解：B

昇圧薬使用の際に末梢ルートを使用すると，患者は昇圧薬を開始して 1 時間以内に MAP＞65 mmHg に達する可能性が高くなる．昇圧薬を使用して MAP＞65 mmHg を達成するのが遅れると，死亡率が増加する．彼女はすでに 40 mL/kg の輸液による蘇生を受けており，さらなる輸液が必要かもしれないが，MAP を早急に上げる必要がある．この患者には，いずれ中心静脈ラインと動脈ラインが必要になるであろう．そのため，長期にわたる昇圧薬の使用には中心静脈へのアクセスが必要となる．大量の晶質液を投与された患者にはアルブミンの使用が提案されるが，この時点では MAP をすぐに改善できないかもしれない．

13. 正解：D

成人の急性喘息の管理に関する英国胸部学会（BTS，2019 年）のガイドラインでは，ほとんどの場合，高用量の β-2 作動薬（サルブタモールやテルブタリンなど）は，副作用がほとんどなく，気管支攣縮を緩和するために迅速に作用すると助言している．できるだけ早期に，できれば酸素駆動のネブライザーで投与すべきである．サルブタモールとテルブタリンに有効性の違いはないようなので，どちらを使用してもよい．アドレナリンのネブライザーは，テルブタリンやサルブタモールと比較して大きな利点はない．吸入療法が確実に行えない患者には，サルブタモールの静脈内投与を行うべきである．ステロイドは急性喘息増悪の全患者に投与し，回復するまで（最低 5 日間）継続すべきである．吸入気管支拡張薬による治療で初期反応が不十分な患者には，マグネシウムの静脈内投与を推奨する．

14. 正解：D

米国集中治療医学会（SCCM）は，慢性肝不全急性増悪の治療を受ける重症患者に粘弾性検査の使用を推奨している．粘弾性検査以外の他の方法では，全体的な止血機能と出血リスクの信頼性の高い評価が常にできない．全体的な凝固状態は粘弾性検査を用いて評価することができ，凝固促進・抗凝固経路の変化をリアルタイムで全体的かつ機能的に評価することができる．

15. 正解：B

この女性は，大規模な肺塞栓症（血栓性や羊膜性）か，心原性ショックに至る他の重大な心疾患を発症した可能性が高い．他にも考えられる診断は多数あるが（敗血症，虚血性腸炎など），これらが最も可能性が高いだろう．CTPAは造影欠損を示し，診断を確定するのに有用であるが，CTに移行するには不安定であり，心血管系サポートの指針となる情報は得られない．術後であるため，血栓溶解療法を行う場合には細心の注意が必要である．もし症状がPEに続発するものであれば，心臓超音波検査で右室拡張と収縮機能障害を確認することができる．

16. 正解：D

毎日の外科的評価は日常的に行われるべきだが，緊急の評価を求める必要はなさそうである．手術は昨日行われたため，術後の痛みは予期せぬものではない．これは疼痛管理の問題と思われる．

臍帯が圧迫されている可能性はなくはないが，下肢の運動機能低下は，硬膜外麻酔の二次的なものである可能性が高い．

得られた情報からは，硬膜外麻酔は適切な部位に行われているようで，交感神経と運動神経がブロックされている所見がある．しかし，痛みの症状を管理するにはブロックが低すぎる．硬膜外ブロックを除去し，吐き気／便秘／呼吸抑制が生じる可能性があるモルヒネPCAに置き換えるよりも，硬膜外ブロックを適切なレベルにするほうが賢明であり理想的である．

硬膜外ブロックの速度を6 mL/時から8〜10 mL/時に上げると，多少の違いはあるかもしれないが，効果が出るまで時間がかかるだろう．硬膜外麻酔をボーラス投与すれば，カテーテルが適切な腔に入っていることを確認し，ブロックのレベルを上げ，痛みの軽減が期待できる．その後，硬膜外ブロックの効果によって，速度を上げたり，カテーテルを抜いたりする必要があるかもしれない．

17. 正解：D

RSBIとは呼吸回数と1回換気量の比（f/V_T）である．20件のRSBI研究のシステマティックレビュー（2001年）によると，RSBIが陰性（すなわち≧105回/分/L）であれば，人工呼吸器からの離脱失敗の確率が大きく上昇すると結論づけられた．逆に，RSBIが陽性（すなわち＜105回/分/L）でも，離脱成功の確率はわずかしか上昇しない．これらの所見から，RSBIが陰性である患者の同定をより重視すべきであることが示唆される．RSBIの陽性的中率は78％，陰性的中率は95％である．

リストされている他の指標はどれも，離脱からの成功を予測する点でRSBIより優れているとは考えられていない．例えば，Dynamic CROP indexの陽性的中率と陰性的中率は，それぞれ71％と70％である．

18. 正解：C

この病歴はいくつかの診断と一致する可能性がある．
- 妊娠に伴う心不全．心筋症の可能性もあるが，幼少時の感染歴（インドではリウマチ熱が流行している）から，妊娠の生理的変化による僧帽弁狭窄の代償不全を考える必要がある．

- 肺塞栓症．DVT と PE のリスクが高い．
- 呼吸器敗血症や他の原因による敗血症，あるいは結核の可能性もあるが，体温は正常なので，これが心臓由来であることのほうが懸念される．

確かに血液培養は行うが，心筋症や僧帽弁狭窄を調べるには心臓超音波検査が最も有用で，右室拡張，収縮障害，肺動脈収縮期圧の上昇があれば PE も示唆される．電離放射線のため CTPA はできれば避けたい．D-ダイマーは判別可能な検査ではないので，結果を待つ必要がある．

訳者追加表

訳者追加表1　CAM-ICU

1. 急性発症または変動性の経過
　A. 基準線からの精神状態の急性変化の根拠があるか？
　　　　　or
　B.（異常な）行動が過去24時間の間に変動したか？　すなわち，移り変わる傾向があるか，あるいは鎮静スケール（RASSなど），GCSまたは以前のせん妄評価の変動によって証明されるように，重症度が増減するか？

2. 注意力欠如
　注意力スクリーニングテスト（ASE）の聴覚か視覚のパートでスコア8点未満により示されるように，患者は注意力を集中させるのが困難だったか？

＜聴覚ASEの具体的評価方法＞
　患者に「今から私があなたに10の一連の数字を読んで聞かせます．あなたが数字1を聞いた時は常に，私の手を握りしめることで示して下さい．」と説明し，たとえば「2・3・1・4・5・7・1・9・3・1」と，10の数字を通常の声のトーンと大きさ（ICUの雑音の中でも十分に聞こえる大きさ）で，1数字1秒の速度で読み上げ，スコア8点未満の場合（1のときに手を握ると1点，1以外で握らない場合も1点）は所見2陽性（注意力欠如がある）となる．

＜視覚ASEの具体的評価方法＞
　視覚ASEに使用する絵は，Web上（http://www.icudelirium.org/delirium/monitoring.html）から無料でダウンロード可能である．
　Packet AとPacket Bは，それぞれがひとくくりの組であり，いずれか一方を用いて評価する．

ステップ1：5枚の絵を見せる．
　指示：次のことを患者に説明する．「_____さん，今から私があなたのよく知っているものの絵を見せます．何の絵を見たか尋ねるので，注意深く見て，各々の絵を記憶して下さい．」そしてPacket AまたはPacket B（繰り返し検査する場合は日替わりにする）のステップ1を見せる．ステップ1のPacket AまたはBのどちらか5つの絵をそれぞれ3秒間見せる．

ステップ2：10枚の絵を見せる．
　指示：次のことを患者に説明する．「今から私がいくつかの絵を見せます．そのいくつかは既にあなたが見たもので，いくつかは新しいものです．前に見た絵であるかどうか，「はい」の場合には首をたてに振って（実際に示す），「いいえ」の場合には首を横に振って（実際に示す）教えて下さい．」そこで，どちらか（Packet AまたはBの先のステップ1で使った方のステップ2）の10の絵（5つは新しく，5つは繰り返し）をそれぞれ3秒間見せる．

スコア：このテストは，ステップ2における正しい「はい」または「いいえ」の答えの数をスコアとする．高齢患者への見え方を改善するために，絵を15 cm×25 cmの大きさにカラー印刷し，ラミネート加工する．眼鏡をかける患者の場合，視覚ASEを試みる時，患者が眼鏡をかけていることを確認する．

3. 無秩序な思考
　4つの質問のうちの2つ以上の誤った答えおよび／または指示に従うことができないことによって証明されるように無秩序あるいは首尾一貫しない思考の証拠があるか？

質問（交互のセット A とセット B）

セット A
1．石は水に浮くか？
2．魚は海にいるか？
3．1 グラムは，2 グラムより重いか？
4．釘を打つのにハンマーを使用してもよいか？

セット B
1．葉っぱは水に浮くか？
2．ゾウは海にいるか？
3．2 グラムは，1 グラムより重いか？
4．木を切るのにハンマーを使用してもいいか？

指示
1．評価者は，患者の前で評価者自身の 2 本の指を上げて見せ，同じことをするよう指示する．
2．今度は評価者自身の 2 本の指を下げた後，患者にもう片方の手で同じこと（2 本の指を上げること）をするよう指示する

4．意識レベルの変化
　現在の意識レベルは清明以外の何か，例えば，用心深い，嗜眠性の，または昏迷であるか？（例えば評価時に RASS の 0 以外である）

意識明瞭：自発的に十分に周囲を認識し，また，適切に対話する．
用心深い／緊張状態：過度の警戒．
嗜眠性の：傾眠傾向であるが，容易に目覚めることができる，周囲のある要素には気付かない，あるいは自発的に適切に聞き手と対話しない．または，軽く刺激すると十分に認識し，適切に対話する．
昏迷：強く刺激した時に不完全に目覚める．または，力強く，繰り返し刺激した時のみ目覚め，刺激が中断するや否や昏迷患者は無反応の状態に戻る．

<u>1 + 2 + 3 or 4 を満たす場合にせん妄陽性と全体評価される．</u>

〔Ely EW（Inoue S, et al 訳）：ICU におけるせん妄評価法（CAM-ICU）トレーニング・マニュアル．2014．および日本集中治療医学会 J-PAD ガイドライン検討委員会：日本版・集中治療室における成人重症患者に対する痛み・不穏・せん妄管理のための臨床ガイドライン．日集中医誌．2014；21：539-79．より一部改変し作成〕

訳者追加表 2　ICDSC

1. 意識レベルの変化：
（A）反応がないか，（B）何らかの反応を得るために強い刺激を必要とする場合は評価を妨げる重篤な意識障害を示す．もしほとんどの時間（A）昏睡あるいは（B）昏迷状態である場合，ダッシュ（−）を入力し，それ以上評価は行わない．
（C）傾眠あるいは，反応までに軽度ないし中等度の刺激が必要な場合は意識レベルの変化を意味し，1点である．
（D）覚醒，あるいは容易に覚醒する睡眠状態は正常を意味し，0点である．
（E）過覚醒は意識レベルの異常と捉え，1点である．

2. 注意力欠如：
会話の理解や指示に従うことが困難．外からの刺激で容易に注意がそらされる．話題を変えることが困難．これらのいずれかがあれば1点．

3. 失見当識：
時間，場所，人物の明らかな誤認，これらのうちいずれかがあれば1点．

4. 幻覚，妄想，精神障害：
臨床症状として，幻覚あるいは幻覚から引き起こされていると思われる行動（例えば，空を掴むような動作）が明らかにある，現実検討能力の総合的な悪化，これらのうちいずれかがあれば1点．

5. 精神運動的な興奮あるいは遅滞：
患者自身あるいはスタッフへの危険を予測するために追加の鎮静薬あるいは身体抑制が必要となるような過活動（静脈ラインを抜く，スタッフをたたくなど），活動の低下，あるいは臨床上明らかな精神運動遅滞（遅くなる），これらのうちいずれかがあれば1点．

6. 不適切な会話あるいは情緒：
不適切な，整理されていない，あるいは一貫性のない会話，出来事や状況にそぐわない感情の表出．これらのうちいずれかがあれば1点．

7. 睡眠・覚醒サイクルの障害：
4時間以下の睡眠，あるいは頻回な夜間覚醒（医療スタッフや大きな音で起きた場合の覚醒を含まない），ほとんど一日中眠っている，これらのうちいずれかがあれば1点．

8. 症状の変動：
上記の徴候あるいは症状が24時間のなかで変化する（例えば，その勤務帯から別の勤務帯で異なる）場合は1点．

合計点が4点以上であればせん妄と評価する．

〔卯野木健，ほか．ICDSCを使用したせん妄の評価．看技．2011；57：45-9．および日本集中治療医学会J-PADガイドライン検討委員会：日本版・集中治療室における成人重症患者に対する痛み・不穏・せん妄管理のための臨床ガイドライン．日集中医誌．2014；21：539-79．より一部改変し作成〕

訳者追加表 3　急性肝不全の診断基準

　　正常肝ないし肝予備能が正常と考えられる肝に肝障害が生じ，初発症状出現から 8 週以内に，高度の肝機能障害に基づいてプロトロンビン時間が 40％以下ないしは INR 値 1.5 以上を示すものを「急性肝不全」と診断する．
　　急性肝不全は肝性脳症が認められない，ないしは昏睡度が I 度までの「非昏睡型」と，昏睡 II 度以上の肝性脳症を呈する「昏睡型」に分類する．
　　また，「昏睡型急性肝不全」は初発症状出現から昏睡 II 度以上の肝性脳症が出現するまでの期間が 10 日以内の「急性型」と，11 日以降 56 日以内の「亜急性型」に分類する．

（注 1）B 型肝炎ウイルスの無症候性キャリアからの急性増悪例は「急性肝不全」に含める．また，自己免疫性で先行する慢性肝疾患の有無が不明の症例は，肝機能障害を発症する前の肝機能に明らかな低下が認められない場合は「急性肝不全」に含めて扱う．

（注 2）アルコール性肝炎は原則的に慢性肝疾患を基盤として発症する病態であり，「急性肝不全」から除外する．但し，先行する慢性肝疾患が肥満ないしアルコールによる脂肪肝の症例は，肝機能障害の原因がアルコール摂取ではなく，その発症前の肝予備能に明らかな低下が認められない場合は「急性肝不全」として扱う．

（注 3）薬物中毒，循環不全，妊娠脂肪肝，代謝異常など肝臓の炎症を伴わない肝不全も「急性肝不全」に含める．ウイルス性，自己免疫性，薬物アレルギーなど肝臓に炎症を伴う肝不全は「劇症肝炎」として扱う．

（注 4）肝性脳症の昏睡度分類は犬山分類（1972 年）に基づく．但し，小児では「第 5 回小児肝臓ワークショップ（1988 年）による小児肝性昏睡の分類」を用いる．

（注 5）成因分類は「難治性の肝疾患に関する研究班」の指針（2002 年）を改変した新指針に基づく．

（注 6）プロトロンビン時間が 40％以下ないしは INR 値 1.5 以上で，初発症状ないし肝障害が出現してから 8 週以降 24 週以内に昏睡 II 度以上の脳症を発現する症例は「遅発性肝不全」と診断し，「急性肝不全」の類縁疾患として扱う．

（厚生労働省「難治性の肝・胆道疾患に関する研究」班：2015 年改訂版より）

索引 Index

和文

あ

亜鉛欠乏　202
悪性 MCA 症候群　173
悪性症候群　71
アシストコントロール　91
アシネトバクター　8
アスピリン（サリチル酸）中毒　211
アゾール　190
圧外傷　91, 269, 272
圧制御（プレッシャーコントロール）　91
圧損傷　17
アトランタ分類　57
アドレナリン　15, 146, 299
アナフィラキシー　31, 100, 140
アニオンギャップ　52, 195
アリルアミン　191
アルギニン・バソプレシン　279
アルテプラーゼ　108
アルフェンタニル　14, 17
アレルギー反応　182
アンチトロンビンⅢ欠乏症　101
アンモニア　209

い

医原性気胸　147
医師　5
胃洗浄　212
一次性 PPH　223
一次性損傷　161
一過性脳虚血発作　280
一酸化炭素　246
イムデビマブ　271
陰圧性肺水腫　227
院外心停止　110
インテグラーゼ阻害薬　189
咽頭頸部上腕　41
インフルエンザウイルス　90

インフルエンザ桿菌　89

う

右室機能障害　35, 105, 109
右心機能障害　221
右心不全　35
うっ血性　32
うつ病　8
ウロキナーゼ　108

え

栄養士　6
エキノキャンディン　190
エクリズマブ　261
壊死性筋膜炎　299
壊死性膵炎　58
エフェドリン　15
エラスタンス　272

お

横紋筋融解症　73, 74, 211
オープンユニット　5
オクトレオチド　84
オピオイド　14
温式凝集素　259
温阻血時間　179

か

外傷性くも膜下出血　64
外傷性脳損傷　64, 66, 132
開頭減圧術　164
開放性（吸引性）気胸　60
過活動型せん妄　126
覚醒下腹臥位　267
角膜反射　114
カシリビマブ　271
ガス交換　11
下大静脈指数　21
カテーテル関連部位感染　8

下部呼吸器系コンプライアンス 272
下部消化管出血 81
鎌状赤血球症 100
カルバペネマーゼ産生菌 8
カルバペネム 148
肝移植 210, 212, 215
肝炎 281, 294
換気不全 11
換気量制御（ボリュームコントロール） 91
肝硬変 82
看護師 6
肝静脈圧較差 82
肝腎症候群 214, 294
　　──急性腎障害 215
　　──急性腎臓病 215
　　──慢性腎臓病 215
乾性溺水 278, 288
肝性脳症 159, 209, 210
間接 Coombs 試験 259
間接抗グロブリン試験 259
完全静脈栄養 201
貫通損傷 242
冠動脈造影 112
冠動脈バイパス術 228
肝肺症候群 281
肝不全 212, 251
寒冷凝集素 259

き

飢餓 198
飢餓性ケトーシス 197
気管支鏡 16
気管支攣縮 34
気管切開 45
気管挿管 11
気管チューブ 16
気胸 31, 182, 242, 248
気道外傷 11
気道内圧開放換気 97
気道熱傷 242, 247, 249
　　──の Abbreviated Injury Score 250
　　──の AIS 250
気道閉塞 11
気道保護 11

擬発作 131
急性運動感覚性軸索型ニューロパチー 40
急性運動軸索型ニューロパチー 40
急性炎症性脱髄性多発ニューロパチー 40
急性冠症候群 150
急性肝不全 159, 212
急性くも膜下出血 160
急性呼吸窮迫症候群 33, 58
急性散在性脳脊髄炎 159
急性心筋梗塞 100, 140
急性腎障害 183
急性心不全 150, 156
急性膵炎 55, 100
急性僧帽弁閉鎖不全症 229
急性妊娠脂肪肝 221
急性脳卒中 140
急性肺塞栓症 100
急速導入法 13
吸入肺血管拡張薬 97
胸腔内血液量 24
胸骨骨折 67
胸骨創感染 239
胸水 248
胸部大動脈損傷 67
胸部電気生体インピーダンス 26
虚偽性発作障害 131
虚血再灌流障害 234
虚血性 32
虚弱 200
拒食症 196
筋弛緩薬 95
緊張性気胸 60, 150, 220, 274

く

空気感染 265
空気塞栓 234
駆動圧 17, 272
くも膜下出血 162
クラミジア 90
グラム陰性菌 148
　　──敗血症 184
グラム陽性菌 148
クリッピング術 164
クリティカルケアアウトリーチ 6

クリティカルケアチーム	5
グルカゴン	279, 291
クローズドユニット	5
クロストリジウム・ディフィシル	8
クロニジン	17

け

経カテーテル的大動脈弁置換術	155
経頸静脈性肝内門脈体循環短絡術	84, 214
経食道大動脈ドプラ	26
経頭蓋冠ヘルニア	176
経頭蓋ドプラ	166
経肺圧	33
経肺熱希釈法	24
経肺リチウム希釈法	24
経鼻胃管	16, 17
痙攣発作	131, 140, 211
下血	140
ケタミン	14
血液透析	77
——濾過	77
血液分布異常性	140, 145
血液濾過	76
結核	190
——菌	187
血管攣縮	165
血球貪食性リンパ組織球症	281
血漿交換	44, 262
——療法	263
血小板減少症	254, 255
血小板産生低下	255
血小板破壊亢進	256
血小板分布異常	256
血清浸透圧	119
血栓除去術	107, 171
血栓性血小板減少性紫斑病	159, 256
血栓性脳梗塞	170
血栓性微小血管症	260
血栓溶解療法	107, 111, 171, 221
血便	140
減圧片側開頭術	174
言語療法士	6
腱索断裂	229
ゲンタマイシン	184

原発性脳腫瘍	132

こ

コイリング	164
抗 PF4 抗体	257
高圧酸素療法	246
高アンモニア血症	206
光学喉頭鏡	16
後下小脳動脈	172
高カリウム血症	54
硬化療法	84
口腔咽頭エアウェイ	15
口腔カンジダ	186
高酸素血症	113
高浸透圧性高血糖状態	51
後天性免疫不全症候群	187
高ナトリウム血症	73
広範囲熱傷	242
広範囲薬剤耐性結核	283
高頻度振動換気法	97
後負荷	154
鉤ヘルニア	176
硬膜外血腫	64
硬膜外センサー	166
硬膜下血腫	64
硬膜下スクリュー	166
抗利尿ホルモン	117
高流量経鼻酸素	267
抗リン脂質症候群	101
誤嚥	11
呼気終末陽圧	272
呼吸器敗血症	89
呼吸筋疲労	11
呼吸筋力低下	11
呼吸コンプライアンス	272
コロナウイルス	90
混合型せん妄	126
コンプライアンス	33

さ

サージキャパシティ	4
再出血	165
細胞外液量	118
細胞毒性	32

細胞毒性低酸素症　246
左室自由壁破裂　229
左室肥大　153
産科大出血　223,224
三環系抗うつ薬（TCA）　211
酸素化不全　11

し

シアン中毒　246
志賀毒素産生大腸菌　260,290
子癇　220,256
　――前症　219,220,221,224,225,227,256
子宮圧迫　224
子宮摘出術　224
子宮内バルーンタンポナーデ　224
子宮破裂　223
自己心拍再開　218
自然気胸　100
死戦期帝王切開　218
市中肺炎　30
自発呼吸トライアル　37,48
縦隔炎　239
重症筋無力症　40,278,288
重症疾患多発ニューロパチー　281
重症疾患ミオパチー　281
重症大動脈弁狭窄症　150,151
修正マーストリヒト分類　179
集中治療後症候群　49
十二指腸炎　81
自由壁破裂　229
循環血液量減少　112
　――性　140,145
常位胎盤早期剥離　219
消化管穿孔　100
消化性潰瘍　81
焼痂切開術　242,245
焦点性発症　133
小脳扁桃ヘルニア　176
上部消化管出血　80,81
静脈栄養　201
静脈血栓塞栓症　101,175,268
食道炎　81
食道静脈瘤　83,84
ショック　140

心外膜ペーシング　239
心筋梗塞　31,182,228,234
神経筋障害　11
神経膠腫　158
神経性食思不振症　198
神経特異的エノラーゼ　115
心原性　140
　――ショック　109,145,228
心原性肺水腫　147
人工呼吸　11
人工呼吸器　88
　――関連肺炎　8,239
進行性多巣性白質脳症　187
心室仮性動脈瘤　229
心室細動　112
侵襲性A群溶血性連鎖球菌感染症（iGAS）　184
侵襲的動脈カテーテル　17
尋常性天疱瘡　185
腎代替療法　74,96,282
心タンポナーデ　61,112,220,228,232,295
心停止　110,113
　――後の臓器提供　215
心的外傷後ストレス障害　3
浸透圧脱髄症候群　123
心嚢液貯留　298
心肺蘇生法　218
深部静脈血栓症　66,101,175
腎不全　206
心房細動　239
蕁麻疹　185
心理士　6

す

水頭症　166
水疱性類天疱瘡　185
髄膜炎　131,134,158,206
　――菌性髄膜炎　182
髄膜腫　158
頭蓋内圧　161,175,209,291
頭蓋内出血　131
頭蓋内占拠性病変　131
頭蓋内膿瘍　158
スキサメトニウム　15

ステロイド　96, 135
ステント留置術　84
ストレプトキナーゼ　108
スリガラス影　268

せ

静的呼吸コンプライアンス　273
生物学的損傷　17
声門上器具　16
石灰化大動脈弁狭窄　153
セファマイシン系　149
セファロスポリン系　148
セロトニン症候群　71
全拡張末期容積　24
全身平均動脈圧　291
潜水反射　288
潜水反応　278
喘息　30
　——急性増悪　100
前大脳動脈　172
前置胎盤　223
先天性 QT 延長症候群　193
全肺コンプライアンス　33
全般化発作　133
前負荷　154
せん妄　126, 128, 239, 240

そ

挿管　11
臓器提供　179
塞栓性脳梗塞　170
組織毒性　32
ソマトスタチン　83

た

第 V 因子 Leiden 変異　101
体外式膜型人工肺　97
体外循環　256
体外心肺バイパス　229
対光反射　114
代謝性アシドーシス　197
大動脈解離　100
大動脈内バルーンポンプ　230
大動脈閉鎖不全　290

大動脈弁硬化　153
大動脈弁置換術　228, 240
胎盤剝離　223
大量血胸　61
大量輸血　85
多形膠芽腫　132
多剤耐性結核　297
短潜時体性感覚誘発電位　114

ち

チオペンタール　14
中隔穿孔　229
中心静脈カテーテル　17, 24
中心テントヘルニア　176
中大脳動脈　172
中毒　205
腸管出血性大腸菌　290
腸性先端皮膚炎　202
直接 Coombs 試験　259
直接抗グロブリン試験　259
直接喉頭鏡　15
鎮静　17
　——薬　17

つ

椎骨動脈　172

て

低活動型せん妄　126
低カリウム血症　54
低血糖　205
低酸素症　32, 32
低酸素性虚血性肝障害　251
低酸素性虚血性脳損傷　283
低酸素性低酸素症　32
低酸素性脳損傷　247
低酸素性肺血管収縮　35
低速低効率透析　77
低体温療法　113
低ナトリウム血症　117, 118, 121, 140
デクスメデトミジン　17, 240
デスモプレシン　168
てんかん　131, 220
　——重積状態　133

点状出血　185

と

糖尿病性ケトアシドーシス　50
動脈瘤性 SAH　164
トキシックショック症候群　245
トシリズマブ　270
特発性細菌性腹膜炎　294
ドブタミン　157, 299
トラネキサム酸　66, 83
ドレーン　17
トロポニン　183
トロンボエラストグラフィ　209, 224, 234, 236
トロンボポエチン　255
鈍的心損傷　66
鈍的損傷　242

な

内因性 SAH　162
ナロキソン　206
難治性痙攣性てんかん重積　133

に

二次性 PPH　223
二次性脳損傷　161
二尖弁　153
乳酸　21, 278
乳頭浮腫　176
ニューロフィラメント軽鎖　115
尿浸透圧　124
尿中ナトリウム濃度　124
尿道カテーテル　17
尿毒症性脳症　159
尿崩症　168

ぬ

ヌクレオシド類似体　191
　──逆転写酵素阻害薬　189

ね

ネオマイシン　209
熱傷　242
　──敗血症症候群　245
粘弾性検査　300

の

脳炎　131, 158, 206
脳幹死　177, 178, 179
　──後の臓器提供　179
脳灌流圧　160, 279
脳虚血　293
脳血管攣縮　166
脳梗塞　170, 280
脳挫傷　65
脳室外ドレーン　166, 175
脳実質内マイクロセンサー　166
脳症　135
脳静脈洞血栓症　159
脳性塩類喪失　168
脳脊髄液　279
脳卒中　109
脳内出血　140
脳波　114
ノルアドレナリン　95, 96, 146, 150, 157, 299

は

バーコードサイン　281
バーストサプレッション　138
肺炎　100
　──球菌　89
　──マイコプラズマ　89
肺血管外水分量　24
敗血症　21, 140, 143, 146, 182, 220, 255, 256, 258, 280, 297
　──ガイドライン　96
　──性ショック　21, 95, 96, 150
肺血栓症　219
肺挫傷　248
肺静脈塞栓症　220
肺水腫　31, 34, 227
肺塞栓　31, 140, 221
　──症　100, 112, 150, 182, 300
爆傷　242
破砕赤血球　259
橋本脳炎　159
播種性血管内凝固　183, 256
バソプレシン　146, 299
パラセタモール　207, 208, 210

バルーン圧迫止血　84
バルーン弁形成術　155
ハロペリドール　240
汎自律神経失調症　41
バンド結紮術　84

ひ

非アルコール性脂肪性肝炎　213
非アルコール性脂肪性肝疾患　213
ピーク圧　92
非痙攣性てんかん重積状態　136,137,159
微小血管障害性溶血性貧血　159,259
非定型 HUS　261
ビデオ喉頭鏡　16
非てんかん性発作　96,131
ヒドロコルチゾン　146
非ヌクレオシド系逆転写酵素阻害薬　189
ピペラシリン/タゾバクタム（タゾピペ）　184
びまん性軸索損傷　65
びらん性胃炎　81
貧血性　32

ふ

不安　8
フェニレフリン　15
フェンタニル　14,17,128
腹臥位　97,98
副腎皮質ステロイド　146,299
腹膜透析　77
ブジー　16
不整脈　140
不明発症　133
プラティプノアｰオルソデオキシア症候群　14
プラトー圧　17,92,272
フレイル（虚弱）　200,250,284
フレイルチェスト　61
プレッシャーサポート　91
プレドニゾロン　278
フロセミド　117
プロタミン　230
プロテアーゼ阻害薬　189
プロテイン C／S 欠乏症　101
プロポフォール　14,17,128
分子吸着再循環システム　208

分娩後出血　223
分娩前出血　223

へ

平均動脈圧　161
閉塞性　140
　——ショック　100,145
ペースメーカ　280,292
ペニシリン系　148
ヘパリン起因性血小板減少症　255,256
ヘパリン誘発性血小板減少・血栓症　256
ヘルスケアアシスタント　7
辺縁系脳炎　159
ベンゾジアゼピン　15

ほ

補助人工心臓　235
ホスホジエステラーゼ 3 阻害薬　157
母体出血　223
発作後状態　159
ボツリヌス中毒　41
ポリエン　191

ま

膜融合阻害薬　189
マクロファージ活性化症候群　296
末梢動脈カテーテル　24
慢性肝疾患　212
慢性肝不全急性増悪　213,300
慢性血栓塞栓性肺高血圧症　109
慢性閉塞性肺疾患　30

み

ミオクローヌス　114
ミダゾラム　15,17
脈拍波形分析　24
ミルリノン　157

む

無気肺損傷　17,91
無呼吸　11
　——テスト　178

め

メタラミノール　15
メチシリン耐性黄色ブドウ球菌　8,184
メラナ（黒いタール状の便）　81
免疫グロブリン大量静注　44
免疫再構築症候群　187

も

毛細血管再充満時間　193
燃え尽き症候群　3,8
モノバクタム系　148
モルヒネ　17

や

薬剤師　6
薬剤性肝障害　212

ゆ

有効循環血漿量　118
輸液反応性　21,26
輸血関連急性肺障害　227
輸血関連肺損傷　224

よ

溶血性尿毒症症候群　159,256,279
羊水塞栓症　219
腰椎穿刺　183,254
羊膜塞栓症　220
容量損傷　17

ら

ライム病　41
ラクツロース　209
卵円孔開存　109

り

リウマチ性心疾患　153
理学療法士　6
リクルートメントマニューバー　97
リサーキュレーション　235
リツキシマブ　262
リドカイン　15
リファキシミン　209

る

輪状甲状靭帯切開術　16
輪状軟骨圧迫　12,16
リンパ腫　187
リンパ節腫脹　185

れ

レミフェンタニル　17
レムデシビル　271

ろ

ロクロニウム　15

数字

1回換気量　17
1度熱傷　244
2度熱傷　244
3度熱傷　244
4Hs　111
4Hs & 4Ts　219
4Ts　111
4Tスコア　257
60/60徴候　104
Ⅱ型壊死性筋膜炎　285

欧文

A

ABCDEFバンドル　129
ACA　172
ACT　231
ADAMTS13活性　262
ADAMTS13酵素　264
ADAMTS13値　261
ADEM　159
ADH　117,120,121
AF　239
AG　52
AHF　156
aHUS：atypical HUS　261,290
AIDP　40
AIDS　187

AKI　　22,147,183,281,285,294,298
AMAN：acute motor axonal neuropathy　　40
AMI　　140
AMSAN：acute motor sensory axonal neuropathy　　40
APACHE II　　56
apneic oxygenation　　14
APP：awake prone positioning　　267
APRV：airway pressure release ventilation　　92,97,283,297
APS　　101
ARDS　　34,58,93,227,230,242,247,250
AS　　152
ASV：adaptive support ventilation　　91
atelectrauma　　17,91
ATOM-FC　　61
autotriggering　　92
AVP　　279,291
AVR　　228

B

Balthazar 指数　　57
barotrauma　　17,91
BCI：blunt cardiac injury　　66
Beck の三徴　　232
Berlin 基準　　250
Bickerstaff 脳幹脳炎　　41
biotrauma　　17
BIPAP　　92
BIS：Bispectral Index　　114
BISAP score　　57
Bi-VAD　　235
B-line　　22,62,147,281,285,294,298
B-lynch 縫合　　224
BMI：body mass index　　195,197,200,268
breath stacking　　271
Brugada 症候群　　193
BURNS　　244
BURP 圧迫　　16
BV：balloon valvuloplasty　　155

C

C.diff　　8
C.jejuni：Campylobacter jejuni　　43,44

C_{RS}：the compliance of the lower respiratory system　　272
CA　　112
CABG　　228,229,230,240
CAM-ICU　　126,127
CAP　　30
$CD4^+/CD8^+$ 比　　189
$CD4^+$ 数　　188
$CD8^+$ 数　　188
CPC Scale：Cerebral Performance Category Scale　　115
Child-Pugh　　214
　──分類　　82
CIM　　281,295
CIP　　281,295
Claassen　　164
comet tails　　294
Confusion Assessment Method for ICU　　126
Coombs 試験　　259,260
COPD　　30
COVID-19　　2,4,5,8,267,268,270
CPB　　230,231,234
CPO　　8
CPP：cerebral perfusion pressure　　160,279,291
CPR　　218
CR-POSSUM　　29
CRRT　　75,78
CRT：capillary refill time　　193
CSA_{LVOT}　　25
CSW：cerebral salt wasting　　168
CTEPH　　109
Cushing 三徴　　176
Cushing 反射　　166
CVC　　17,24

D

DAI　　65
DAS：Difficult Airway Society　　13
DAT　　259
DBD：donation after brainstem death　　179,215
DCD：donation after circulatory death　　179,215

DDAVP　168
delayed cycling　92
delayed triggering　92
DHC：decompressive hemicraniectomy　174
DI：diabetes insipidus　168
DIC　183,224,251,256,258
DKA　50
double triggering　92
DP：driving pressure　272
DVT　101,301

E

early cycling　92
ECF：extracellular fluid volume　118
ECMO：extracorporeal membrane oxygenation　97,98,230,234,235
ECV：effective circulating volume　118
EDH　64
EGRIS：Erasmus Guillain-Barré Respiratory Insufficiency Score　49
EHEC　290
ESBL：extended-spectrum β-lactamase　149
ETT　16
EVD：extraventricular drain　166,175
EVLW　24

F

FAST：Face, Arm, Speech, Test（顔面や上腕の麻痺・発語の評価）　171
FAST：focused assessment with sonography for trauma　61,244
FEV_1　35
Fischer　163
flow asynchrony　92
Fournier 壊疽　285
FVC　35

G

GBS：Guillain-Barré 症候群　40,289
GCS　163,166
GEDV　24
GGO：ground glass opacities　268
Glasgow-Imrie score　56

GOLDMARK　52
GRADE システム　9

H

HCA　7
HDU　2,3
HELLP 症候群　219,221
HFNO　267
HFOV：high-frequency oscillatory ventilation　97
HFpEF　156
HFrEF　156
HHS：hyperosmolar hyperglycaemic state　51
HIT　255,256,257
　——Ⅰ　256
　——Ⅱ　256
HITT：heparin-induced thrombocytopenia and thrombosis　256,257
HIV　188,297
　——関連脳症　187
HLH　281
hour-1 バンドル　144
HPS　281,294
HRS：hepatorenal syndrome　214
　——-AKD　215
　——-AKI　215
　——-CKD　215
Hunt and Hess　163
HUS　256,260,261,279,290
HVPG：hepatic venous pressure gradient　82

I

IABP：intra-aortic balloon pump　230,234,235,238,278,289,290
IAT　259
ICP：intracranial pressure　161,166,175,209,291
　——ボルト　166
ICU バンドル　49
ICU 離脱バンドル　129
iGAS　184
Impella　235
ineffective effort　92

IRIS 187
ISS：Injury Severity Score 250
ITBV 24
IVC 指数 22
IVIg 44

J

JC ウイルス 187
John Cunningham ウイルス 187

K

Kaposi 肉腫 187
KDIGO 74

L

Lambert-Eaton 筋無力症候群 41
Langerhans 細胞組織球症 296
LCH 296
Legionella pneumophila 89
LEMS：Lambert-Eaton myasthenic syndrome 41
LOLA 209, 210
Low-gradient AS 151
LP：lumbar puncture 183, 254
Lund-Browder チャート 244
lung point 62, 147, 285, 298
lung pulse 62, 285, 298
lung sliding 62, 147, 281, 285, 295, 298
L-VAD 235
LVOT 27
LVOT$_{VTI}$ 25, 27
L-オルニチン L-アスパラギン酸 209

M

MACOCHA スコア 13
MAHA 159, 259, 260, 261
Mallory-Weiss 裂傷 82
MAP：mean arterial pressure 114, 161, 291
MARS®：molecular adsorbent recirculating system 208
MAS 296
MCA 172
McConnell's sign 104
MDMA 69, 70, 72

MDR-TB 297
mEGOS：modified Erasmus Guillain-Barré Outcome Score 49
MELD 214
——-Na 214
MG：myasthenia gravis 40
MI 31, 182
Miller Fisher 症候群 40
Model for End-Stage Liver Disease 214
modified Wells criteria 103
MODS：multiple organ dysfunction score 250
Monro-Kellie 学説 160
Moraxella catarrhalis 89
mRS：The modified Rankin Scale 116
MRSA 8, 184
MT：massive transfusion 85
Murray スコア 94
Mycobacterium chimaera 231

N

N methyl D aspartate 受容体脳脊髄炎 159
NA 146
NAC 206, 208, 210
NAFLD 213
NASH 213
NAVA：neurally adjusted ventilatory assist 48
NCSE：non-convulsive status epilepticus 159
NEWS：National Early Warning System 6
NEWS2 142
NFL 115
NIHSS：National Institutes of Health Stroke Scale 171
NIV 37
NMDA 受容体脳脊髄炎 159
NMS 71
NNRTI 189
NRTI 189
NSE 115
N-アセチルシステイン 206

O

Ogilvy and Carter　164
OHCA　110
OMS：osmotic demyelination syndrome　123
OOHCAS　110

P

Parkland の計算式　244
PCB：pharyngeal-cervical-brachial　41
PD　77
PE　31,140,182,301
PEEP　17,272,274
PELD　214
PEX　262,263
PFO　109
PI　189
PICA　172
PICS　49
PLASMIC スコア　262
platypnoea　294
PML　187
POS：platypnea orthodeoxia syndrome　14
PPE　265
PPH　223
P-POSSUM　29
PRES　226
primary survey　60
prone positioning　97
PTSD　3,8
PVL-MRSA　184

Q

qSOFA　142,297
　——スコア　141

R

Ranson's criteria　56
RASS：Richmond Agitation-Sedation Scale　125
refeeding syndrome　198,199,200
RNA ウイルス量　188
ROSC：return of spontaneous circulation　218,235

ROSIER　171
RRT：rapid response team　6,75,76,282
RSBI：rapid shallow breathing index　37,300
RSI：rapid-sequence intubation　13,206,243
R-VAD　235
RVD　105

S

SAH　64,160,162
SALT：speech and language therapists　6
SAVR　155
SBT　37,48
SDH　64
SIADH：the syndrome of inappropriate antidiuretic hormone　168
SIMV：synchronised intermittent mandatory ventilation　91
SIRS　284
SLED：slow low efficiency dialysis　77
SOFA　284
　——スコア　142,143,297
SSEP　114
STEC　261,290
stratosphere sign　281
suck down　235
SV　25,27
SVV：stroke volume variation　26,27

T

TAVR：transcatheter aortic valve replacement　155
TB：tuberculosis　187
TBI　64,66
TBS　214
TCD：transcranial Doppler　166
TEG　234,236
Terlipressin　83
The ICU Liberation Bundle　129
TIA　280,294
TIPS：transjugular intrahepatic portosystemic shunt　84,214
TMA　260
torsades de pointes　192
TPN　201

TPO　　255
TRALI　　227
Transplant Benefit Score　　214
TTP　　256,262,264
TXA　　66

U

UGIB　　80
UK model for End-Stage Liver Disease　　214
UKELD　　214
UTI　　140

V

VA ECMO　　234,235
VAD：ventricular assist device　　235
VF　　112
volutrauma　　17
von Willebrand 因子　　261

VTE　　101,175,268
VTI　　25
VV ECMO　　235
vWF　　261,264

W

Wallace の 9 の法則　　244
Wallenburg 症候群　　172
Wells criteria　　103
West Haven 重症度分類　　214
WFNS：World Federation of Neurosurgical Societies　　163
Willis 動脈輪　　163
WIT：warm ischaemic time　　179

X

XDR-TB　　283,297

症例から学ぶ！　集中治療の 24 レッスン

2025 年 4 月 15 日　第 1 版第 1 刷発行

定価 8,800 円（本体 8,000 円 + 税 10%）

訳　者　太田　啓介

発行者　今井　良

発行所　克誠堂出版株式会社

〒 113-0033　東京都文京区本郷 3-23-5-202
電話 (03)3811-0995　振替 00180-0-196804
URL　http://www.kokuseido.co.jp

ISBN978-4-7719-0602-0　C3047 ¥8000E　　印刷　株式会社 新協

- 本書は John Wiley & Sons の許可を得て翻訳したものです。
- 本書の複製権・翻訳権・上映権・譲渡権・公衆送信権（送信可能化権を含む）は克誠堂出版株式会社が保有します。
- 本書を無断で複製する行為（複写，スキャン，デジタルデータ化など）は，「私的使用のための複製」など著作権法上の限られた例外を除き禁じられています。大学，病院，診療所，企業などにおいて，業務上使用する目的（診療，研究活動を含む）で上記の行為を行うことは，その使用範囲が内部的であっても，私的使用には該当せず，違法です。また私的使用に該当する場合であっても，代行業者等の第三者に依頼して上記の行為を行うことは違法となります。
- JCOPY ＜(社)出版者著作権管理機構　委託出版物＞
本書の無断複写は著作権法上での例外を除き禁じられています。複写される場合は，そのつど事前に (社) 出版者著作権管理機構（電話 03-5244-5088, Fax 03-5244-5089, e-mail：info@jcopy.or.jp）の許諾を得てください。